U0208841

食用本草纲目

彩色图鉴

主编◎韦桂宁　胡炳义

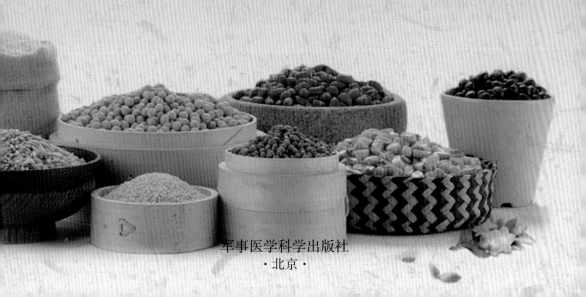

军事医学科学出版社
·北京·

图书在版编目（CIP）数据

食用本草纲目彩色图鉴 / 韦桂宁，胡炳义主编
. --北京：军事医学科学出版社，2015.7
ISBN 978-7-5163-0636-9

Ⅰ.①食… Ⅱ.①韦… ②胡… Ⅲ.①《本草纲目》
—食物本草—图集 Ⅳ.①R281.5-64

中国版本图书馆CIP数据核字(2015)第144208号

食用本草纲目彩色图鉴

策划编辑：孙　宇　　　　　　　　　　　**责任编辑**：吕连婷

出　　版：军事医学科学出版社

社　　址：北京市海淀区太平路27号

邮　　编：100850

联系电话：发行部：（010）66931051,66931049

　　　　　　　编辑部：（010）66931127,66931039,66931038

传　　真：（010）63801284

网　　址：http：//www.mmsp.cn

印　　刷：北京彩虹伟业印刷有限公司

发　　行：新华书店

开　　本：710mm×1000mm　　1/16

印　　张：15

字　　数：439千字

版　　次：2015年9月第1版

印　　次：2015年9月第1次印刷

定　　价：59.00元

本社图书凡缺、损、倒、脱页者，本社发行部负责调换

前 言

　　《本草纲目》是我国明代伟大的医学家李时珍（1518~1593 年）穷毕生精力，广收博采，实地考察，对以往历代本草学进行全面的整理和总结，历时 27 载编撰而成的。全书共五十二卷，约二百万字，收入药物 1892 种（新增 374 种），附图 1100 多幅，附方 11 000 多种，是集我国 16 世纪以前的药物学成就之大成，在训古、语言文字、历史、地理、植物、动物、矿物、冶金等方面也有突出的成就。

　　《本草纲目》从出书第一版至今，已有 400 多年的历史，先后出版过数十种版本，并被美国、前苏联、日本、德国、法国等翻译成英、俄、日、法、德语出版。李时珍的伟大学术成就受到世界人民的广泛好评，他被评为世界上对人类最有贡献的科学家之一，《本草纲目》被誉为"东方药学巨典"。

　　《本草纲目》全书共分 52 卷，列水、火、土、金石、草、谷、菜、果、木、服器、虫、鳞、介、禽、兽、人 16 部。每部又分若干类，共六十类。《本草纲目》对每种药物的名称、性能、用途、制作都作了说明，并订正了历代相沿的某些错误。它是我国十六世纪以前医药学丰富经验的总结，是我国医药宝库中一份珍贵遗产。

　　但是，随着时代的变迁，《本草纲目》原文所载的部分药物，如水部、人部、土部等卷，由于人们的生活习惯、伦理观念、医疗价值观等原因，部分药物已不再适用，这类药物已不能满足现实生活的需要，另外，还有一部分药物已经无迹可寻，为了让《本草纲目》一书能够在当今形势下依然更好地发挥积极作用，更好地为广大读者服务，有必要对我们民族的医学瑰宝重新进行一下回顾和梳理。因此，我们经过精心策划，特聘请相关专业人士编辑了《食用本草纲目彩色图鉴》一书。

　　全书以《本草纲目》为基础，精选了适合食用的部分编辑成书，全书内容包括：草部、谷豆部、菜部、果部、虫部、鳞部、介部、禽部、兽部等。全书最大的特点是：首次对《本草纲目》的内容进行整理和精编；首次大范围配上药物彩色照片；首次从大众阅读的角度和深度诠释经典。

本书的主要读者对象是全国广大的医务工作者、医学研究机构的从业人员、相关院校的师生，同时，还可供全国各种类型的图书馆收藏及普通的读者阅读和收藏。

　　本书是学习和研究《本草纲目》理想的参考书，对继续发掘和发扬《本草纲目》的价值都会起到不可小视的作用，对于中医临床运用及各种研究都会起到积极的作用。

　　但是，由于《本草纲目》出版已久，历时较长，书中需要考证的地方较多，加上编者知识水平所限，书中的错漏之处，还请读者批评指正！

编　者

目录

本草纲目第一卷　谷豆部 \1

胡麻（《别录上品》） 2

小麦（《别录上品》） 3

大麦（《别录上品》） 4

雀麦（《唐本草》） 5

荞麦（宋·《嘉祐》） 6

稻（《别录下品》） 7

粳（《别录中品》） 9

玉蜀黍（《纲目》） 10

薏苡仁（《本经上品》） 11

大豆（《本经中品》） 13

赤小豆（《本经中品》） 14

绿豆（宋·《开宝》） 16

豌豆（《拾遗》） 17

蚕豆（《食物》） 18

豇豆（《纲目》） 20

刀豆（《纲目》） 21

饴糖（《别录上品》） 23

本草纲目第二卷　菜部 \25

韭 26

葱（《别录中品》） 26

薤（《别录中品》） 29

葫（《别录下品》） 30

芸薹（《唐本草》） 32

菘（《别录上品》） 33

莱菔（《唐本草》） 34

生姜（《别录中品》） 35

干姜（《本经中品》） 36

同蒿（宋·《嘉祐》） 38

胡荽（宋·《嘉祐》） 39

胡萝卜（《纲目》） 40

罗勒（宋·《嘉祐》） 41

蓴菜（《纲目》） 42

蕹菜（宋·《嘉祐》） 43

荠（《别录上品》） 44

繁缕（《别录下品》） 45

马齿苋（《蜀本草》） 46

苦菜（《本经上品》） 47

莴苣（《食疗》） 48

翻白草（《救荒》）.......................... 49

蒲公英（《唐本草》）.......................... 50

落葵（《别录下品》）.......................... 51

蕺（《别录下品》）.......................... 52

芋（《别录中品》）.......................... 53

土芋（《拾遗》）.......................... 54

薯蓣（《本经上品》）.......................... 55

百合（《本经中品》）.......................... 56

茄（宋·《开宝》）.......................... 58

壶卢（《日华》）.......................... 59

冬瓜（《本经上品》）.......................... 60

南瓜（《纲目》）.......................... 63

胡瓜（宋·《嘉佑》）.......................... 64

丝瓜（《纲目》）.......................... 65

苦瓜（《救荒》）.......................... 67

芝（《本经上品》）.......................... 68

木耳（《本经中品》）.......................... 70

香蕈（《日用》）.......................... 73

本草纲目第三卷　果部 \75

李（《别录下品》）.......................... 76

杏（《别录下品》）.......................... 77

梅（《本经中品》）.......................... 79

桃（《本经中品》）.......................... 81

栗（《别录上品》）.......................... 84

枣（《本经上品》）.......................... 87

梨（《别录下品》）.......................... 89

木瓜（《别录中品》）.......................... 91

山楂（《唐本草》）.......................... 92

庵罗果（宋·《开宝》）.......................... 93

奈（《别录下品》）.......................... 94

柿（《别录中品》）.......................... 95

安石榴（《别录下品》）.......................... 96

橘（《本经上品》）.......................... 98

橙（宋·《开宝》）.......................... 100

柚（《日华》）.......................... 100

枸橼（宋·《图经》）.......................... 101

金橘（《纲目》）.......................... 102

枇杷（《别录中品》）.......................... 103

杨梅（宋·《开宝》）.......................... 104

樱桃（《别录上品》）.......................... 105

银杏（《日用》）.......................... 106

胡桃（宋·《开宝》）.......................... 107

荔枝（宋·《开宝》）......109

龙眼（《别录中品》）......111

橄榄（宋·《开宝》）......112

庵摩勒（《唐本》）......113

五敛子（《纲目》）......114

海松子（宋·《开宝》）......114

槟榔（《别录中品》）......115

大腹子（宋·《开宝》）......117

椰子（宋·《开宝》）......117

波罗蜜（《纲目》）......118

无花果（《食物》）......119

枳椇（《唐本草》）......120

蜀椒（《本经下品》）......120

胡椒（《唐本草》）......122

吴茱萸（《本经中品》）......123

茗（《唐本草》）......125

甜瓜（宋·《嘉祐》）......126

西瓜（《日用》）......127

葡萄（《本经上品》）......128

甘蔗（《别录中品》）......131

石蜜（《唐本草》）......132

莲藕（《本经上品》）......133

芡实（《本经上品》）......136

乌芋（《别录中品》）......138

慈姑（《日华》）......139

本草纲目第四卷　虫部\141

蜂蜜（《本经上品》）......142

五倍子（《开宝》）......143

螳螂、桑螵蛸（《本经上品》）......145

蚕（《本经中品》）......146

九香虫（《纲目》）......148

斑蝥（《本经下品》）......148

蝎（《开宝》）......149

水蛭（《本经下品》）......150

蚱蝉（《本经中品》）......151

蜣螂（《本经下品》）......152

蝼蛄（《本经下品》）......153

蟾蜍（《别录下品》）......154

蛙（《别录下品》）......155

蜈蚣（《本经下品》）......157

蚯蚓（《本经下品》）......158

本草纲目第五卷　鳞部 \161

守宫（《纲目》） 162

蛤蚧（宋《开宝》） 162

蛇蜕（《本经下品》） 164

乌蛇（宋《开宝》） 165

鲤鱼（《本经上品》） 166

鲫鱼（《别录上品》） 169

鲈鱼（宋·《嘉定》） 171

鳢鱼（《本经上品》） 172

鳝鱼（《别录上品》） 173

虾（《别录下品》） 174

海马（《拾遗》） 175

鲍鱼（《别录上品》） 177

本草纲目第六卷　介部 \179

水龟（《本经上品》） 180

鳖（《本经中品》） 182

牡蛎（《本经上品》） 184

蚌（宋·《嘉祐》） 187

石决明（《别录上品》） 189

本草纲目第七卷　禽部 \191

鹅（《别录上品》） 192

鹜（《别录上品》） 193

鸡（《本经上品》） 195

鸽（宋·《嘉祐》） 201

本草纲目第八卷　兽部 \203

豕（《本经下品》） 204

狗（《本经中品》） 210

羊（《本经中品》） 214

牛（《本经中品》） 219

阿胶（《本经上品》） 224

兔（《别录中品》） 225

鼠（《别录下品》） 227

索引 231

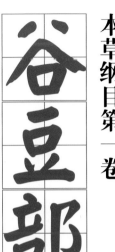

本草纲目第一卷

谷豆部

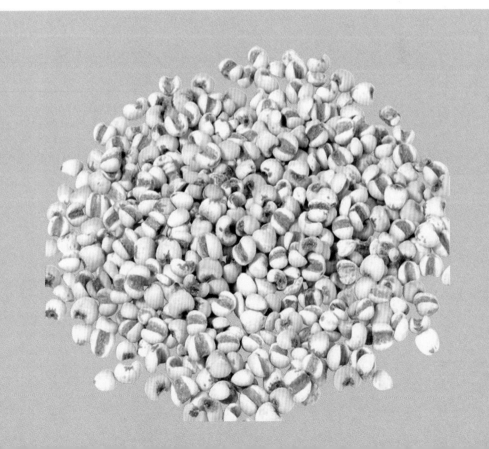

胡麻（《别录上品》）

【气味】甘，平，无毒。

【主治】伤中虚羸，补五内，益气力，长肌肉，填髓脑。久服，轻身不老（《本经》）。坚筋骨，明耳目，耐饥渴，延年。疗金疮止痛，及伤寒温疟大吐后，虚热羸困（《别录》）。补中益气，润养五脏，补肺气，止心惊，利大小肠，耐寒暑，逐风湿气、游风、头风，治劳气，产后羸困，催生落胞。细研涂发令长。白蜜蒸饵，治百病（《日华》）。炒食，不生风。病风人久食，则步履端正，语言不謇（李廷飞）。生嚼涂小儿头疮，煎汤浴恶疮、妇人阴疮，大效（苏恭）。

【附方】

白发返黑：乌麻九蒸九晒，研末，枣膏丸，服之。（《千金方》）

腰脚疼痛：新胡麻一升，熬香杵末。日服一小升，服至一斗永瘥。温酒、蜜汤、姜汁皆可下。（《千金方》）

手脚酸痛，微肿：用脂麻熬研五升，酒一升，浸一宿。随意饮。（《外台秘要》）

偶感风寒：脂麻炒焦，乘热擂酒饮之，暖卧取微汗出良。

牙齿痛肿：胡麻五升，水一斗，煮汁五升。含漱吐之，不过二剂神良。（《肘后方》）

小儿急疳：油麻嚼敷之。（《外台秘要》）

疔肿恶疮：胡麻烧灰、针砂等份，为末。醋和敷之，日三。（《普济方》）

妇人乳少：脂麻炒研，入盐少许，食之。（唐氏）

小便尿血：胡麻三升杵末，以东流水二升浸一宿，平旦绞汁，顿热服。（《千金方》）

◆实用指南

【单方验方】

夜咳不止、咳嗽无痰：生芝麻15克，冰糖10克。芝麻与冰糖共放碗中，用开水冲饮。

头发枯脱、早年白发：芝麻、何首乌各200克。共研细末，每日早晚各服15克。

干咳少痰：黑芝麻250克，冰糖100克。共捣烂，每次以开水冲服20克，早晚各1次。

高血压：黑芝麻、醋、蜂蜜各35克。充分混匀，每日3次。

风湿性关节炎：鲜芝麻叶60克。水煎服，每日2次。

神经衰弱：黑芝麻、桑叶各等份。研末，蜂蜜为丸，如绿豆大，每次9克，每日早晚各服1次，开水吞下。

大便秘结：炒熟黑芝麻、胡桃肉各

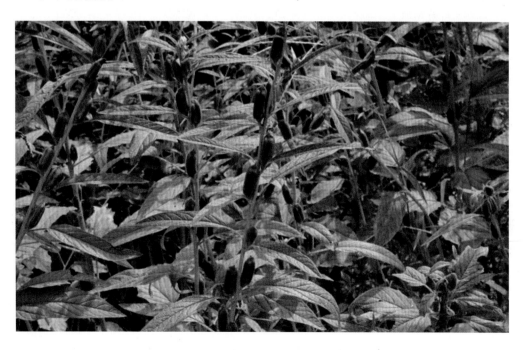

等量，共捣烂，每日早晨空腹时服1茶匙，用温开水冲服。

大便出血：黑芝麻12克，红糖30克。黑芝麻炒焦入红糖拌匀。此为每日剂量，分早、晚2次服用。

【食疗药膳】

⊙黑芝麻茶

原料：黑芝麻15克，冰糖适量。

制法：黑芝麻炒研，与冰糖一起沸水冲泡。

用法：代茶频饮。

功效：补肝肾，润五脏。

适用：燥咳。

⊙芝麻粳米粥

原料：芝麻、桑椹各25克，粳米100克。

制法：将芝麻、桑椹洗净、烘干，研为细末，备用。粳米入锅，加水适量，熬煮成粥，调入芝麻、桑椹粉，搅拌均匀即成。

用法：早餐食用。

功效：补益肝肾，滋阴养血。

适用：习惯性便秘、动脉硬化等。

⊙胡麻酒

原料：胡麻仁280克，黄酒2000毫升。

制法：将胡麻除去杂质，淘洗干净，微炒香，置瓷器内捣烂成泥，再将黄酒倒入坛内，同药泥搅匀，密封坛口，置阴凉处，每日摇晃2次，经10日后即成。

用法：每日2次，每次15～20毫升。

功效：补肝肾，润五脏。

适用：肝肾精血不足的眩晕、须发早白、腰膝酸软、步履艰难、肠燥便秘等。

小麦（《别录上品》）

【释名】来。

【气味】甘，微寒，无毒。入少阴、太阳之经。

【主治】除客热，止烦渴咽燥，利小便，养肝气，止漏血唾血。令女人易孕（《别录》）。养心气，心病宜食之（思邈）。煎汤饮，治暴淋（宗奭）。熬末服，杀肠中蛔虫（《药性》）。陈者煎汤饮，止虚汗。烧存性，油调，涂诸疮汤火伤灼（时珍）。

【附方】

消渴心烦：用小麦作饭及粥食。（《食医心镜》）

眉炼头疮：用小麦烧存性，为末。油调敷。（《儒门事亲》）

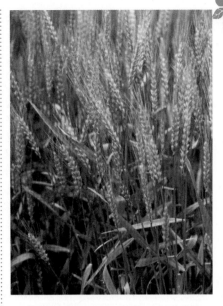

白癜风癣：用小麦摊石上，烧铁物压出油。搽之甚效。（《医学正传》）

汤火伤灼（未成疮者）：用小麦炒黑，研入腻粉，油调涂之。勿犯冷水，必致烂。（《袖珍方》）

◆ 实用指南

【单方验方】

腹泻：小麦300克，红糖50克。将小麦放入铁锅中摊匀不翻炒，用小火煨至下半部小麦变黑色，加水800毫升，煎沸。再将红糖放入碗内，把煎沸的生熟麦（下面的熟，上面的生，故名）水倒入碗内，趁热饮服。

神经衰弱：小麦30克，酸枣仁12克，大枣6枚，粳米100克。将酸枣仁、小麦、大枣洗净，加水煮至10沸，取汁去渣，加入粳米同煮为粥。每日1剂，分早、晚2次服食。

腹泻：小麦面炒黑，小米糠炒黄，大枣（去核、干燥）各等份。共研细末，每次15克，每日3次，开水冲服。

小儿口腔炎：小麦面烧灰2份，冰片1份。将上药混合研细。用时，将药粉吹在患儿口疮面，每日2～3次。

失眠：小麦30克，粳米60克，红枣5枚，龙眼肉9克，白糖20克。

将小麦淘洗净，加热水浸胀；粳米、红枣洗净；龙眼肉切成细粒。然后将小麦、粳米、红枣、龙眼肉粒放入砂锅中，共煮成粥，起锅时加入白糖。此为每日剂量，分早、晚2次服食。

【食疗药膳】

⊙小麦甘枣茶

原料：小麦60克，甘草30克，大枣15枚。

制法：将3味药加水4碗熬成1碗，去渣取汁待用。

用法：每日1剂，睡前服用。

功效：健脾和胃，益血安神。

适用：失眠。

⊙小麦红枣粥

原料：小麦50克，糯米100克，红枣5个，桂圆肉15克，白糖20克。

制法：将小麦淘洗净，加热水浸胀，倾入锅中煮熟取汁水，加入淘后的大米、洗净去核的大枣、切成粒的桂圆肉，共煮成粥，起锅时加白糖食之。

用法：每食适量。

功效：养心益肾，清热止汗，补益脾胃。

适用：心气不足、怔忡不安、烦热失眠、妇女脏躁、自汗、盗汗、脾虚泄泻等。

⊙小麦狗肉粥

原料：小麦仁100克，狗肉250克。

制法：先将狗肉洗净切成块，放入锅中，加水适量，大火煮沸15分钟后，放入小麦仁，继续煮10分钟后即可。

用法：早、晚餐分食。

功效：温肾助阳，补益脾胃。

适用：胃炎、营养不良、水肿等。

大麦（《别录上品》）

【释名】牟麦。

【气味】咸、温、微寒，无毒。为五谷长，令人多热。

【主治】消渴除热，益气调中（《别录》）。补虚劣，壮血脉，益颜色，实五脏，化谷食，止泄，不动风气。久食，令人肥白，滑肌肤。为面，胜于小麦，无躁热（士良）。面：平胃止渴，消食疗胀满（苏恭）。久食，头发不白。和针砂、没石子等，染发黑色（孟诜）。宽胸下气，凉血，消积进食（时珍）。

【附方】

食饱烦胀（但欲卧者）：大麦面熬微香，每白汤服方寸匕，佳。（《肘后方》）

膜外水气：大麦面、甘遂末各半两，水和作饼，炙熟食，取利。（《圣济总录》）

小儿伤乳（腹胀烦闷欲睡）：大麦面生用，水调一钱服。白面微炒亦可。（《保幼大全》）

汤火伤灼：大麦炒黑，研末，油调搽之。被伤肠出：以大麦粥汁洗肠推入，但饮米糜，百日乃可。（《千金方》）

卒患淋痛：大麦三两煎汤，入姜汁、蜂蜜，代茶饮。（《圣惠方》）

◆实用指南

【单方验方】

胆结石：大麦粒、玉米须、金钱草、陈皮各适量。四味药洗净晒干，每日各捏1小撮，开水泡，代茶频饮。

米食积滞和妇女断奶时或乳汁郁积的乳房胀痛：大麦芽60～120克。水煎服。

断奶回乳，乳房胀痛：生麦芽、炒麦芽各30克。上药共研为细末，取适量，用红糖水冲服。

因断乳致乳汁壅聚，胀痛明显：炒麦芽30克，牛膝、赤芍各15克，当归、炒桃仁、香附、车前子各10克。水煎服，代茶频饮。

【食疗药膳】

⊙大麦羊肉汤

原料：大麦仁100克，草果5个，羊肉500克，盐适量。

制法：将大米用开水淘洗净放入锅内，加水适量，先用旺火烧沸，再用小火煮熟；再将洗净切块的羊肉与草果一同放入锅内加水适量，熬煮，然后将羊肉、草果捞起，与大麦仁汤合并，再用小火煎熬熟透，羊肉切成小片，放入大麦汤内加盐少许调匀，即可食用。

用法：每日1剂，随时饮用。

功效：温肾助阳。暖脾和胃，理气宽中。

适用：脾肾虚寒之腰膝冷痛、四肢不温、脘腹隐痛、泛吐清涎、恶心厌食、肠鸣腹泻等。

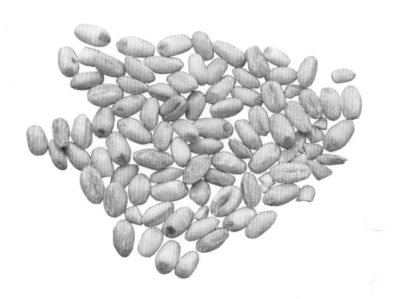

⊙大麦仁粥

原料：大麦仁 200 克，羊肉 1000 克。

制法：将羊肉洗净切片入锅内，加适量水，入草果 5 个，煮熟去肉，下大麦仁，熬熟，入盐少许，调和令匀。

用法：空腹饮粥食肉，每日 3 次。

功效：温中下气，壮脾胃，破冷气，去腹胀。

适用：虚功羸瘦、胃痛等。

⊙大麦牛肉粥

原料：大麦仁 100 克，熟牛肉 500 克，调料适量。

制法：将牛肉洗净，切成小块。大麦仁去杂，洗净。面粉加冷水调成稀糊。将牛肉和大麦仁放入锅中，煮熟，勾入小麦粉。另一锅内放熟牛肉、盐、醋，盛入大麦面粉粥，放入生姜丝、麻油、烧沸，放入味精、胡椒粉、葱花，搅匀即成。

用法：每日早、晚 2 次食用。

功效：益气强筋，和胃消积。

适用：胃黏膜脱垂、慢性胃炎、更年期综合征等。

雀麦（《唐本草》）

【释名】燕麦（《唐本》），杜姥草（《外台》），牛星草。

【附方】胎死腹中、胞衣不下（上抢心）：用雀麦一把，水五升，煮二升，温服。（《子母秘录》）

齿罿并虫（积年不瘥，从少至老者）：用雀麦，

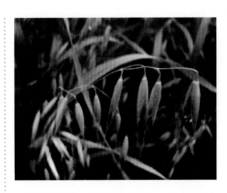

一名杜姥草，俗名牛星草。用苦瓠叶三十枚，洗净。取草剪长二寸，以瓠叶作五包包之，广一寸，厚五分。以三年酢渍之。至日中，以两包火中炮令热，纳口中，熨齿外边，冷更易之。取包置水中解视，即有虫长三分。老者黄色，少者白色。多即二三十枚，少即一二十枚。此方甚妙。（《外台秘要》）

◆ 实用指南

【单方验方】

皮肤炎：将 1/4 杯燕麦用一些温水混合好，调成糊状。用手直接涂抹在发红、发痒的皮炎患处，或者干燥的手肘、足跟、腿部，然后用温水冲净或者温热毛巾擦干净即可，每日涂抹 1 ~ 2 次。

【食疗药膳】

⊙燕麦绿豆粥

原料：燕麦片 100 克，绿豆、玉米粉各 60 克，蜂蜜适量。

制法：将洗净的绿豆入锅，加水煮沸，改小火煮至绿豆软烂。加入用凉开水调和的燕麦片、玉米粉和匀煮沸。再煮至豆粥糊成，稍凉，加入蜂蜜调味即成。

用法：每日 1 剂，分 2 次食，可常食。

功效：调中健脾，清热利水，去脂降压。

适用：脾虚湿盛型高脂血。

⊙燕麦百合粥

原料：燕麦 150 克，百合 50 克。

制法：先将百合洗净，放入锅中，加水煮沸，待到熟后，放入燕麦，搅均匀，再煮沸即成。

用法：每日早、晚分食。

功效：润肺止咳，固表敛汗。

适用：肺结核、支气管炎、咽喉炎等。

⊙燕麦牛乳粥

原料：燕麦片 150 克，牛乳 250 毫升，白糖适量。

制法：把水加入锅中烧沸，倒入燕麦片、牛乳煮沸，用勺不断搅拌，加入白糖即可。

用法：每日早、晚食用。

功效：补益肺胃，生津润肠。

适用：胃肠神经官能症、单纯性消瘦症、消化性溃疡、慢性胃炎、习惯性便秘等。

荞麦（宋·《嘉祐》）

【释名】荍麦，乌麦（吴瑞），花荞。

【气味】甘，平，寒，无毒。

【主治】实肠胃，益气力，续精神，能炼五脏滓秽（孟诜）。作饭食，压丹石毒，甚良（萧炳）。以醋调粉，涂小儿丹毒赤肿热疮（吴瑞）。降气宽肠，磨积滞，消热肿风痛，除白浊白带，脾积泄泻。以砂糖水调炒面二钱服，治痢疾。炒焦，热水冲服，治绞肠沙痛（时珍）。

【附方】

疮头黑凹：荞麦面煮食之，即发起。（《直指方》）

痘疮溃烂：用荞麦粉频频敷之。（《痘疹方》）

汤火伤灼：用荞麦面炒黄研末，水

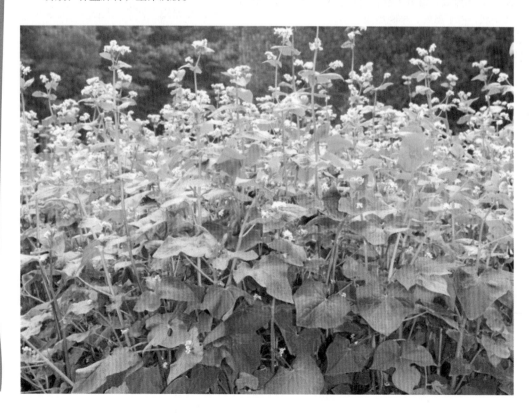

和敷之，如神。（《奇效方》）

积聚败血（通仙散，治男子败积，女人败血，不动真气）：用荞麦面三钱，大黄二钱半，为末。卧时酒调服之。（《多能鄙事》）

染发令黑：荞麦、针砂二钱，醋和，先以浆水洗净涂之，荷叶包至一更，洗去。再以无食子、诃子皮、大麦面二钱，醋和涂之，荷叶包至天明，洗去即黑。（《普济方》）

◆ 实用指南

【单方验方】

偏头痛：荞麦子、蔓荆子各等份。研细末，以烧酒调敷患部。

慢性泻痢，妇女白带：炒荞麦适量。研细末，水泛为丸，每服6克，每日2次，开水送服。

夏季痧症：荞麦面炒香。用适量开水搅成糊状服食。

出黄汗，亦可治发热，泄痢症：荞麦子适量。磨粉后筛去壳，加红糖烙饼或煮熟食之。

高血压，眼底出血，紫癜：鲜荞麦叶60克，藕节4个。水煎服。

疮毒，疖肿，丹毒，乳痈和无名肿毒：鲜荞麦叶60克。水煎服，每日1剂；或荞麦面炒黄，用米醋调成糊状，涂于患处，早晚更换。

痔疮：荞麦面适量，公鸡胆汁3个。同和匀做成绿豆大的丸药，每日2次，每次6克。

小儿牙疼：荞麦根一把。水煎加适量红糖食。

【食疗药膳】

⊙荞麦蛋清

原料：荞麦面、鸡蛋清各适量。

制法：用鸡蛋清和荞麦面成团。

用法：每日几次用力涂擦胸部。

功效：清热下气。

适用：胸满腹胀、咳嗽不安等。

⊙荞麦炖瘦肉

原料：荞麦120克，瘦肉200克，冬瓜子、甜桔梗各150克，生姜2片，调料适量。

制法：先分别将上5味食物清洗干净，放在一起搅拌均匀，放入炖盅内，加沸水适量，盖好，隔沸水慢火炖2小时即可。

用法：佐餐食用。

功效：清热解毒，排脓化痰。

适用：肺炎咳嗽、痰多黄稠、胸胁胀满、身热口渴、舌红等。

稻（《别录下品》）

【释名】稌，糯。

稻米

【气味】苦，温，无毒。

【主治】作饭温中，令人多热，大便坚。别录能行营卫中血积，解芫青、斑蝥毒。士良益气止泄。思邈补中益气。止霍乱后吐逆不止，以一合研水服之。大明以骆驼脂作煎饼食，主痔疾。萧炳作糜一斗食，主消渴。藏器暖脾胃，止虚寒泄痢，缩小便，收自汗，发痘疮。（时珍）

【附方】

霍乱烦渴、消渴饮水（不止）：糯米三合，水五升，蜜一合，研汁分服，或煮汁服。（《杨氏产乳》）

三消渴病：梅花汤，用糯谷炒出白花、桑根白皮等份。每用一两，水二碗，煎汁饮之。（《三因方》）

久泄食减：糯米一升，水浸一宿沥干，慢炒熟，磨筛，入怀庆山药一两。每日清晨用半盏，入砂糖二匙，胡椒末少许，以极滚汤调食。其味极佳，大有滋补。久服令人精暖有子，秘方也。（《松篁经验方》）

鼻衄不止（服药不应）：独圣散，用糯米微炒黄，为末。每服二钱，新汲水调下。仍吹少许入鼻中。（《简要济众方》）

胎动不安（下黄水）：用糯米一合，黄芪、川芎各五钱，水一升，煎八合，分服。（《产宝》）

小儿头疮：糯米饭烧灰，入轻粉，清油调敷。（《普济方》）

缠蛇丹毒：糯米粉和盐，嚼涂之。（《济急方》）

打扑伤损（诸疮）：寒食日浸糯米，逐日易水，至小满取出，日干为末，用水调涂之。（《便民图纂》）

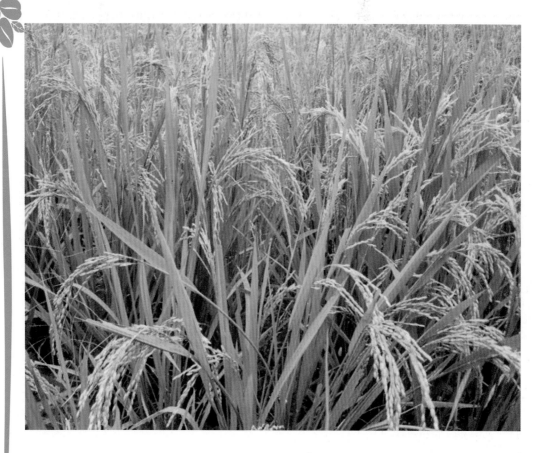

◆ 实用指南

【单方验方】

头晕、目眩、腰膝酸软：糯米 30 克，枸杞子 15 克。水煮食用，喝汤食糯米及枸杞子，每日食两次。

气短、须发早白、脱发、病后虚弱：糯米 50 克，黑芝麻 30 克。二者分开用小火炒成微黄色，共研成末，每日吃几勺。

食欲不振、脘腹胀满、失眠健忘：糯米粉 50 克，茯苓 30 克。将糯米粉炒黄与茯苓共研成细末，每日 1 次。

对腰腿软弱，反胃腹泻：糯米、板栗各 30 克。水煮熟烂成粥，早餐食用。

【食疗药膳】

⊙ 红枣糯米粥

原料：山药粉 12 克，苡仁、大枣各 15 克，荸荠粉 3 克，糯米、白糖各 75 克。

制作：洗净苡仁，煮至开裂时，放入糯米、大枣共煮至烂，洒入山药粉，边洒边搅，煮 20 分钟后，洒入荸荠粉，搅匀后停火，加入白糖即可。

用法：分 3 次服用。

功能：健脾益气，利湿止泻，生津止渴。

适用：脾胃虚弱、病后体虚、营养不良、贫血、水肿等。

⊙ 焦米参茶

原料：大米（炒焦黄）50 克，党参 25 克。

制法：将 2 味药加 4 碗水，煎至 2 碗即成。

用法：隔日 1 剂，温服，每剂 1 日服完。连续用。

功效：补中益气，止泻除烦。

适用：脾虚泄泻、慢性胃炎等。

⊙ 韭子稻米粥

原料：稻米 100 克，韭子 60 克。

制法：将上 2 味加水适量，共煮粥取汁。

用法：分 3 次服。

功效：湿补肝肾，暖腰膝。

适用：梦泄遗尿。

⊙山药糯米炖猪肚

原料：山药 50 克，猪肚 1 只，糯米 250 克，料酒、姜、葱、盐、味精、胡椒粉各适量。

制法：将山药润透切片；糯米去泥沙，淘洗干净；猪肚洗净；姜切片，葱切段。将山药、糯米装入猪肚内，缝上口，置入锅内，加入姜、葱、料酒和水，用大火烧沸，再用小火炖煮 45 分钟，加入盐、味精、胡椒粉即成。

用法：每日 1 次，每次吃猪肚、山药、糯米，佐餐食用。

功效：暖脾胃，补中气，固肾腰。

适用：脾胃虚寒、虚劳咳嗽、遗精、消渴、小便频数、小儿疳积等。

粳（《别录中品》）

【释名】秔。

⊙粳米

【气味】甘、苦，平，无毒。

【主治】益气，止烦止渴止泄（《别录》）。温中，和胃气，长肌肉（《蜀本》）。补中，壮筋骨，益肠胃（《日华》）。煮汁，主心痛，止渴，断热毒下痢（孟诜）。合芡实作粥食，益精强志，聪耳明目（好古）。通血脉，和五脏，好颜色（时珍出养生集要）。常食干粳饭，令人不噎（孙思邈）。

【附方】

霍乱吐泻（烦渴欲绝）：用粳米二合研粉，入水二盏研汁，和淡竹沥一合，顿服。（《普济方》）

自汗不止：粳米粉绢包，频频扑之。

五种尸病：粳米二升，水六升，煮一沸服，日三。（《肘后方》）

卒心气痛：粳米二升，水六升，煮六七沸服。（《肘后方》）

小儿甜疮（生于面耳）：令母频嚼白米，卧时涂之。不过三五次，即愈。

荒年辟谷：粳米一升，酒三升渍之，暴干又渍，酒浸。取出稍食之，可辟三十日。足一斗三升，辟谷一年。（《肘后方》）

胎动腹痛（急下黄汁）：用粳米五升，黄芪六两，水七升，煎二升，分四服。（《圣惠方》）

◆ 实用指南

【单方验方】

虚弱劳损，形体羸瘦：牛乳 250 克，粳米 100 克，白糖适量。粳米淘洗干净，放入锅中，加清水，煮至半熟时，再加牛乳，煮至粥成，调以白糖进食。

肺胃阴伤，咽干咳嗽：粳米、大枣、人参各 10 克，麦冬 12 克，甘草 6 克。水煎服。

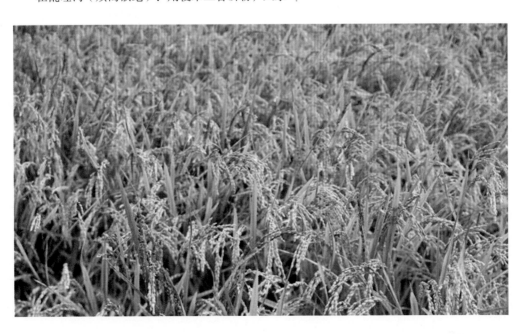

【食疗药膳】

⊙粳米粥

原料：粳米 60 克，白糖 15 克。

制法：粳米淘洗，加水煮作粥，待粥成加入糖。

用法：温热顿服。

功效：生津，益胃，降火。

适用：烦渴、尿赤涩等。

⊙大枣粳米粥

原料：粳米 100 克，大枣 10 枚，冰糖适量。

制法：将粳米、大枣淘洗干净，放入锅内，加水适量，将锅置灶上，先用大火烧开，后移小火上，煎熬成粥，加入冰糖，搅匀即成。

用法：每日 1 次，每次吃粥 100 克。

功效：健脾益气。

适用：脾胃虚弱、血小板减少、贫血、胃虚食少等。

⊙菊花粳米粥

原料：粳米 100 克，菊花 15 克。

制法：先将菊花去杂，整理干净，备用。粳米洗净，放入锅中，清水适量，大火煮成稠粥，改用小火，放入菊花，稍等片刻即成。

用法：早餐食用。

功效：活血化瘀，消积清肝。

适用：风热感冒、头痛发热等。

玉蜀黍（《纲目》）

【释名】玉高粱。

米

【气味】甘，平，无毒。

【主治】调中开胃（时珍）。

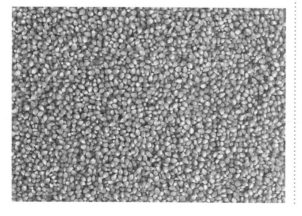

根叶

【主治】小便淋沥沙石，痛不可忍，煎汤频饮（时珍）。

【附方】

水肿：玉蜀黍须二两。煎水服，忌盐。

肾脏炎，初期肾结石：玉蜀黍须（分量不拘）。煎浓汤，频服。

肝炎黄疸：玉米须、金钱草、满天星、郁金、茵陈各等份，水煎服。

劳伤吐血：玉米须、小蓟等份，炖五花肉服。

吐血及红崩：玉米须。熬水炖肉服。

风疹块（俗称风丹）和热毒：玉米须烧灰，兑醪糟服。

糖尿病：玉蜀黍须一两。煎服。

原发性高血压病：玉米须、西瓜皮、香蕉。煎服。

脑漏：玉蜀黍须晒干，装旱烟筒上吸之。

◆ 实用指南

【单方验方】

尿道结石：玉米根适量。加水熬汤，喝汁液。

慢性肾炎：玉米须 50 克（鲜品 150 克）。加温水 600 毫升，以小火煎煮 20 分钟左右，取 300 ~ 400 毫升药液，口服，每日 1 剂，分 2 次服完，10 日为 1 个疗程，可连服 3 个疗程。

血吸虫病腹水：玉米须 60 克。水煎服，每日 2 次，连服数日。

小便不通及膀胱炎，小便疼痛：玉米须 30 克，车前子 15 克，甘草 6 克，或加小茴香 3 克。水煎服。

尿少、尿频、尿急、尿道灼热疼痛：玉米须、玉米芯各 60 克。水煎去渣代茶饮。

高血压、黄疸，尿路结石，膀胱结石：玉米须 150 克。水煎服。

肺结核：玉米须 60 克。加冰糖适量水煎服。

咳嗽：玉米须 30 克，陈皮 10 克。水煎服。

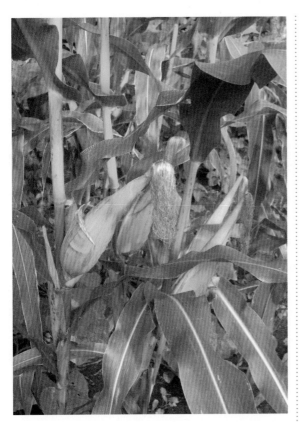

肝炎，黄疸，胆囊炎，胆结石：玉米须 30 克，蒲公英、茵陈各 15 克。水煎服。

高血压、鼻血、吐血：玉米须、香蕉皮各 30 克，黄栀子 10 克。水煎后冷饮。

肠炎，痢疾：玉米芯 100 克，烧炭存性，黄柏 6 克。共研细末，每次 3 克，每日 3 次，温开水送服。

慢性顽固性肾炎：玉米须 6 克，玉米 30 粒，蝉衣 3 个，蛇蜕 1 条。水煎服，每日 1 剂，疗程 1 个月。

【食疗药膳】

⊙玉米须茶

原料：玉米须 20 克。

制法：取玉米须洗净晒干，切碎备用。

用法：每日 20 克，沸水冲泡，代茶频饮。

功效：利尿泄热，降压。

适用：慢性肾炎和早期高血压病引起的头痛。

⊙玉米须枸杞煲蚌肉

原料：玉米须 60 克，枸杞子 30 克，蚌肉 150 克，葱、姜、盐各适量。

制法：玉米须、枸杞子洗净，放入锅内，加水 2000 毫升，煮 20 分钟，滤过，再放入蚌肉、葱、姜及盐，煮 30 分钟即成。

用法：每日 2 次，每次 70 克，喝汤吃蚌，既可佐餐，也可单食。

功效：补肾健脾利尿。

适用：阴虚、腰痛、水肿等。

薏苡仁（《本经上品》）

【释名】解蠡（《本经》），芑实（《别录》），回回米（《救荒本草》），薏珠子（《图经》）。

薏苡仁

【气味】甘，微寒，无毒。

【主治】筋急拘挛，不可屈伸，久风湿痹，下气。久服，轻身益气（《本经》）。除筋骨中邪气不仁，利肠胃，消水肿，令人能食（《别录》）。炊饭作面食，主不饥；温气。煮饮，止消渴，杀蛔虫（藏器）。治肺病肺气，积脓血，咳嗽涕唾，上气。煎服，破毒肿（甄权）。去干湿脚气，大验（孟诜）。健脾益胃，补肺清热，去风胜湿。炊饭食，治冷气。煎饮，利小便热淋（时珍）。

【附方】

薏苡仁饭（治冷气）：用薏苡仁春熟，炊为饭食。气味欲如麦饭乃佳。或煮粥亦好。（《广济方》）

久风湿痹，补正气，利肠胃，消水肿，除胸中邪气，治筋脉拘挛：薏苡仁为末，同粳米煮粥，日日食之，良。

风湿身疼（日晡剧者，张仲景麻黄杏仁薏苡二汤主之）：麻黄三两，杏仁十枚，甘草、薏苡仁各一两，以水四升，煮取二升，分再服。（《金匮要略》）

水肿喘急：用郁李仁二两研，以水滤汁，煮薏苡仁饭，日二食之。（《独行方》）

周痹缓急偏者：薏苡仁十五两，大附子十枚炮，为末。每服方寸匕，日三。（《张仲景方》）

肺痿咳唾（脓血）：薏苡仁十两杵破，水三升，煎一升，酒少许，服之。（梅师）

肺痈咯血：薏苡仁三合捣烂，水二

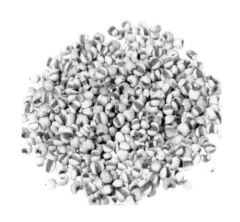

大盏，煎一盏，入酒少许，分二服。（《济生方》）

喉卒痛肿：吞薏苡仁二枚，良。（《外台秘要》）

孕中有痛：薏苡仁煮汁，频频饮之。（《妇人良方补遗》）

根

【气味】甘，微寒，无毒。

【主治】下三虫（《本经》）。煮汁糜食甚香，去蛔虫，大效（弘景）。煮服，堕胎（藏器）。治卒心腹烦满及胸胁痛者，锉煮浓汁，服三升乃定（苏颂出（《肘后方》）。捣汁和酒服，治黄疸有效（时珍）。

【附方】

黄疸如金：薏苡根煎汤频服。

蛔虫心痛：薏苡根一斤切，水七升，煮三升，服之，虫死尽出也。（《梅师方》）

经水不通：薏苡根一两，水煎服。不过数服，效。（《海上方》）

牙齿风痛：薏苡根四两，水煮含漱，冷即易之。（《延年秘录》）

叶

【主治】作饮气香，益中空膈（苏颂）。暑月煎饮，暖胃益气血。初生小儿浴之，无病（时珍）出。（《琐碎录》）

◆ 实用指南

【单方验方】

尿道结石：薏苡仁茎、叶、根适量（鲜草约250克，干草减半）。水煎去渣，每日2～3次分服。

慢性结肠炎：山药100克，薏苡仁500克。炒黄研粉，每日2次，每次2匙，温水或红糖水，蜂蜜水冲服。

胃癌、宫颈癌：薏苡仁25克，野菱角（带壳劈开）100克。共煎浓汁，每日2次，连服1个月为1个疗程。

膀胱癌：薏苡仁、赤小豆各20克。煮粥适量食用。

子宫肿瘤、肌瘤：薏苡仁500克，三七150克。共研细末，口服每日3次，每次5克，开水冲服。

胃癌、食管癌、直肠癌及膀胱癌：薏苡仁、菱角、诃子各20克。水煎服，每日1剂，疗程1～2个月。

【食疗药膳】

⊙薏苡仁粥

原料：薏苡仁粉30～60克，粳米100克。

制法：先将生薏苡仁洗净晒干，碾成细粉，取薏苡仁粉同粳米煮粥。

用法：早餐食用。

功效：健脾胃，利水湿，抗癌肿。

适用：浮肿、脾虚腹泻、风湿痹痛、筋脉拘挛等。

⊙薏苡仁白糖粥

原料：薏苡仁50克，水、白糖适量。

制法：薏苡仁加适量水以小火煮成粥，加白糖适量搅匀。

用法：早餐食用。

功效：健脾补肺，清热利湿。

适用：湿热毒邪变遏肌肤型扁平疣、青春疙瘩等。

⊙薏苡巨胜酒

原料：薏苡仁100克，黑芝麻、生地黄各125克，白酒3000毫升。

制法：将黑芝麻煮熟晒干，薏苡仁炒至略黄；两药合起略捣烂后与切成小块的生地黄共装入纱布袋里，与白酒一起置入容器中，密封浸泡12日后即可服用。

用法：早、晚各1次，每次10～20毫升，空腹服用。

功效：补肝肾，润五脏，填精髓，祛湿气。

适用：体质虚弱、神衰健忘、记忆力减退、须发早白、皮肤毛发干燥、腰膝疼痛等。

大豆（《本经中品》）

【释名】尗（俗作菽。）

黑大豆

【气味】甘，平，无毒。久服，令人身重。

【主治】生研，涂痈肿。煮汁饮，杀鬼毒，止痛（《本经》）。逐水胀，除胃中热痹，伤中淋露，下瘀血，散五脏结积内寒。杀乌头毒。炒为屑，主胃中热，除痹去肿，止腹胀消谷（《别录》）。煮食，治温毒水肿（《唐本》）。煮汁，解砒石、砒石、甘遂、天雄、附子、射罔、巴豆、芫青、斑蝥、百药之毒及蛊毒。入药，治下痢脐痛。冲酒，治风痉及阴毒腹痛。牛胆贮之，止消渴（时珍）。炒黑，热投酒中饮之，治风痹瘫缓口噤，产后头风。食罢生吞半两，去心胸烦热，热风恍惚，明目镇心，温补。久服，好颜色，变白不老。煮食性寒，下热气肿，压丹石烦热。消肿（《藏器》）。主中风脚弱，产后诸疾。同甘草煮汤饮，去一切热毒气，治风毒脚气。煮食，治心痛筋挛膝痛胀满。同桑柴灰煮食，下水蛊腹胀。和饭捣，涂一切毒肿。疗男女人阴肿，以绵裹纳之（孟诜）。治肾病，利水下气，制诸风热，活血，解诸毒（时珍）。

【附方】

卒风不语：大豆煮汁，煎稠如饴，含之，并饮汁。（《肘后方》）

肠痛如打：大豆半升熬焦，入酒一升煮沸，饮取醉。（《肘后方》）

腰胁卒痛：大豆炒二升，酒三升，煮二升，顿服。（《肘后方》）

脚气冲心（烦闷不识人）：以大豆一升，水三升，浓煮汁服。未定，再服。（《广利方》）

霍乱胀痛：大豆生研，水服方寸匕。（《普济方》）

消渴饮水：乌豆置牛胆中，阴干百日，吞尽即瘥。（《肘后方》）

酒食诸毒：大豆一升，煮汁服，得吐即愈。（《广记》）

染发令乌：醋煮黑大豆，去豆煎稠，染之。（《千金方》）

牙齿疼痛：黑豆煮酒，频频漱之，良。

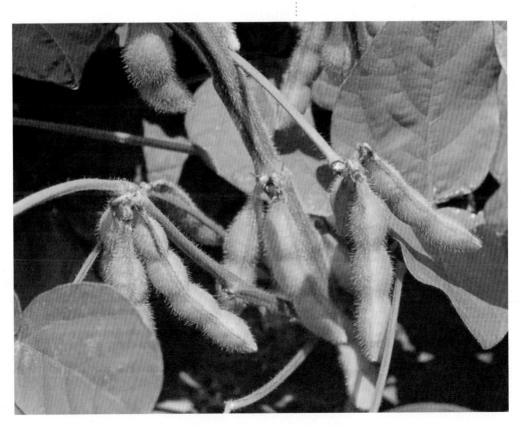

（《周密冶然斋抄》）

妊娠腰痛：大豆一升，酒三升，煮七合，空心饮之。（《食医心镜》）

小儿胎热：黑豆二钱，甘草一钱，入灯心七寸，淡竹叶一片，水煎。（《全幼心鉴》）

◆实用指南

【单方验方】

气虚自汗：黑豆9克，浮小麦15克，乌梅5枚。水煎服。

气虚自汗盗汗：黑豆120克，瘦肉150克。炖熟，饮汤食肉。

【食疗药膳】

⊙黑豆茶

原料：黑豆、红糖各60克，熟地黄15克，肉桂3克，当归、炮生姜、炙甘草、赤芍、蒲黄各12克。

制法：将蒲黄用白布袋装好扎紧，与余药同放入砂锅内，加水适量煎煮，取汁去渣。

用法：每日1剂，代茶饮。

功效：活血化瘀。

适用：瘀阻气闭之产后血晕。

⊙黑豆小麦莲枣汤

原料：黑豆、浮小麦各30克，莲子、黑枣各7枚，冰糖少许。

制法：先把黑豆和浮小麦洗净，加水煮汁去渣；用其汁煮莲子和黑枣，至熟；加入冰糖，略煮待冰糖溶化即可。

用法：每日1剂，早晚饮服。

功效：滋肾补脾，养心安神。

适用：失眠。

赤小豆（《本经中品》）

【释名】赤豆（恭），红豆（俗），荅（《广雅》），叶名藿。

【气味】甘、酸，平，无毒。

【主治】下水肿，排痈肿脓血（《本经》）。治热毒，散恶血，除烦满，通气，健脾胃，令人美食。捣末同鸡子白，涂一切热毒痈肿。煮汁，洗小儿黄烂疮，不过三度（权）。缩气行风，坚筋骨，抽肌肉。久食瘦人（士良）。散气，去关节烦热，令人心孔开。暴痢后，

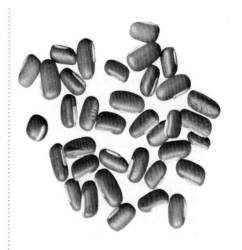

气满不能食者，煮食一顿即愈。和鲤鱼煮食，甚治脚气（诜）。解小麦热毒。煮汁，解酒病。解衣粘缀（日华）。辟瘟疫，治产难，下胞衣，通乳汁。和鲤鱼、蠡鱼、鲫鱼、黄雌鸡煮食，并能利水消肿（时珍）。

【附方】

肠痔有血：小豆二升，苦酒五升，煮熟日干，再浸至酒尽乃止，为末。酒服一钱，日三服。（《肘后方》）

舌上出血（如簪孔）：小豆一升，杵碎，水三升和，绞汁服。（《肘后方》）

热淋血淋（不拘男女）：用赤小豆三合，慢火炒为末，煨葱一茎，擂酒热调二钱服。（《修真秘旨》）

小儿不语（四五岁不语者）：赤小豆末，酒和，敷舌下。（《千金方》）

产后闷满：不能食用小豆二七枚，烧研，冷水顿佳。（《千金方》）

乳汁不通：赤小豆煮汁饮之。（《产书》）

妇人乳肿：小豆、莽草等份，为末，苦酒和敷佳。（梅师）

丹毒如火：赤小豆末，和鸡子白，时时涂之不已，逐手即消。（《小品方》）

金疮烦满：赤小豆一升，苦酒浸一日，熬燥再浸，满三日，令黑色，为末。每服方寸匕，日三服。（《千金方》）

◆实用指南

【单方验方】

消脂减肥：赤小豆、绿豆、黑豆各100克，白糖适量。三豆洗净，同入砂锅内水煎，煮烂，调入白糖，作饮料频饮。

急性肾小球肾炎：赤小豆30克，白茅根、玉米须各20克，益母草10克。每日1剂，水煎分早、晚2次服用，7日为1个疗程。

单纯性肥胖症：赤小豆30克，生薏苡仁25克，山楂肉12克，大枣5枚。加水适量煮粥。此为每日剂量，分早、晚2次服用，10日为1个疗程。

慢性肾小球肾炎：赤小豆30克，花生仁25克，红糖50克。共煮熟，每日1剂，分早、晚2次服食，长期连用。

血肿：赤小豆250克。研为细末，用冷开水调成糊状外敷患处，纱布包扎，一般2日后血肿尽消而愈。

【食疗药膳】

⊙赤小豆粥

原料：赤小豆适量，粳米100克。

制法：将赤小豆浸泡半日后，同粳米煮粥。

用法：早餐食用。

功能：健脾益胃，利水消肿。

适用：大便稀薄、水肿病、脚湿气、肥胖病等。

⊙赤豆炖鸡

原料：赤小豆100克，白鸡1只。

制法：白鸡宰杀，去毛剖腹，除去内脏、冲洗干净，与赤小豆共煮，待豆烂鸡熟为度。

用法：食鸡肉、豆，喝汁，每次适量。

功效：补益精血，解毒，利水。

适用：肾病。

⊙枣豆粥

原料：红枣、赤小豆、花生米（连皮）各30克。

制法：将上料用清水冲洗干净，放入锅内，加适量清水，置小火上煎煮，以豆烂熟为度。

用法：连续食用。

功效：利水，健脾。

适用：慢性肾炎、体虚、浮肿、乏力、面色不华等。

⊙赤小豆鲤鱼汤

原料：赤小豆100克，鲤鱼250克。

制法：赤小豆、鲤鱼洗净，同放瓷罐内，加水500毫升，大火隔水炖烂。

用法：每日1剂，7日为1个疗程。

功效：健脾行水。

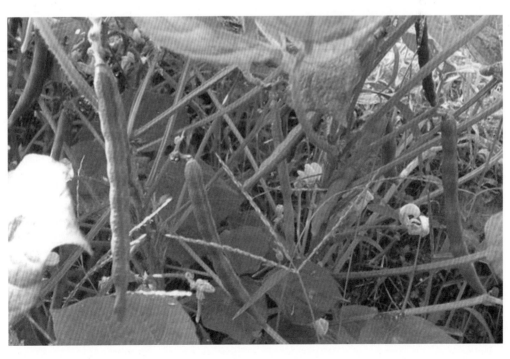

适用：脾虚失运下肢浮肿者。

绿豆（宋·《开宝》）

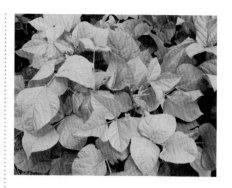

【气味】甘，寒，无毒。

【主治】煮食，消肿下气，压热解毒。生研绞汁服，治丹毒烦热风疹，药石发动，热气奔豚（《开宝》）。治寒热热中，止泄痢卒澼，利小便胀满（思邈）。厚肠胃。作枕，明目，治头风头痛。除吐逆（《日华》）。补益元气，和调五脏，安精神，行十二经脉，去浮风，润皮肤，宜常食之。煮汁，止消渴（孟诜）。解一切药草、牛马、金石诸毒（宁原）。治痘毒，利肿胀（时珍）。

【附方】

防痘入眼：用绿豆七粒，令儿自投井中，频视七遍，乃还。小儿丹肿：绿豆五钱，大黄二钱，为末，用生薄荷汁入蜜调涂。（《全幼心鉴》）

赤痢不止：以大麻子，水研滤汁，煮绿豆食之，极效。粥食亦可。（《必效方》）

老人淋痛：青豆二升，橘皮二两，煮豆粥，下麻子汁一升。空心渐食之，并饮其汁，甚验。（《养老书》）

消渴饮水：绿豆煮汁，并作粥食。（《普济方》）

心气疼痛：绿豆廿一粒，胡椒十四粒，同研，白汤调服即止。多食易饥：绿豆、黄麦、糯米各一升，炒熟磨粉。每以白汤服一杯，三五日见效。

绿豆粉

【气味】甘，凉、平，无毒。

【主治】解诸热，益气，解酒食诸毒，治发背痈

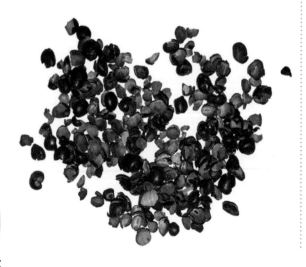

疽疮肿，及汤火伤灼（吴瑞）。痘疮湿烂不结痂疕者，干扑之良（宁原）。新水调服，治霍乱转筋，解诸药毒死，心头尚温者(时珍)。解菰菌、砒毒（汪颖）。

【附方】

痧气呕吐：绿豆粉三钱，干胭脂半钱，研匀。新汲水调下，一服立止。（《普济方》）

霍乱吐利：绿豆粉、白糖各二两，新汲水调服，即愈。（《生生编》）

打扑损伤：用绿豆粉新铫炒紫，新汲井水调敷，以杉木皮缚定，其效如神。此汀人陈氏梦传之方也。（《澹寮方》）

外肾生疮：绿豆粉、蚯蚓粪等份，研涂之。

一切肿毒（初起）：用绿豆粉炒黄黑色，猪牙皂荚一两，为末，用米醋调敷之。皮破者油调之。(《邵真人经验方》)

◆ 实用指南

【单方验方】

皮肤瘙痒：绿豆粉适量。炒黄，用香油调匀，外敷患处，每日 2～3 次。

皮炎：绿豆 60 克，生薏苡仁 30 克。入砂锅，加水适量煮烂，调入白糖调味，吃豆饮汤，每日 2 次，连服 3～5 日。

上吐下泻：绿豆、黄花菜、大枣各适量。水煎服，每日 3 次，每日 1 剂。

【食疗药膳】

⊙绿豆荷叶粥

原料：绿豆 50 克，荷叶 1 张，粳米 100 克，白糖适量。

制法：首先分别把绿豆、荷叶和粳米洗净；然后先把绿豆放入锅内，倒入适量的水，置于大火上煮，水沸后，改小火继续煮至5成熟寸，放入粳米，添加适量的水，改大火煮至水沸，再改小火继续煮，用荷叶当锅盖，盖于粥汤上，煮至米熟豆烂汤稠，加入白糖调味即成。

用法：每日1剂，分早、晚各服食1次。

功效：清热解毒，祛暑生津。

适用：预防和治疗小儿痱子；亦可用作暑季消夏解暑之品。

⊙绿豆甘草茶

原料：绿豆100克，红枣5枚，甘草5克。

制法：先将红枣与甘草放入水中浸泡片刻，红枣去核，甘草切碎备用。绿豆放入砂锅，加水用大火煮熟至烂，然后放入红枣、甘草，继续煮30分钟即成。

用法：代茶频饮。

功效：滋阴补虚，利水降压。

适用：慢性肾炎、动脉硬化症等。

豌豆（《拾遗》）

【释名】胡豆（《拾遗》），戎菽（《尔雅》），青小豆（《千金》），青斑豆（《别录》）。

【气味】甘，平，无毒。

【主治】消渴，淡煮食之，良（藏器）。治寒热热中，除吐逆，止泄痢澼下，利小便、腹胀满（思邈）。

调营卫，益中平气。煮食，下乳汁。可作酱用（瑞）。煮饮，杀鬼毒心病，解乳石毒发。研末，涂痈肿痘疮。作澡豆，去䵟䵐，令人面光泽（时珍）。

【附方】

小儿痘中有疔（紫黑而大，或黑坏而臭，或中有黑线，此症十死八九，惟牛都御史得秘传此方点之最妙）：豌豆四十九粒烧存性，头发灰三分，真珠十四粒炒研为末，以油燕脂同杵成膏。先以簪挑疔破，咂去恶血，以少许点之，即时变红活色。服石毒发：胡豆半升捣研，以水八合绞汁饮之，即愈。（《外台秘要》）

霍乱吐利：豌豆三合，香菜三两，为末，水三盏，煎一盏，分二服。（《圣惠方》）

◆实用指南

【单方验方】

产后乳汁不下，乳房作胀：嫩豌豆250克。加水适量，煮熟淡食并饮汤。

脾胃不和：豌豆120克，陈皮10克，芫荽60克。加水煎汤。分2～3次温服。

【食疗药膳】

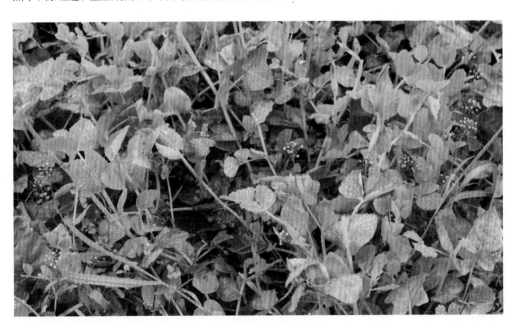

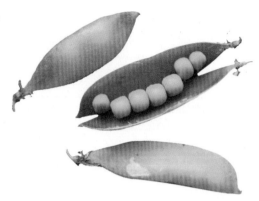

红枣各适量。

制法：把全部原料洗净，放入锅内，加清水适量，小火煲2小时，调味即可。

用法：温热食用。

功效：清肝明目，养肝解毒。

适用：肝肾阴虚所致的头晕眼花、视力减退者。

⊙豌豆肉丝鸡蛋粥

原料：豌豆150克，猪瘦肉100克，鸡蛋2个，大米150克，姜丝、葱末、盐、味精、料酒、麻油各适量。

制法：猪肉切丝，豌豆泡软。锅下豌豆、大米煮粥至沸，加进猪肉、姜葱、盐、料酒熬煮成粥，再打入鸡蛋，调入麻油、味精即成。

⊙豌豆粥

原料：豌豆250克，白糖、红糖各75克，糖桂花、糖玫瑰各5克。

制法：豌豆淘洗干净，放入锅内，加水1000毫升，置旺火上煮沸，撇去浮沫后用小火煮熬至豌豆酥烂；糖桂花、糖玫瑰分别用凉开水调成汁；食用时，先在碗内放上白糖、红糖，盛入豌豆粥，再加上少许桂花汁、玫瑰汁，搅拌均匀即可。

用法：早餐食用。

功效：健脾和胃。

适用：脾胃气虚、食纳欠佳者。

⊙豌豆杞子鲍鱼汤

原料：鲍鱼、豌豆各90克，枸杞子30克，生姜、

用法：每日早晚服食，以15日为1个疗程。

功效：和中下气，滋补肾阴。

适用：下肢浮肿。

蚕豆（《食物》）

【释名】胡豆。

【气味】甘、微辛，平，无毒。

【主治】快胃，和脏腑（汪颖）。

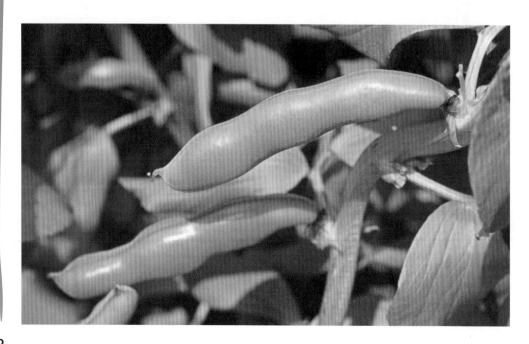

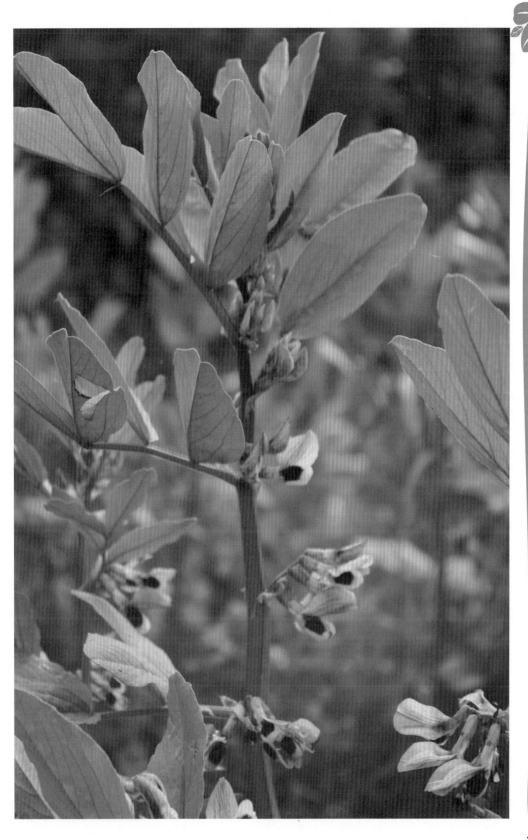

【附方】

膈食：蚕豆磨粉，红糖凋食。（《指南方》）

水胀，利水消肿：虫胡豆一至八两。炖黄牛肉服。不可与菠菜同用。

水肿：蚕豆二两，冬瓜皮二两，水煎服。

秃疮：鲜蚕豆捣如泥，涂疮上，干即换之。如无鲜者，用干豆以水泡胖，捣敷亦效。（《秘方集验》）

◆ 实用指南

【单方验方】

脾胃不健，消化不良：蚕豆 500 克。以水浸泡后，去壳晒干，磨粉（或磨浆过滤后，晒干），每次 30 ~ 60 克，加红糖适量，冲入沸水调匀食。

脾虚水肿：陈蚕豆 120 克，红糖适量。加水 5 茶杯，以水火煮至 1 茶杯，温服。

【食疗药膳】

⊙蚕豆壳冬瓜皮茶汤

原料：蚕豆壳 20 克，冬瓜皮 50 克，红茶叶 20 克。

制法：将三味药加水 3 碗煎至 1 碗。

用法：去渣饮用。

功效：健脾除湿，利尿消肿。

适用：肾炎水肿及心脏病水肿

⊙蚕豆粥

原料：蚕豆 60 克，大米 100 克。

制法：将蚕豆、大米加适量水煮成粥。

用法：每日早、晚分食。

功效：补益脾胃，清热利湿。

适用：对慢性胃炎、高血压病、肥胖症、消化性溃疡、肾炎水肿、高脂血症等。

⊙蚕豆糕

原料：蚕豆 250 克，红糖 150 克。

制法：把蚕豆拿清水泡发，去皮，入锅，煮烂后放红糖，拌匀，绞成泥，用啤酒瓶盖为模，把糕料填压成饼状。

用法：当点心食用，用量自愿。

功效：利湿消肿，祛瘀降脂。

适用：对吸收不良综合征、营养不良性水肿、动脉硬化症、高血压等。

豇豆（《纲目》）

【释名】蹉豒。

【气味】甘、咸，平，无毒。

【主治】理中益气，补肾健胃，和五脏，调营卫，生精髓，止消渴，吐逆

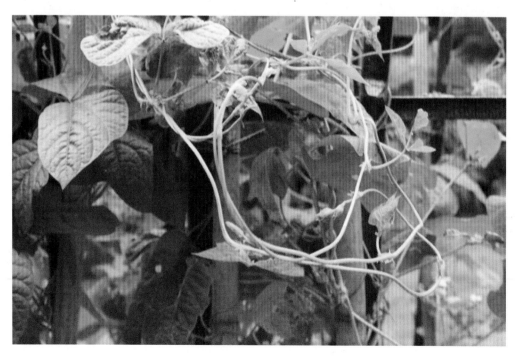

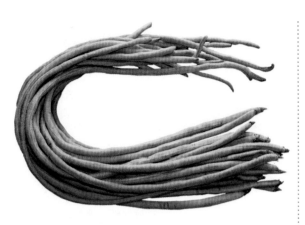

泄痢，小便数，解鼠莽毒（时珍）。

【附方】

食积腹胀，暖气：生豇豆适量，细嚼咽下，或捣绒泡冷开水服。

白带，白浊：豇豆、藤藤菜。炖鸡肉服。

蛇咬伤：豇豆、山慈姑、樱桃叶、黄豆叶。捣绒外敷。

◆ 实用指南

【单方验方】

急慢性荨麻疹：苍术20克，豇豆30克。加水煎2次，将2次煎液混合，分早、中、晚3次温服，连服7日为1个疗程。症状控制后，每隔一日服药1剂，继续服2个疗程。

【食疗药膳】

⊙豇豆鸡肉粥

原料：豇豆仁50克，鸡肉100克，大米120克。

制法：豇豆仁泡涨，鸡肉切丝。米淘净，与豇豆同煮粥，临熟时下鸡肉煮熟即可。

用法：每日早晚餐用，以15～20日为1个疗程。

功效：补肾健脾，温中益气。

适用：妇女月经不调、白带增多等。

⊙豇豆大枣粥

原料：鲜豇豆100克，大枣8颗，大米100克，蜂蜜50克。

制法：锅下大米、大枣、豇豆同煮成粥，调入蜂蜜即成。

用法：每日早晨服食，以15日为1个疗程。

功效：补肾生精，健脾理气。

适用：脾虚水肿。

⊙豇豆冬瓜汤

原料：豇豆100克，冬瓜400克，味精、盐各2克。

制法：先将豇豆清洗干净，放入清水中浸泡1小时；冬瓜去皮切成小块备用；再将两味一同放入锅中，加适量的清水煮至冬瓜、豇豆熟透，调入盐、味精即可。

用法：佐上食用。

功效：清热利尿。

适用：肾炎所致的腰痛、浮肿者食用。

刀豆（《纲目》）

【释名】挟剑豆。

【气味】甘，平，无毒。

【主治】温中下气，利肠胃，止呃逆，益肾补元（时珍）。

【附方】

气滞呃逆，膈闷不舒：刀豆取老而绽者，每服二、三钱，开水下。（《医级》刀豆散）

肾虚腰痛：刀豆子二粒，包于猪腰子内，外裹叶，烧熟食。（《重庆草药》）

百日咳：刀豆子十粒（打碎），甘草一钱。加冰糖适量，水一杯半，煎至一杯，去渣，频服。（《江西中医药》）

鼻渊：老刀豆，小火焙干为末，酒服三钱。（《年希尧集验良方》）

小儿疝气：刀豆子研粉，每次一钱半，开水冲服。（《湖南药物志》）

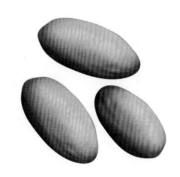

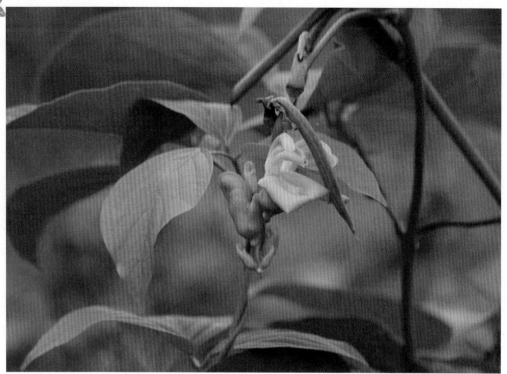

◆实用指南

【单方验方】

食滞胃脘致呃逆：刀豆子适量。煮食。

颈部淋巴结核（鼠疮）初起：用鲜刀豆荚 20 克，鸡蛋 1 只，黄酒适量。加水煎服。

久痢、久泻：嫩刀豆 120 克。蒸熟，蘸白糖细细嚼食。

小儿小肠疝气：刀豆子适量。炒干研粉，每次 6 克，开水送服；若用红糖生姜汤送服，每日 3 次，可治喘咳。

老年腰痛：刀豆壳 7 个。烧炭存性研末，拌糯米饭，每日 1 剂，分 2 次服。

胃寒呃逆：带壳老刀豆 30 克。生姜 3 片，水煎去渣，或用鲜刀豆壳 60 克，水煎后加适量红糖温服，每日 2 次。

【食疗药膳】

⊙刀豆粥

原料：刀豆、水发香菇各 50 克，猪腰子 100 克，胡椒粉、味精、料酒、姜末、葱、盐各适量，籼米 200 克，小麻油 20 毫升。

制法：先将籼米淘洗干净，在锅内加入适量开水，

小火煮熬，再将猪腰子、水发香菇切成小丁，然后将小麻油下锅，烧热后加入刀豆子、猪腰子、香菇一起翻炒，再依次加入料酒、盐、葱、姜末、胡椒粉、味精拌炒入味，待籼米煮成粥时，将其加入粥内，稍煮片刻即可。

用法：早餐食用。

功效：温中补脾，滋肾壮腰。

适用：肾虚腰痛，中寒呃逆。

⊙清炒刀豆子

原料：鲜刀豆子 250 克，姜 1 片，葱 1 根。

制法：将刀豆子洗净；葱（去须）洗净，切段；姜洗净，切丝。起油锅放姜丝、刀豆子略炒几下，放盐、葱略炒，豆熟即可。

用法：随量食用，或佐膳。

功效：温中健脾，补肾纳气。

适用：可作放疗、化疗的辅助治疗。

饴糖（《别录上品》）

【释名】饧。

【气味】甘，大温，无毒。入太阴经。

【主治】补虚乏，止渴去血。别录补虚冷，益气力，止肠鸣咽痛，治唾血，消痰润肺止嗽。思邈健脾胃，补中，治吐血。打损瘀血者，熬焦酒服，能下恶血。又伤寒大毒嗽，于蔓菁、薤汁中煮一沸，顿服之，良。孟诜脾弱不思食人少用，能和胃气。亦用和药。寇宗奭解附子、草乌头毒。（时珍）。

【附方】

老人烦渴：寒食大麦一升，水七升，煎五升，入赤饧二合，渴即饮之。（《奉新书》）

鱼脐疔疮：寒食饧涂之，良。干者烧灰。（《千金方》）

误吞稻芒：白饧频食。（《简便方》）

鱼骨鲠咽不能出：用饴糖丸鸡子黄大吞之。不下再吞。（《肘后方》）

服药过剂（闷乱者）：饴糖食之。（《千金方》）

草乌头毒及天雄、附子毒：并食饴糖即解。（《圣济总录》）

火烧成疮：白糖烧灰，粉之即燥，易瘥。（《小品方》）

◆ 实用指南

【单方验方】

五心烦热：饴糖 150 克，生地黄 250 克，乌骨鸡 1 只。煮熟吃。

寒痰咳嗽：饴糖 5 克，生姜 10 克。水煎服。

痰热咳嗽或小儿顿咳：萝卜 500 克，饴糖 20 克。先将萝卜捣烂，绞汁，与饴糖同蒸化，乘热徐徐服用。

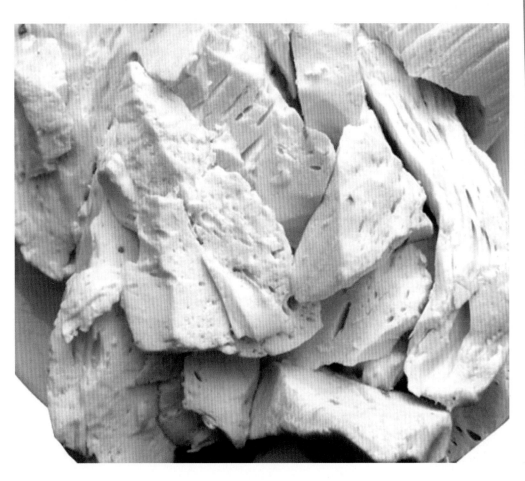

【食疗药膳】

⊙饴糖红茶

原料：饴糖 15～25 克，红茶 1～15 克。

制法：将上述 2 味以适量沸水冲泡。

用法：每日 1 剂，分 2～3 次，代茶饮服。

功效：滋补强壮，健胃润肺。

适用：养颜保健。

⊙饴糖大米粥

原料：饴糖 30 克，大米 50 克。

制法：以大米煮粥，粥熟入饴糖，调匀。

用法：空腹食用。

功效：健脾和中，止痛。

适用：脾虚食少、胃虚作痛等。

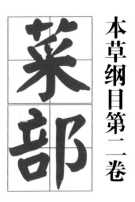

菜部

本草纲目第二卷

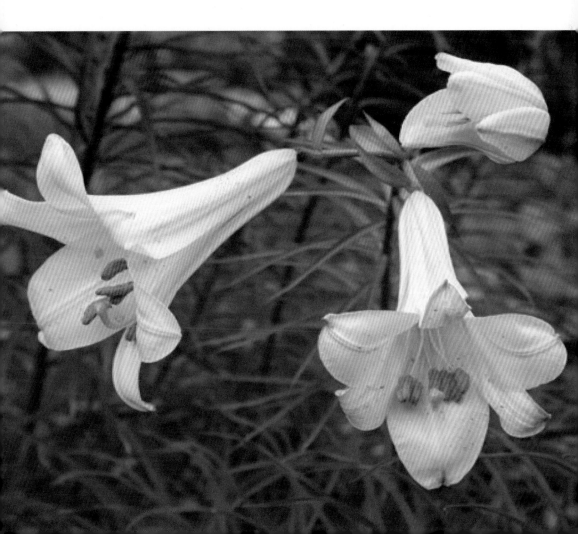

韭

【释名】草钟乳（《拾遗》），起阳草（《候氏药谱》）。

【气味】辛、微酸，温，涩，无毒。

【主治】归心，安五脏，除胃中热，利患者，可久食。别录〔时珍曰〕案千金方作可久食，不利患者。叶：煮鲫鱼鲊食，断卒下痢。根：入生发膏用。弘景根、叶：煮食，温中下气，补虚益阳，调和脏腑，令人能食，止泄血脓，腹中令痛。生捣汁服，主胸痹骨痛不可触者，又解药毒，疗狂狗咬人数发者，亦涂诸蛇虺、蝎虿、恶虫毒。藏器煮食，充肺气，除心腹痼冷痃癖。捣汁服，治肥白人中风失音。日华煮食，归肾壮阳，止泄精，暖腰膝。宁原炸熟，以盐、醋空心吃十顿，治胸膈噎气。捣汁服，治胸痹刺痛如锥，即吐出胸中恶血甚验。又灌初生小儿，吐去恶水恶血，永无诸病。诜主吐血唾血，衄血尿血，妇人经脉逆行，打扑伤损及膈噎病。捣汁澄清，和童尿饮之，能消散胃脘瘀血，甚效。震亨饮生汁，主上气喘息欲绝，解肉脯毒。煮汁饮，止消渴盗汗。熏产妇血运，洗肠痔脱肛。（时珍）。

【附方】

喉肿难食：韭一把，捣熬敷之。冷即易。（《千金方》）

脱肛不收：生韭一斤切，以酥拌炒熟，绵裹作二包，更互熨之，以入为度。（《圣惠方》）

痔疮作痛：用盆盛沸汤，以器盖之，留一孔。用洗净韭菜一把，泡汤中。乘热坐孔上，先熏后洗，数次自然脱体也。（《袖珍方》）

金疮出血：韭汁和风化石灰日干。每用为末敷之效。（《濒湖集简方》）

百虫入耳：韭汁灌之即出。（《千金方》）

食物中毒：生韭汁服数升良。（《千金方》）

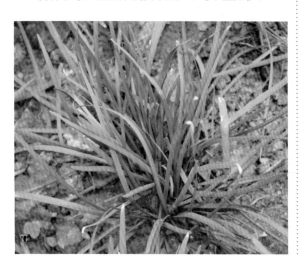

◆ 实用指南

【单方验方】

寒性痛经：韭菜250克，红糖60克。捣烂取汁，兑红糖，小火加温，微热服下。

荨麻疹：鲜韭菜适量。捣汁外涂，连用2日。

鼻出血：鲜韭菜适量。洗净，捣取汁口服，每次200毫升，小儿用量酌减，并配少量红糖调味。

牛皮癣：鲜韭菜、大蒜各30克。捣烂成泥状，烘热搽患处，每日1次。

跌打内伤：鲜韭菜、鲜刘寄奴各60克。水煎服。

【食疗药膳】

⊙韭菜西葫芦粥

原料：韭菜、大米各100克，西葫芦150克，生姜、盐、味精各适量。

制法：韭菜切小段，西葫芦切小块，生姜切丝。锅烧清水沸后，下淘净大米煮粥至八成熟，加进韭菜、西葫芦、生姜稍煮片刻，调入盐、味精即成。

用法：每日早晨服食，5日为1个疗程。

功效：温中散气，祛风发汗。

适用：风寒感冒、上呼吸道感染等。

⊙韭菜羹

原料：韭菜150～250克。

制法：韭菜（韭苗）洗净作羹食。

用法：日服，连服20～30日。

功能：生津止渴。

适用：消渴、引饮无度等。

葱（《别录中品》）

【释名】芤（《纲目》），菜伯（《纲目》），和事草（《纲目》），鹿胎。

⊙葱茎白

【气味】辛，平。叶：温。根须汁。并无毒。

【主治】作汤，治伤寒寒热，中风

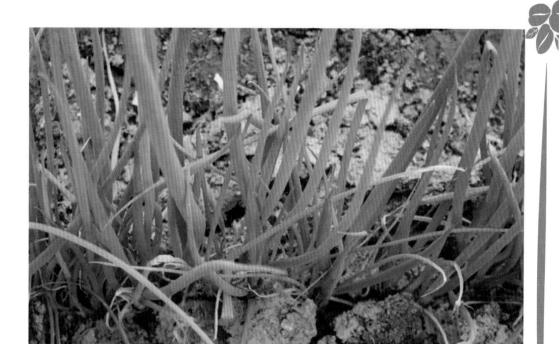

面目浮肿，能出汗。本经伤寒骨肉碎痛，喉痹不通，安胎，归目益目睛，除肝中邪气，安中利五脏，杀百药毒。根：治伤寒头痛。《别录》主天行时疾，头痛热狂，霍乱转筋，及奔豚气、脚气、心腹痛，目眩，止心迷闷。大明通关节，止衄血，利大小便。孟诜治阳明下痢、下血。（李杲）达表和里，止血。宁原除风湿，身痛麻痹，虫积心痛，止大人阳脱，阴毒腹痛，小儿盘肠内钓，妇人妊娠溺血，通乳汁，散乳痈，利耳鸣，涂猘犬伤，制蚯蚓毒。时珍杀一切鱼、肉毒。士良。

【附方】

感冒风寒（初起）：即用葱白一握，淡豆豉半合，泡汤服之，取汗。（《濒湖集简方》）

伤寒头痛（如破者）：连须葱白半斤，生姜二两，水煮温服。（《南阳活人书》）

时疾头痛（发热者）：以连根葱白二十根，和米煮粥，入醋入许，热食取汗即解。（《济生秘览》）

伤寒劳复（因交接者，腹痛卵肿）：用葱白捣烂，苦酒一盏，和服之。（《千金方》）

风湿身痛：生葱擂烂，入香油数点，水煎，调川芎、郁金末一钱服，取吐。（《丹溪心法》）

妊娠伤寒（赤斑变为黑斑，尿血者）：以葱白一把，水三升，煮热服汁，食葱令尽，取汗。（《伤寒类要》）

小儿盘肠（内钓腹痛）：用葱汤洗儿腹，仍以炒葱捣贴脐上。良久，尿出痛止。（《汤氏婴孩宝书》）

霍乱烦躁：坐卧不安，葱白二十茎，大枣二十枚，

水三升，煎二升，分服。（《梅师方》）

蛔虫心痛：用葱茎白二寸，铅粉二钱，捣丸服之，即止。葱能通气，粉能杀虫也。（《杨氏经验方》）

小便闭胀（不治杀人）：葱白三斤，剉炒帕盛，二个更互熨小腹，气透即通也。（《许学士本事方》）

大小便闭：捣葱白和酢，封小腹上。仍灸七壮。（《外台秘要》）

急淋阴肿：泥葱半斤，煨热杵烂，贴脐上。（《外台秘要》）

阴囊肿痛：葱白、乳香捣涂，即时痛止肿消。又方：用煨葱入盐，杵如泥，涂之。

小便溺血：葱白一握，郁金一两，水一升，煎二合，温服。一日三次。（《普济方》）

肠痔有血：葱白三斤，煮汤熏洗立效。（《外台秘要》）

疔疮恶肿：刺破，以老葱、生蜜杵贴。两时疔出，以醋汤洗之，神效。（《圣济录》）

小儿秃疮：冷泔洗净，以羊角葱捣泥，入蜜和涂之，神效。（《杨氏》）

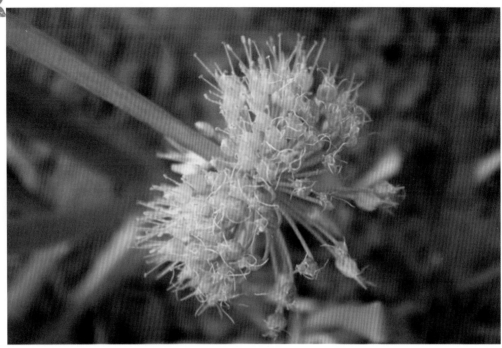

◆ 实用指南

【单方验方】

小儿消化不良：生葱1根，生姜25克，茴香粉15克。同捣碎，混匀后炒热（以皮肤能忍受为度），用纱布包好敷于脐部，每日1～2次，直到治愈为止。

蛔虫性急腹痛：鲜葱白50克，麻油50克。捣烂取汁，同调和，空腹1次服下（小儿酌减），每日2次。

感冒：葱白、生姜各25克，盐5克。捣成糊状，用纱布包裹，涂擦五心（前胸、后背、脚心、手心、窝、肘窝）一遍后安卧，次日可完全恢复。

前列腺炎：大葱白5根、白矾10克。研细，共捣，敷患处，用塑料膜胶布固定。

牛皮癣：葱白7根，紫皮头蒜20克，白糖20克，冰片1克，蓖麻子仁15克。共捣如泥状，搓患处，每日1次。

【食疗药膳】

⊙ 葱姜茶

原料：葱白10克，生姜3克，红糖适量。

制法：将葱白、生姜放入砂锅内，加水600毫升，煎沸5分钟，取汁加入红糖，搅匀，趁热代茶饮下，卧床盖被出微汗。

用法：每日1剂，2剂。

功效：发汗解表，祛散风寒，外感风寒。

适用：头痛、畏寒、鼻塞流清涕等。

⊙ 葱白粥

原料：葱白15～20根，粳米100克。

制法：将新鲜连根葱白洗净切断，先以粳米煮粥，待米半生半熟时，加入葱白，同煮为粥。

用法：早餐食用。

功能：发汗散寒，温中止痛。

适用：伤风感冒、发热、恶寒、头痛、鼻塞流涕、腹痛泻痢等。

⊙ 葱白鸡蛋汤

原料：连须葱白30克，生姜10克，鸡蛋1个，料酒、香油、味精、盐各适量。

制法：将葱白洗净，切成小段；生姜洗净，切成细丝；鸡蛋磕入碗中，搅打均匀成蛋液。锅置火上，加适量清水煮沸，放入葱白、盐，煮至蛋熟后点入味精、香油即可。

用法：佐餐食用，每日1次。

功效：解表和中，发散风寒。

适用：产后风寒感冒、恶寒发热、无汗、头疼痛等。

薤（《别录中品》）

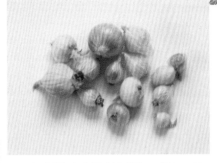

【释名】莜子、火葱（《纲目》），菜芝（《别录》），鸿荟。

薤白

【气味】辛，苦，温，滑，无毒。

【主治】金疮疮败。轻身，不饥耐老（《本经》）。归骨，除寒热，去水气，温中散结气。作羹食，利患者。诸疮中风寒水气肿痛，捣涂之（《别录》）。煮食，耐寒，调中补不足，止久痢冷泻，肥健人（《日华》）。治泄痢下重，能泄下焦阳明气滞（李杲）。好古曰：下重者，气滞也。四逆散加此以泄气滞。治少阴病厥逆泄痢，及胸痹刺痛，下气散血，安胎（时珍）。心病宜食之。利产妇（思邈）。治女人带下赤白，作羹食之。骨哽在咽不去者，食之即下（孟诜）。补虚解毒（苏颂）。白者补益，赤者疗金疮及风，生饥肉（苏恭）。与蜜同捣，涂汤火伤，甚速（宗奭）。温补，助阳道（时珍）。

【附方】

赤痢不止：薤同黄蘗煮汁服之。（陈藏器）

赤白痢下：薤白一握，同米煮粥，日食之。（《食医心镜》）

妊娠胎动（腹内冷痛）：薤白一升，当归四两，水五升，煮二开，分三服。（《古今录验》）

疥疮痛痒：煮薤叶，捣烂涂之。（《肘后方》）

毒蛇螫伤：薤白捣敷。（《徐玉方》）

咽喉肿痛：薤根醋捣敷肿处，令即易之。（《圣惠方》）

◆ 实用指南

【单方验方】

瘀阻血脉、脉管炎：薤白90克，丹参20克，降香、川芎各15克。水煎服。

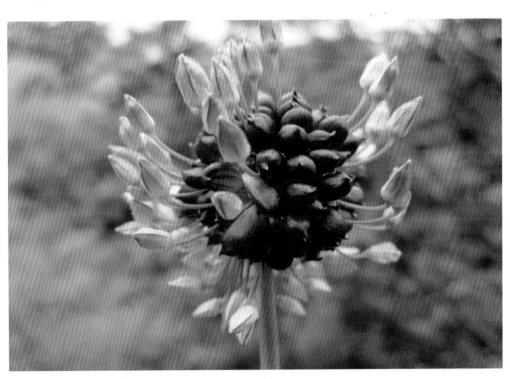

胸脾心病（包括心绞病）：薤白、瓜蒌仁各9克，半夏4.5克。水煎去渣，每日2次以少许黄酒冲入温服。

胸痹胸闷：薤白20～30克。水煎服，每日2次。

痰瘀胸痹：薤白、丹参、川芎、瓜蒌皮各适量。水煎服。

胃寒气滞之脘腹痞满胀痛：薤白、高良姜、砂仁、木香各适量。水煎服。

【食疗药膳】

⊙薤白炖猪肚

原料：薤白150克，猪肚1具，薏苡仁适量。

制法：薏苡仁、薤白洗净，混合，装入猪肚中，用绳扎住。加水和适量的盐、胡椒，炖至猪肚烂熟。

用法：分3～4次服食。

功效：强身健体，消食。

适用：脾胃虚弱，少食羸瘦，饮食不消。

⊙薤白葱粥

原料：薤白10～15克（鲜者30～60克），粳米50～100克，葱白3根。

制法：先把薤白、葱白洗净切碎，与粳米同时入锅内，加水适量煮成稀粥。

用法：每日分2～3次温服。

功效：行气宽胸。

适用：冠心病胸闷、心前区疼痛等。

⊙杞叶薤白粥

原料：薤白6克，豆豉10克，枸杞叶20克，粳米50克，葱白7根，香油、味精、姜末、盐各适量。

制法：先将枸杞叶与薤白倒入沙罐，加水煎煮1小时，滤渣留汁，下粳米煮粥，粥将成时；加入葱白、豆豉等佐料，继续煮至粥稠味香，再调味至鲜即可。

用法：每日1剂，分2次作早、晚餐或当午后点心食用。

功效：补肾益精，清热生津，通阳导滞。

适用：肾虚精亏、相火妄动、阳气闭郁之腰膝酸痛、腿脚软弱、烦热口渴、胸胁憋闷等。

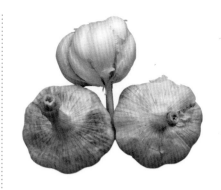

葫（《别录下品》）

【释名】大蒜（弘景），荤菜。

【气味】辛，温，有毒。久食损人目。

【主治】归五脏，散痈肿䘌疮，除风邪，杀毒气（《别录》）。下气，消谷，化肉（苏恭）。去水恶瘴气，除风湿，破冷气，烂痃癖，伏邪恶，宜通温补，疗疮癣，杀鬼去痛（藏器）。健脾胃，治肾气，止霍乱转筋腹痛，除邪祟，解温疫，疗劳疟冷风，敷风损冷痛，恶疮、蛇虫、溪毒、沙虱，并捣贴之。熟醋浸，经年者良（《日华》）。温水捣烂服，治中暑不醒。捣贴足心，止鼻衄不止。和豆豉丸服，治暴下血，通水道（宗奭）。捣汁饮，治吐血心痛。煮汁饮，治角弓反张。同鲫鱼丸，治膈气。同蛤粉丸，治水肿。同黄丹丸，治痢疟、孕痢。同乳香丸，治腹痛。捣膏敷脐，能达下焦消水，利大小便。贴足心，能引热下行，治泄泻暴痢及干湿霍乱，止衄血。纳肛中，能通幽门，治关格不通（时珍）。

【附方】

疗肿恶毒：用门臼灰一撮罗细，以独蒜或新蒜薹染灰擦疮口，候疮自然出少汁，再擦，少顷即消散也。虽发背痈肿，亦可擦之。

关格胀满（大小便不通）：独头蒜烧熟去皮，绵裹纳下部，气立通也。（《外台秘要》）

疟疾寒热：用独头蒜炭上烧之，酒服方寸匕（《肘后方》）。用桃仁半片，放内关穴上，将独蒜捣烂罨之，缚住（男左女右），即止（《简便》）。邻妪用此治人屡效。端午日，取独头蒜煨熟，入矾红等份，捣丸芡子大，每日汤嚼下一丸（《普济方》）。

泄泻暴痢：大蒜捣贴两足心。亦可贴脐中。（《千金方》）

鼻血不止：服药不应，用蒜一枚，去皮研如泥，作钱大饼子，厚一豆许。左鼻血出，贴左足心；右鼻血出，贴右足心；两鼻俱出，俱贴之，立瘥。（《简要济众方》）

血逆心痛：生蒜捣汁，服二升即愈。（《肘后方》）

心腹冷痛：法醋浸至二三年蒜，食至数颗，其效如神。（《濒湖集简方》）

鱼骨哽咽：独头蒜塞鼻中，自出。（《十便良方》）

牙齿疼痛：独头蒜煨，热切熨痛处，转易之。亦主虫痛。（《外台秘要》）

金疮中风（角弓反张）：取蒜一升去心，无灰酒四升煮极烂，并滓服之。须臾得汁即瘥。（《外台秘要》）

食蟹中毒：干蒜煮汁饮之。（《集验方》）

◆ 实用指南

【单方验方】

霉菌性尿道感染：大蒜半头。捣泥，加白糖水冲开，待冷服下。

腹泻：大蒜 1 头，茶叶 1 把。水煎服。

咽喉肿病（急性咽炎、扁桃体炎）：独头蒜 1 个，杏核壳若干。将独头蒜捣烂，将蒜泥装在半个杏核壳中，然后扣于单侧列缺穴上，用胶布固定，每日 1 次，左右交替应用，1 ~ 2 小时后去掉。如出现水疱，可用消毒针挑破，再敷上消毒纱布，连用 3 ~ 5 日。

春瘟（流行性乙型脑炎）：大蒜、生石膏各 60 克，野菊花 30 克。水煎取浓汁，于饭后口中含漱，连用 1 ~ 2 周，有预防作用，可在本病流行期间应用。

【食疗药膳】

⊙大蒜粥

原料：紫皮大蒜 30 克，粳米 100 克。

制法：将大蒜去皮后放沸水中煮 1 分钟后捞出，然后取粳米放入煮蒜水中煮成稀粥，再将蒜重新放入粥内同煮为粥。

用法：早餐食用。

功效：暖脾胃，行气滞，降血压，止痢。

适用：饮食积滞、脘腹冷痛、泄泻痢疾等。

⊙蒜头煮苋菜

原料：大蒜头 2 个，苋菜 500 克。

制法：将苋菜择洗干净，大蒜去皮切成薄片，锅中油烧热，放入蒜片煸香，投入苋菜偏炒，加入盐炒至苋菜入味，再入味精拌匀，出锅装盘。

用法：佐餐食用，每日 1 次。

功效：清热解毒，补血止血，暖脾胃，杀细菌。

适用：痢疾、腹泻、小便涩痛、尿道炎等。

⊙大蒜肺米粥

原料：紫皮大蒜、核桃仁各 30 克，三七粉 5 克，虫草粉 3 克，粳米、猪肺各 60 克。

制法：大蒜去皮，切片。猪肺洗净，切块。粳米用清水淘洗干净。上三物加核桃仁共煮粥，米烂后把三七、虫草粉放入粥内，搅匀微沸即成。

用法：每日 3 次服完，连服 1 个月为 1 个疗程，亦可常食服。

功效：化瘀消症，补肺，止血。

适用：肺癌咳血。

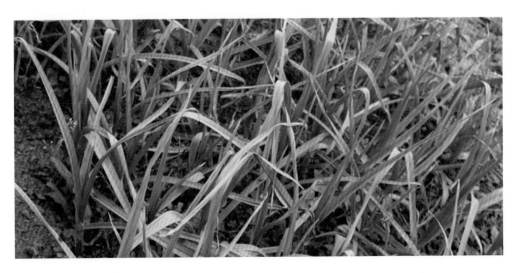

芸薹（《唐本草》）

【释名】寒菜（胡居士方），胡菜（胡居士方），薹菜（《埤雅》），薹芥（《沛志》），油菜（《纲目》）。

茎叶

【气味】辛，温，无毒。

【主治】风游丹肿，乳痈（《唐本草》）。破癥瘕结血（《开宝》）。治产后血风及瘀血（《日华》）。煮食，治腰脚痹。捣叶，敷女人吹奶（藏器）。治瘭疽、豌豆疮，散血消肿。伏蓬砂（时珍）。

【附方】

天火热疮（初起似痱，渐如水泡，似火烧疮，赤色，急速能杀人）：芸薹叶捣汁，调大黄、芒硝、生铁衣等份，涂之。（《近效方》）

手足瘭疽（此疽喜着手足肩背，累累如赤豆，剥之汁出）：用芸薹叶煮汁服一升，并食干熟菜数顿，少与盐、酱。冬月用子研水服。（《千金方》）

豌豆斑疮：芸薹叶煎汤洗之。（《外台秘要》）

血痢腹痛（日夜不止）：以芸薹叶捣汁二合，入蜜一合，温服。（《圣惠方》）

◆实用指南

【单方验方】

荨麻疹、带状疱疹：油菜叶适量。搓烂擦患处。

小儿蛔虫肠梗阻：生油菜30克。饮服，若加生香葱同服更佳。

【食疗药膳】

⊙清炒油菜

原料：油菜500克。

制法：洗净切成3厘米长段。锅烧热，下菜油，旺火烧至七成热时，下油菜旺火煸炒，酌加盐，菜熟后起锅装盘。

用法：佐餐食用。

功效：活血化瘀，降低血脂。

适用：高血压、高脂血等。

⊙豆腐烧油菜

原料：豆腐300克，油菜200克，盐、味精、姜末、水淀粉、素油、豆芽汤各适量。

制法：将豆腐切成块，放入油锅中煎成金黄色，出锅沥油；将油菜洗净，切成段。锅中留少量底油，烧热后放入

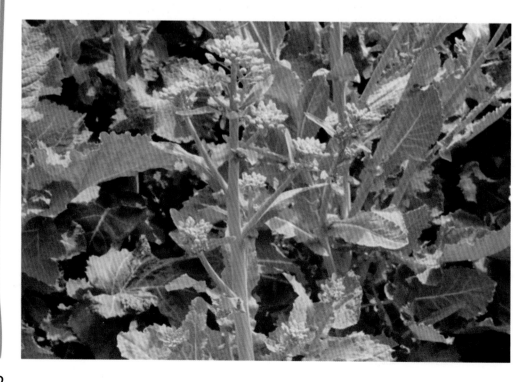

姜末编炒，再放入豆芽汤烧沸，推入豆腐块、盐、油、菜段煨烧，放入味精，用水淀粉勾芡后，淋入麻油，出锅装盆即成。

用法：佐餐食用。

功效：益气和中。

适用：健美肌肤。

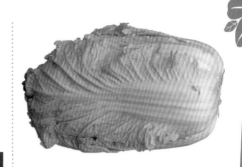

菘（《别录上品》）

【释名】白菜。

茎叶

【气味】甘，温，无毒。

【主治】通利肠胃，除胸中烦，解酒渴（《别录》）。消食下气，治瘴气，止热气嗽。冬汁尤佳（萧炳）。和中，利大小便（宁源）

【附方】

小儿赤游（行于上下，至心即死）：菘菜捣敷之，即止。（《子母秘录》）

漆毒生疮：白菘菜捣烂涂之。

飞丝入目：白菜揉烂帕包，滴汁三二点入目，即出。（《普济方》）

子

【气味】甘，平，无毒。

【主治】作油，涂头长发（弘景）。

【附方】

酒醉不醒：菘菜子二合细研，井华水一盏调，为二服。（《圣惠方》）

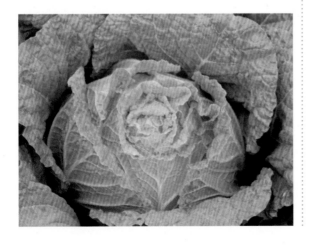

◆ **实用指南**

【单方验方】

伤风感冒：白菜仁10克，葱白2根，生姜15克。水煎服。

百日咳：大白菜根3条，冰糖30克。水煎服，每日3次。

胃及十二指肠溃疡、出血：小白菜250克。洗净，切细，用少量盐拌腌10分钟，用洁净纱布绞取液汁，加入适量的糖食用。每日3次，空腹服。

秋冬肺燥咳嗽：白菜干100克，豆腐皮50克，红枣6枚。加水适量炖汤，用油盐调味佐膳，每日2次。

便秘、烦渴：白菜适量。用开水煮汤食。

【食疗药膳】

⊙素白菜汤

原料：白菜250克，调料适量。

制法：白菜洗净，切碎，投入沸水中，煮沸去生味，再调以香油、盐、味精即可。

用法：佐餐食用。

功能：清热除烦利尿。

适用：烦热口渴、小便不利等。

⊙白菜苡米粥

原料：小白菜500克，薏苡仁60克。

制法：先将薏苡仁煮成稀粥，再加入切好洗净的小白菜，煮二三沸，待白菜熟即成，不可久煮，食用时不加盐。

用法：每日1剂，分2次食。

功效：祛湿解毒利水。

适用：湿毒浸淫型急性肾小球肾炎。

莱菔（《唐本草》）

【释名】萝卜，雹突（《尔雅》），紫花菘（《尔雅》），温菘（《尔雅》），土酥。

【气味】根辛、甘，叶辛、苦，温，无毒。

【主治】散服及炮煮服食，大下气，消谷和中，去痰癖，肥健人；生捣汁服，止消渴，试大有验（《唐本》）。利关节，理颜色，练五脏恶气，制面毒，行风气，去邪热气（萧炳）。利五脏，轻身，令人白净肌细（孟诜）。消痰止咳，治肺痿吐血，温中补不足。同羊肉、银鱼煮食，治劳瘦咳嗽（《日华》）。同猪肉食，益人。生捣服，治禁口痢（汪颖）。捣汁服，治吐血衄血（吴瑞）。宽胸膈，利大小便。生食，止渴宽中，煮食，化痰消导（宁原）。杀鱼腥气，治豆腐积（汪机）。主吞酸，化积滞，解酒毒，散瘀血，甚效。末服，治五淋。丸服，治白浊。煎汤，洗脚气。饮汁，治下痢及失音，并烟熏欲死。生捣，涂打扑汤火伤（时珍）。

【附方】

反胃噎疾：萝卜蜜煎浸，细细嚼咽良。（《普济方》）

大肠便血：大萝卜皮烧存性，荷叶烧存性，蒲黄生用，等份为末。每服一钱，米饮下。（《普济方》）

肠风下血：蜜炙萝卜，任意食之。昔一妇人服此有效。（《百一选方》）

大肠脱肛：生莱菔捣，实脐中束之。觉有疮，即除。（《摘玄方》）

小便白浊：生萝卜剜空留盖，入吴茱萸填满，盖定用竹签签住，糯米饭上蒸熟，取去茱萸，以萝卜焙研末，糊丸梧子大。每服五十丸，盐汤下，日三服。（《普济方》）

脚气走痛：萝卜煎汤洗之。仍以萝卜晒干为末，铺袜内。（《圣济总录》）

偏正头痛：生萝卜汁一蚬壳，仰卧，随左右注鼻中，神效。王荆公病头痛，有道人传此方，移时遂愈也。以此治人，不可胜数。（《如宜方》）

失音不语：萝卜生捣汁，入姜汁同服。（《普济方》）

满口烂疮：萝卜自然汁，频漱去涎妙。（《濒湖集简方》）

◆ 实用指南

【单方验方】

习惯性便秘：白萝卜 250 克。洗净去皮，切块，加水煮烂后食用。

痢疾里急后重：萝卜的绞汁 60 克，姜汁 15 克，蜂蜜 30 克。入浓茶 1 杯一起搅拌，待搅拌均匀后，放入锅中蒸煮，1 次服完。

咽炎：萝卜 100 克，青果 30 克。煎水共茶饮，每日 1 剂，连服 5～7 剂。

扁桃腺炎：萝卜汁 100 毫升（用鲜萝卜制成）。调匀，以温开水送服，每

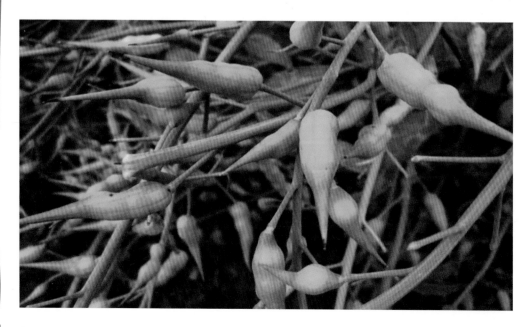

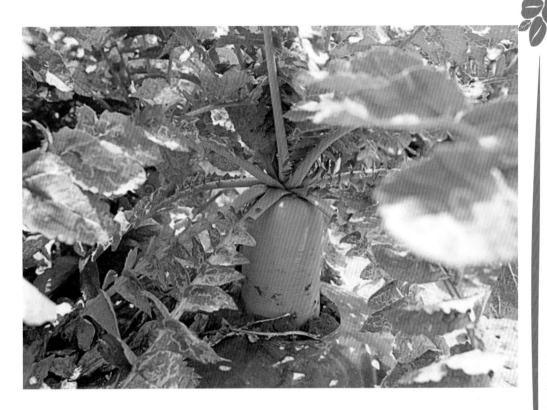

日 2～3 次。

哮喘：萝卜汁 300 毫升。调匀以温开水冲服，每次 100 毫升，每日 3 次。

胃痛：白萝卜适量。捣汁，每日早、中、晚饭后各饮 1 次，每次 100 毫升左右。

烫伤：生萝卜 100 克。捣汁，用汁水涂患处，每日 3 次。

冻疮：白萝卜适量。切片，烘热，涂擦患处。但如冻疮破溃则不宜采用。

偏头痛：鲜萝卜适量。捣烂取汁，加少许冰片调匀滴鼻，左侧头痛滴右鼻孔，右侧头痛滴左鼻孔。

咳嗽多痰：霜后萝卜适量。捣碎挤汁，加少许冰糖，炖后温服，每日 2 次，每次 60 毫升。

【食疗药膳】

⊙萝卜粥

原料：新鲜萝卜 250 克，粳米 100 克。

制法：将萝卜洗净切碎，同粳米煮粥；或用鲜萝卜捣汁和粳米同煮为粥。

用法：每日早、晚餐温热食用。

功效：化痰止咳，消食利膈，止消渴。

适用：咳喘多痰、胸膈满闷、食积饱胀以及老年性糖尿病等。

生姜（《别录中品》）

【释名】时珍曰：按许慎说文，姜作疆，云御湿之菜也。

【气味】辛，微温，无毒。

【主治】久服去臭气，通神明（《本经》）。归五脏，除风邪寒热，伤寒头痛鼻塞，咳逆上气，止呕吐，去痰下气（《别录》）。去水气满，疗咳嗽时疾。和半夏，主心下急痛。又和杏仁作煎，下急痛气实，心胸拥隔冷热气，神效。捣汁和蜜服，治中热呕逆不能下食（甄权）。散烦闷，开胃气。汁作煎服，下一切结实，冲胸膈恶气，神验（孟诜）。破血调中，去冷气。汁，解药毒（藏器）。除壮热，治痰喘胀满，冷痢腹痛，转筋心满，去胸中臭气、狐臭，杀腹内长虫（张鼎）。益脾胃，散风寒（元素）。解菌蕈诸物毒（吴瑞）。生用发散，熟用和中。解食野禽中毒成喉痹。浸汁，点赤眼。捣汁和黄明胶熬，贴风湿痛甚妙（时珍）。

干生姜

【主治】治嗽温中，治胀满，霍乱不止，腹痛，冷痢，血闭。患者虚而冷，宜加之（甄权）。姜屑，和酒服，治偏风（孟诜）。肺经气分之药，能益肺（好古）。

【附方】

胃虚风热（不能食）：用姜汁半杯，生地黄汁少许，蜜一匙，水二合，和服之。（《食疗本草》）

疟疾寒热（脾胃聚痰，发为寒热）：生姜四两，捣自然汁一酒杯，露一夜。于发日五更面北立，饮即止。未止再服。（《简易》）

久患咳噫：生姜汁半合，蜜一匙，煎，温呷三服愈。（《外台秘要》）

呕吐不止：生姜一两，醋浆二合，银器中煎取四合，连渣呷之。又杀腹内长虫。（《食医心镜》）

霍乱转筋（入腹欲死）：生姜三两捣，酒一升，煮三两沸服。仍以姜捣贴痛处。（《外台秘要》）

腹中胀满：绵裹煨姜，内下部。冷即易之。（《梅师方》）

大便不通：生姜削，长二寸，涂盐内下部，立通。（《外台秘要》）

牙齿疼痛：老生姜瓦焙，入枯矾末同擦之。有人日夜呻吟，用之即愈。（《普济方》）

蝮蛇螫人：姜末之，干即易。（《千金方》）

跌扑伤损：姜汁和酒调生面贴之。

◆ 实用指南

【单方验方】

止呕：生姜片少许。放口中嚼。

呃逆：鲜姜、蜂蜜各 30 克。姜取汁与蜂蜜调服。

牙痛：牙痛时，切一片生姜咬在痛牙处即可止痛。

咽喉肿痛：热姜水加少许食盐，以此漱口，每日早、晚各 1 次。

口腔溃疡：生姜 20 克。捣汁，频频漱口吐出，每日 2 ～ 3 次。

斑秃：生姜适量。切片，近火烤热擦患处，每日 2 次。

未破冻疮：生姜适量。切片，烤热后用其平面摩擦冻伤处。

【食疗药膳】

⊙生姜粥

原料：鲜生姜 6 ～ 9 克，粳米或糯米 100 ～ 150 克，大枣 3 枚。

制法：将生姜切为薄片或细粒，同米、大枣同煮为粥。

用法：早餐食用。

功效：暖脾胃，散风寒。

适用：脾胃虚寒、反胃羸弱、呕吐清水、腹痛泻泄、感受风寒、头痛鼻塞，以及慢性气管炎、肺寒喘咳等。

⊙生姜白芥酒

原料：生姜 30 克，白芥子 10 克，烧酒适量。

制法：切细，捣烂绞汁，加烧酒调和为糊。

用法：以棉球蘸药糊，擦调肺俞、大椎、膻中三个穴位，每穴擦抹 10 分钟，以局部灼热有痛感为度。或以纱布沾药液敷于以上三穴位 1 ～ 3 小时，痛则去掉，以不起泡为度。

功效：止咳平喘。

适用：支气管哮喘。

⊙鲜姜萝卜汁

原料：白萝卜 100 克，生姜 50 克。

制法：将白萝卜、生姜分别洗净，切碎用洁净纱布包绞汁，二液混匀即成。

用法：每日 2 ～ 3 次，频频含咽。

功效：解毒利咽。

适用：急性喉炎、失音、喉痛等。

干姜（《本经中品》）

【释名】白姜。

【气味】辛，温，无毒。

【主治】胸满咳逆上气，温中止血，出汗，逐风湿痹，肠澼下痢。生者尤良（《本经》）。寒冷腹痛，中恶霍乱胀满，风邪诸毒，皮肤间结气，止唾血（《别录》）。治腰肾中疼冷、冷气，破血去风，通四肢关节，开五脏六腑，宣诸络脉，去风毒冷痹，夜多小便（甄权）。消痰下气，治转筋吐泻，腹脏冷，反胃干呕，瘀血扑损，止鼻红，解冷热毒，开胃，消宿食（大明）。主心下寒痞，目睛久赤（好古）。

【附方】

脾胃虚弱（饮食减少，易伤难化，无力肌瘦）：用干姜频研四两，以白饧切块，水浴过，入铁铫溶化，和丸梧子大。

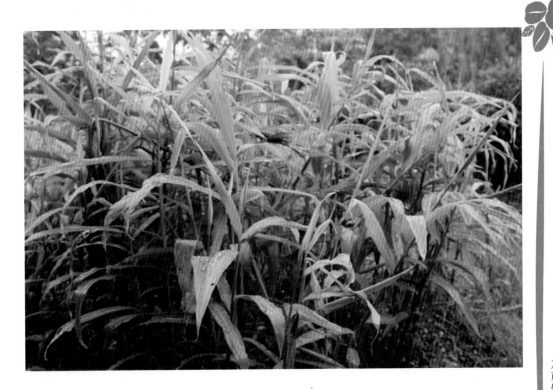

每空心米饮下三十丸。（《十便方》）

心脾冷痛，暖胃消痰：二姜丸，用干姜、高良姜等份，炮研末，糊丸梧子大。每食后，猪皮汤下三十丸。（《和剂局方》）

中寒水泻：干姜炮研末，粥饮服二钱，即效。（《千金方》）

虚劳不眠：干姜为末，汤服三钱，取微汗出。（《千金方》）

赤眼涩痛：白姜末，水调贴足心，甚妙。（《普济方》）

蛇蝎螫人：干姜、雄黄等份为末，袋盛佩之。遇螫即以敷之，便定。（《广川方》）

◆ 实用指南

【单方验方】

阴黄：干姜6克，陈皮24克，白术9克。不煎服。

崩漏、月经过多：炮姜10克，艾叶15克，红糖适量。水煎服。

中寒水泻：干姜（炮）适量。研细末，每次饮服10克。

赤痢：干姜适量。烧黑存性，候冷为末，每次3克，用米汤送饮。

雀斑：干姜25克（鲜姜加倍）。洗净，晾干后装入瓶中加入白酒或50%酒精500毫升，密封浸泡15日

后使用。将局部用温水洗净擦干，用消毒棉蘸上生姜酊擦患处，每日早、晚各1次，治疗期间应忌食辛辣。

痛经：干姜、红糖、大枣各30克。将大枣去核洗净，干姜洗净切片，加红糖同煎汤服。每日2次，温热服。

【食疗药膳】

⊙干姜粥

原料：干姜3～6克，大米100克。

制法：先将干姜研成末（或煮汁去渣），再将洗净的粳米与姜末（或姜汁）

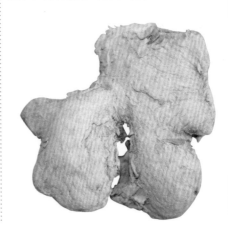

同入开水锅内熬粥，粥熟即可食用。

用法：每日早、晚服用。

功效：温中回阳，温肺化饮。

适用：脘腹冷痛、呕吐泄泻，或咳嗽气喘、形寒背冷、痰多清稀等。

⊙干姜木瓜粥

原料：干姜30克，木瓜15克，茯苓粉50克，粳米60克。

制法：用清水适量先煮干姜、木瓜半小时，去渣取汁，再煮粳米，米将烂加茯苓粉、红糖，小火熬粥。搅匀。

用法：早晚空腹餐食，连服数日。

功效：温中补虚，化湿止痢。

适用：寒湿下痢、泄泻、腹胀、纳差、舌淡苔厚等。

同蒿（宋·《嘉祐》）

【释名】蓬蒿，茼蒿。

【气味】甘、辛，平，无毒。

【主治】安心气，养脾胃，消痰饮。利肠胃（思邈）。

◆实用指南

【单方验方】

咳嗽痰浓：鲜茼蒿菜100克。水煎去渣，加入冰糖适量溶化后饮服。

高血压，头昏脑胀：鲜茼蒿菜1把。洗净切碎，捣烂取汁，每次1酒杯，温开水冲服，每日2次。

烦热头晕，睡眠不安：鲜茼蒿菜、菊花嫩苗各100克。水煎服，每日2次。

【食疗药膳】

⊙茼蒿豆腐汤

原料：鲜嫩茼蒿、豆腐各50克。

制法：取茼蒿嫩叶，洗净，在烧热的素油锅内灼瘪，加清汤，将豆腐切成小块，入汤内煮沸片刻，加盐、味精调味即可。

用法：佐餐常食。

功效：健脾补虚，清肺化痰。

适用：痰湿阻肺型肺原性心脏病。

⊙茼蒿炒萝卜

原料：茼蒿100克（切段），白萝卜200克，花椒、淀粉、味精、鸡汤、盐适量。

制法：先将素油100克放入锅中，烧热后放入花椒20粒，炸焦黑后捞去。加入白萝卜条煸炒，烹加鸡汤少许，翻炒至7成熟，加入茼蒿，调加味盐适量，熟透后，加稀淀粉汁，汤汁明亮后，淋加香油少许，出锅即可。

用法：佐餐食用。

功效：祛痰，宽中，减肥。

适用：痰多、喘息、腹胀满之虚胖者。

⊙茼蒿炒猪心

原料：茼蒿350克，猪心250克，

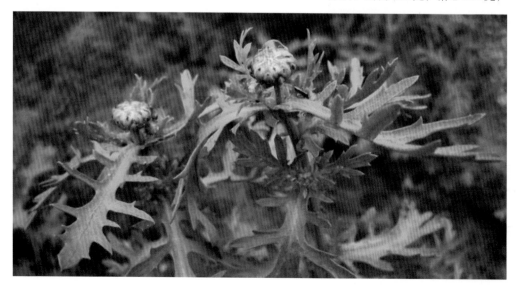

葱花适量。

制法：将茼蒿去梗洗净切段，猪心洗净切片，锅中放油烧热，放葱花煸香，投入心片煸炒至水干，加入盐、料酒、白糖，煸炒至熟，加入茼蒿继续煸炒至心片熟，茼蒿入味，点入味精即可。

用法：佐餐食用。

功效：开胃健脾，降压补脑。

适用：心悸、躁不安、昏失眠、经衰弱等。

胡荽（宋·《嘉祐》）

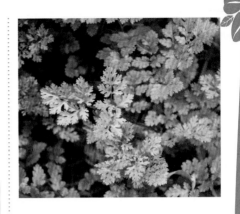

【释名】香荽（《拾遗》），胡菜（《外台》），元胡荽，香菜。

根叶

【气味】辛，温，微毒。

【主治】消谷，治五脏，补不足，利大小肠，通小腹气，拔四肢热，止头痛，疗沙疹、豌豆疮不出，作酒喷之，立出。通心窍（《嘉祐》）。补筋脉，令人能食。治肠风，用热饼裹食，甚良（孟诜）。合诸菜食，气香，令人口爽，辟飞尸、鬼疰、蛊毒（吴瑞）。辟鱼、肉毒（宁原）。

【附方】

产后无乳：干胡荽煎汤饮之效。（《经验方》）

小便不通：胡荽二两，葵根一握，水二升，煎一升，入滑石末一两，分三四服。（《圣济总录》）

肛门脱出：胡荽切一升，烧烟熏之，即入。（《子母秘录》）

解中蛊毒：胡荽根捣汁半升，和酒服，立下神验。（《必效方》）

子

【气味】辛、酸，平，无毒（炒用）。

【主治】消谷能食（思邈）。蛊毒五痔，及食肉中毒，吐下血，煮汁冷服。又以油煎，涂小儿秃疮（藏器）。发痘疹，杀鱼腥（时珍）。

【附方】

肠风下血：胡荽子和生菜，以热饼裹食之。（《普济方》）

痢及泻血：胡荽子一合，炒捣末。每服二钱，赤痢砂糖水下，白痢姜汤下，泻血白汤下，日二。（《普济方》）

五痔作痛：胡荽子炒，为末。每服二钱，空心温酒下。

数服见效。（《海上仙方》）

痔漏脱肛：胡荽子一升，粟糠一升，乳香少许，以小口瓶烧烟熏之。（《儒门事亲》）

肠头挺出：秋冬捣胡荽子，醋煮熨之，甚效。（《食疗本草》）

牙齿疼痛：胡菜子（即胡荽子）五升，以水五升，煮取一升，含漱。（《外台秘要》）

◆实用指南

【单方验方】

呕吐不能食者：芫荽50克，苏叶5克，藿香3克，陈皮6克。在锅煎煮令沸，让患者吸从壶口冒出之气。

荨麻疹：香菜20克。洗净切段，煮5分钟，调上蜂蜜食用。

胃弱消化不良：香菜籽、陈皮各6克，苍术9克。水煎服。

伤风感冒：香菜30克，饴糖15克。加米汤半碗，糖蒸溶化后服。

高血压：鲜香菜10克，葛根10克。水煎服，早晚各1次，每次50毫升，10日为1个疗程。

【食疗药膳】

⊙芫荽蜇皮黄瓜粥

原料：芫荽30克，海蜇皮、黄瓜各50克，大米120克，盐、味精各适量。

制法：海蜇皮切丝，入沸水中焯一水捞出；黄瓜切丝；芫荽切段。锅下淘净大米煮粥至八成熟，加进海蜇皮、黄瓜稍煮一会儿，放入芫荽、盐、味精即可。

　　用法：早晚温热服食，以 7 日为 1 个疗程。

　　功效：润肺清热，化痰消积。

　　适用：风热感冒、流行性感冒。

胡萝卜（《纲目》）

　　【释名】时珍曰：元时始自胡地来，气味微似萝卜，故名。

根

　　【气味】甘、辛，微温，无毒。

　　【主治】下气补中，利胸膈肠胃，安五脏，令人健食，有益无损（时珍）。

子

　　【主治】久痢（时珍）。

　　【附方】

　　麻疹：红萝卜四两，芫荽三两，荸荠二两。加多量水熬成二碗，为一日服量。

　　水痘：红萝卜四两，风栗三两，芫荽三两，荸荠二两。煎服。

　　百日咳：红萝卜四两，红枣十二枚连核。以水三碗，煎成一碗，随意分服。连服十余次。（选方出《岭南草药志》）

◆ **实用指南**

【单方验方】

　　偏头痛：胡萝卜 200 克，鸡蛋壳 30 克，冰糖 15 克。水煎服，每日 2 次。

　　麻疹：胡萝卜、荸荠各 250 克，芫荽 100 克。加水适量煎汤代茶饮，每日 3 次。

　　夜盲症：胡萝卜 500 克，鳝鱼肉

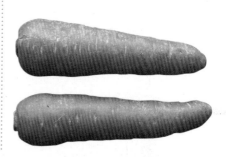

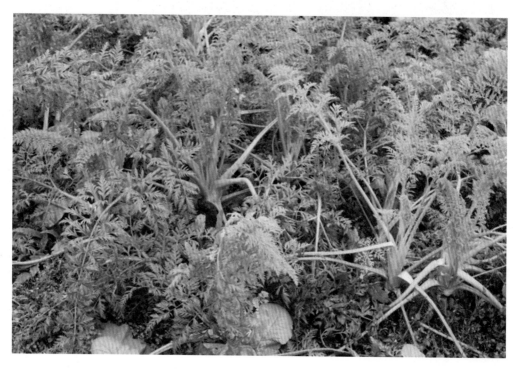

200克。均切成丝，加油、盐、酱、醋炒熟食，每日1次，6日为1个疗程。

脾胃虚弱、食欲不振、高血压、夜盲症：胡萝卜250克，粳米100克。胡萝卜洗净切片，同放锅内共煮粥，调味食用。

【食疗药膳】

⊙胡萝卜粥

原料：新鲜胡萝卜适量，粳米250克。

制法：将胡萝卜切碎，同粳米煮粥。

用法：早餐食用。

功能：健胃补脾，助消化。

适用：食欲不振或消化不良、皮肤干燥症、夜盲，以及高血压、糖尿病等。

⊙胡萝卜酱瘦肉

原料：猪瘦肉300克，胡萝卜100克，豆腐干1块，海米10个，黄豆酱6克，熟猪油50克，玉米粉（湿）6克，酱油、料酒、麻油各3克，味精、葱末、姜末、盐各适量。

制法：把胡萝卜、豆腐干切成半厘米见方的丁，把猪瘦肉切成肉丁；海米用水泡透，将胡萝卜用熟猪油炸透捞出。把锅放在火上烧热后倒入熟猪油，随即放入切好的肉丁进行煸炒；待肉丁内的水分减少，锅内响声增大时，把锅放到小火上；到响声变小，肉的水分已尽，再用小火炒到肉的颜色由深变浅时，即放入葱末、姜末和黄酱；待酱渗到肉中放出酱味时，加入料酒、味精、酱油，稍炒一下放入胡萝卜、豆腐丁、海米等，再炒一下，淋上麻油，炒匀即成。

用法：佐餐食用，每日1次。

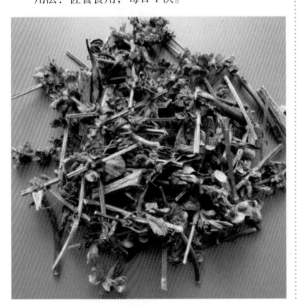

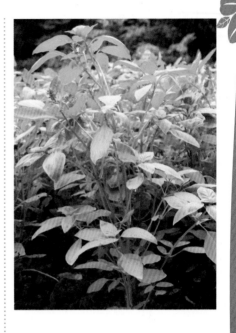

功效：补血，强身健体。

适用：气血虚体弱者。

罗勒（宋·《嘉祐》）

【释名】兰香（《嘉祐》），香菜（《纲目》），翳子草。

【气味】辛，温，微毒。

【主治】调中消食，去恶气，消水气，宜生食。疗齿根烂疮，为灰用之甚良。患喑呕者，取汁服半合，冬月用干者煮汁。其根烧灰，敷小儿黄烂疮。禹锡主辟飞尸、鬼疰、蛊毒。（吴瑞）。

【附方】

鼻疳赤烂：兰香叶烧灰二钱，铜青五分，轻粉二字，为末，日敷三次。（《钱乙小儿方》）

种子

【主治】目翳及尘物入目，以三五颗安目中，少顷当湿胀，与物俱出。又主风赤眵泪（《嘉祐》）。

【附方】

目昏浮翳：兰香子每用七个，睡时水煎服之，久久有效也。（《海上名方》）

走马牙疳（小儿食肥甘，肾受虚热，口作臭息，次第齿黑，名曰崩砂；渐至龈烂，名曰溃槽；又或血出，名宣露；重则齿落，名曰腐根）：用兰香子末、轻粉各一钱，蜜陀僧醋淬研末半两，和匀。每以少许敷齿及龈上，立效。内服甘露饮。（《活幼口议》）

◆ 实用指南

【单方验方】

毒蛇伤：千层塔、毛麝香、血见愁、七星剑各适量。捣烂敷。

【食疗药膳】

⊙兰香饼

原料：兰香叶60克，鲜姜、白面各120克，椒末3克，盐适量。

制法：将面和好。将生姜捣烂，兰香叶剁碎，与椒末和拌馅，用面裹作烧饼，煨熟。

用法：空腹任意食用。

功效：行气降逆，消食止呃。

适用：咳噫。

⊙罗勒甘蔗汁

原料：鲜罗勒草30克，甘蔗汁2匙。

制法：将新鲜罗勒草洗净，放入温开水中浸泡10分钟，捣烂取汁，与甘蔗汁混合均匀即成。

用法：上、下午分服。

功效：解毒抗癌，养阴生津。

适用：热毒型食管癌。

蒣菜（《纲目》）

【释名】蒣菜，辣米菜。

【气味】辛、温、无毒。

【主治】去冷气，腹内久寒，饮食不消，令人能食（藏器）。利胸膈，豁冷痰，心腹痛（时珍）。

【附方】

漆疮：鲜野油菜，捣汁外搽。

疔疮，痈肿：野油菜，捣烂敷患处。

跌打肿痛：鲜蒣菜二至四两。热酒冲服，渣外敷。

蛇头疔：鲜蒣菜和三黄末（中成药）捣烂外敷，或调鸭蛋清外敷。

蛇伤：野油菜一两五钱，小火草一两。煎水服；外用蟑螂、小火草、雄黄、野油菜捣烂敷患处。

麻疹不透：鲜蒣菜全草，一至二岁每次一两，二岁以上每次二两。捣汁，调盐少许，开水冲服。鼻窦炎：鲜蒣菜适量。和雄黄少许捣烂，塞鼻腔内。

◆ 实用指南

【单方验方】

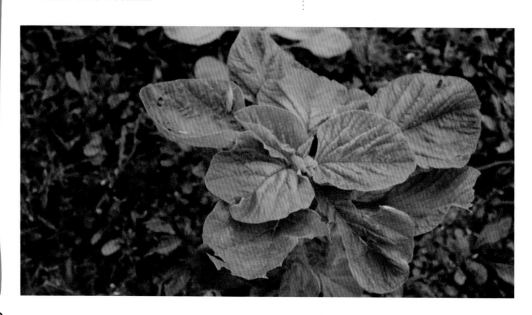

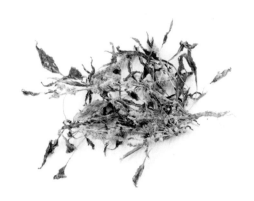

胃院痛：干薤菜 50 克。水煎服。

热咳：野油菜 75 克。水煎服。

关节风湿痛：鲜薤菜 100 克。水煎服。

风寒感冒：薤菜 50～100 克，葱白 9～15 克。水煎服。

头目眩晕：野油菜（嫩）适量。切碎调鸡蛋，用油炒食。

干血痨：薤菜 50 克，酌加红糖。水煎服。

感冒初期：薤菜、葱白各 15 克。水煎温服。

麻疹透发不畅，引起胸闷气喘：鲜薤菜、紫苏叶各 15 克，薄荷 6 克。水煎，服下。

【食疗药膳】

⊙薤菜粥

原料：薤菜、熟羊肉各 50 克，籼米 100 克，葱姜末、盐、味精、猪油各少许。

制法：先将薤菜摘洗干净，切成碎末。熟羊肉切成小丁。再把洗净的籼米放入开水锅熬粥，待粥快熟时，加入熟羊肉丁、薤菜末、葱姜末、猪油、盐、味精，稍煮入味即成。

用法：每日早晚温热服食，3～5 日为 1 个疗程。

功效：止咳利水，活血通经。

适用：感冒咳嗽、咽痒、风湿性关节炎、黄疸、水肿、腹痛、跌打损伤等。

薤菜（宋·《嘉祐》）

【释名】时珍曰：薤与壅同。此菜惟以壅成，故谓之壅。空心菜、蕹菜。

【气味】甘，平，无毒。

【主治】解胡蔓草毒（即野葛毒），煮食之。亦

生捣服（藏器）。捣汁和酒服，治产难（时珍出（《唐瑶方》）。）

◆实用指南

【单方验方】

鼻血不止：薤菜数根。和糖捣烂，冲入沸水服。

淋浊，小便血，大便血：鲜薤菜适量。洗净，捣烂取汁，和蜂蜜酌量服。

出斑：薤菜、野芋、雄黄、朱砂各适量。同捣烂，敷胸前。

囊痈：薤菜适量。捣烂，与蜜糖和匀敷患处。

皮肤湿痒：鲜薤菜适量。水煎数沸，候微温洗患部，每日洗 1 次。

蛇咬伤：薤菜适量。洗净捣烂，取汁约半碗和酒服，渣涂患处。

蜈蚣咬伤：鲜薤菜适量，盐少许。共搓烂，擦患处。

【食疗药膳】

⊙薤菜鸡蛋汤

原料：薤菜 150 克，鸡蛋 2 枚，葱花适量。

制法：将薤菜去杂洗净切段；鸡蛋磕入碗内搅匀；油锅烧热，下葱花煸香，

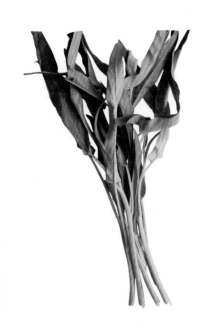

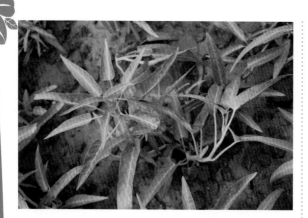

投入蕹菜煸炒，加入盐炒至入味，出锅待用；锅内放适量清水烧沸，徐徐倒入鸡蛋，煮成鸡蛋花时，倒入炒好的蕹菜，点入味精，调好口味，出锅即成。

用法：每日1剂，任意食用。

功效：滋阴养心，润肠通便。

适用：咳嗽、心烦失眠、便秘、便血、痔疮、痛肿等。

⊙蕹菜三菇

原料：蕹菜150克，柏子仁30克，姜片3克，蘑菇、金针菇各100克，草菇10粒。

制法：柏子仁捣碎用纱布包好，煎取汁100毫升；蘑菇、金针菇、草菇控干，蕹菜洗净，切段；炒锅倒入花生油烧热，下三菇过油捞起；蕹菜炒熟，沥干，加酱油、醋、香油、味精拌过，腌后排盘底；炒锅加油烧热，下生姜煸，加酱油、柏子仁汤、醋、糖，倒入三菇，烧5分钟后加味精拨炒，盛于盘中菜上；锅中酌加水，调水淀粉、香油成稀芡，淋于菜上即成。

用法：佐餐食用，每日1剂。

功效：养心补虚。

适用：体弱厌食者。

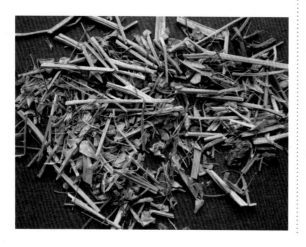

荠（《别录上品》）

【释名】护生草。

【气味】甘，温，无毒。

【主治】利肝和中（《别录》）。利五脏。根：治目痛（大明）。明目益胃（时珍）。根、叶：烧灰，治赤白痢极效（甄权）。

【附方】

暴赤眼，痛胀碜涩：荠菜根杵汁滴之。（《圣惠方》）

眼生翳膜：荠菜和根、茎、叶洗净，焙干为细末。每夜卧时先洗眼，挑末米许，安两大眦头。涩痛忍之，久久膜自落也。（《圣济总录》）

肿满腹大（四肢枯瘦，尿涩）：用甜葶苈炒、荠菜根等份，为末，炼蜜丸弹子大。每服一丸，陈皮汤下。只二三丸，小便清；十余丸，腹如故。（《三因》）

◆ 实用指南

【单方验方】

头晕：荠菜15克，千日红10克。水煎服。

乳糜尿：荠菜（连根）200～500克。洗净煮汤(不加油盐)，顿服或分3次服，连服1～3个月。

产后出血：鲜荠菜30克。水煎分2次服，每日1剂。

眼睛视物模糊：荠菜、墨旱莲、千日红、节节草（木贼草）各15克，楮实子（构树的成熟果实）10克。水煎服。

【食疗药膳】

⊙荠菜粥

原料：荠菜100克，白米50克。

制法：用新鲜荠菜（干荠菜亦可）洗净，切碎，同米煮粥即可。

用法：早餐食用。

功效：清热明目，利肝和中。

适用：目痛目赤、目生翳膜、呕血、

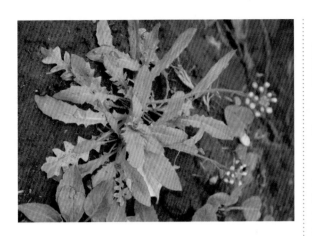

便血、尿血、月经过多等。

⊙荠菜拌豆腐

原料：荠菜250克，豆腐100克，姜末、盐、味精、麻油各适量。

制法：将豆腐切成方丁，用开水略烫后放入碗中。荠菜去杂，洗净，下开水锅焯水后捞出，凉后切成细末，撒在豆腐丁上，加盐、味精和姜末拌匀，淋上麻油即成。

用法：佐餐食用，每日1剂。

功效：清热止血，消胀利水。

适用：目赤肿痛、结膜炎、夜盲症、咯血、月经过多、便血、尿血、高血压病等。

繁缕（《别录下品》）

【释名】蘩缕（《尔雅》），蔜缕（郭璞），滋草（《千金》），鹅肠菜。

【气味】酸，平，无毒。

【主治】积年恶疮，痔不愈（《别录》）。破血，下乳汁，产妇宜食之。产后有块痛，以酒炒绞汁温服。又暴干为末，醋糊和丸，空腹服五十丸，取下恶血（藏器）。

【附方】

食治乌髭：繁缕为齑，久久食之，能乌髭发。（《圣惠方》）

小便卒淋：繁缕草满两手，水煮，常常饮之。（《范汪东阳方》）

丈夫阴疮（茎及头溃烂，痛不可忍，久不瘥者）：以五月五日繁缕烧焦五分，

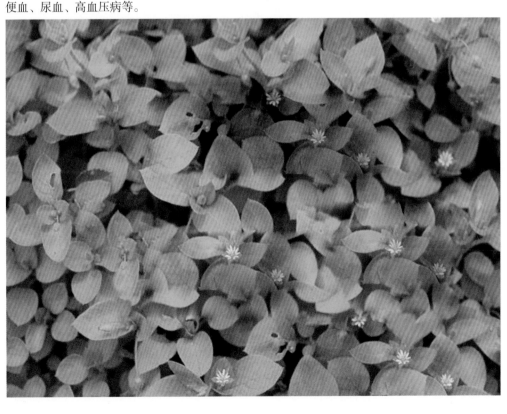

入新出蚯蚓屎二分，入少水，和研作饼，贴之。干即易。禁酒、面、五辛及热食等物。甚效。（《扁鹊方》）

◆ 实用指南

【单方验方】

痈肿，跌打伤：鲜繁缕150克。捣烂，甜酒适量，水煎服；跌打伤加瓜子金根15克。外用鲜繁缕适量，酌加甜酒酿同捣烂敷患处。

【食疗药膳】

⊙凉拌繁缕

原料：繁缕嫩藻体500克，盐、味精、醋、蒜泥、麻油。

制法：将繁缕嫩藻体去杂洗净，入沸水锅内焯一下，捞出洗净切丝装入盘内，加入盐、味精、酱油、蒜泥、麻油，吃时拌匀。

用法：佐餐食用，每日1剂。

功效：清热祛痰，软结散结。

适用：颈淋巴结肿、干咳型肺结核、支气管炎、水肿、小便不利等。

马齿苋（《蜀本草》）

【释名】马苋（《别录》），五行草（《图经》），五方草（《纲目》），长命菜（《纲目》），九头狮子草。

菜

【气味】酸，寒，无毒。

【主治】诸肿瘘疣目，捣揩之。破痃癖，止消渴（藏器）。能肥肠，令人不思食。治女人赤白下（苏颂）。饮汁，治反胃诸淋，金疮流血，破血癖癥瘕，小儿尤良。用汁治紧唇面疮，解马汗、射工毒，涂之瘥（苏恭）。治自尸脚阴肿（保升）。作膏，涂湿癣、白秃、杖疮。又主三十六种风。煮粥，止痢及疳痢，治肠痛（孟诜）。服之长年不白。治痈疮，杀诸虫。生捣汁服，当利下恶物，去白虫。和梳垢，封丁肿。又烧灰和陈醋滓，先灸后封之，即根出（《开宝》）。散血消肿，利肠滑胎，解毒通淋，治产后虚汗（时珍）。

【附方】

脚气浮肿（心腹胀满，小便涩少）：马齿草和少粳米，酱汁煮食之。（《食医心镜》）

产后虚汗：马齿苋研汁三合服，如无，以干者煮汁。（《妇人良方》）

产后血痢（小便不通，脐腹痛）：生马齿苋菜杵汁三合，煎沸入蜜一合，和服。（《产宝》）

肛门肿痛：马齿苋叶、三叶酸草等份，煎汤熏洗，一日两次，有效。（《濒湖集简方》）

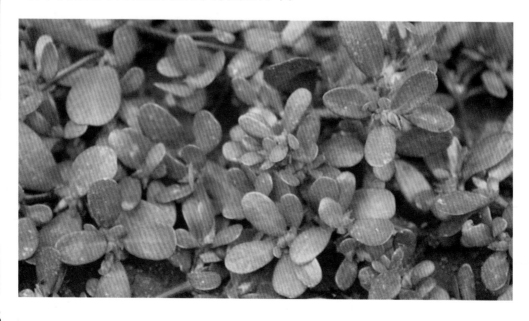

痔疮初起：马齿苋不拘鲜干，煮熟急食之。以汤熏洗。一月内外，其孔闭，即愈矣。（《杨氏经验方》）。

小便热淋：马齿苋汁服之。（《圣惠方》）

阴肿痛极：马齿苋捣敷之，良。（《永类钤方》）

风齿肿痛：马齿苋一把，嚼汁渍之。即日肿消。（《本事方》）

小儿火丹：热如火，绕脐即损人。马苋捣涂。（《广利方》）

小儿脐疮（久不瘥者）：马齿菜烧研敷之。（《千金方》）

蜈蚣咬伤：马苋汁涂之。（《肘后方》）

小儿白秃：马苋煎膏涂之。或烧灰，猪脂和涂。（《圣惠方》）

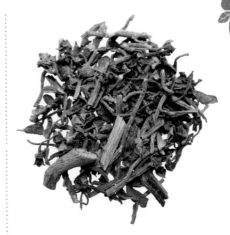

◆实用指南

【单方验方】

疮疖痈肿：马齿苋、连钱草各60克。水煎熏洗患处。

痢疾，肠炎：马齿苋、刺苋、火炭母各30克。水煎服。

黄疸：鲜马齿苋120克。洗净切碎绞取自然汁，开水冲服，每日2次，每次1剂。

麻疹后痢疾：马齿苋30克。水煎服。

急性肠炎：鲜马齿苋120克。水煎，调糖服。

血小板减少症（即血虚血瘀症）：马齿苋（蚂蚱菜）50克，黑木耳40克，柿饼10个，红枣15个，羊肉适量。炖熟喝汤，食肉和菜枣。

黄疸：鲜马齿苋适量。绞汁，每次30毫升，开水冲服，每日2次。

尿道感染，尿余沥，尿不尽，尿线细：马齿苋150克，红糖90克。加水浸泡2小时，小火煎30分钟，每日1剂，每日3次。

【食疗药膳】

⊙马齿苋粥

原料：马齿苋250克，粳米60克。

制法：粳米加水适量，煮成稀粥，马齿苋切碎后下，煮熟。

用法：空腹食用。

功效：清热解毒，益胃和中。

适用：痢疾便血、湿热腹泻等。

⊙马齿苋山楂粥

原料：新鲜马齿苋250克，粳米100克，山楂25克。

制法：新鲜马齿苋及山楂洗净切碎或去核备用。粳米洗净，先用大火煮沸投入山楂改用小火煮至米开

花，投入马齿苋，再煮几沸即成。

用法：食粥，每日1次。

功效：清热利湿，解毒。

适用：湿热引起的急慢性肠炎。

⊙马齿苋瘦肉汤

原料：新鲜马齿苋100克，猪瘦肉200克，色拉油、盐各适量。

制法：马齿苋、猪瘦肉分别洗净，加水一起煮汤，放入油、盐即可。

用法：食瘦肉、马齿苋，饮汤。

功效：清热解毒，消肿止痛。

适用：急性咽喉炎。

苦菜（《本经上品》）

【释名】茶（《本经》），苦苣（《嘉祐》），苦荬（《纲目》），老鹳菜（《救荒》），天香菜。

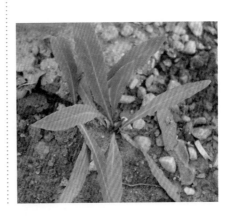

菜

【气味】苦，寒，无毒。

【主治】五脏邪气，厌（延叶反，伏也。）。谷胃痹。久服安心益气，聪察少卧，轻身耐老(《本经》)。肠澼渴热，中疾恶疮。久服饥寒，豪气不老(《别录》)。调十二经脉，霍乱后胃气烦逆。久服强力，虽冷甚益人(《嘉祐》)。捣汁饮，除面目及舌下黄。其白汁，涂丁肿，拔根。滴痈上，立溃(藏器)。点瘊子，自落(《衍义》)。敷蛇咬(大明)。明目，主诸痢(汪机)。血淋痔瘘(时珍)。

【附方】

血淋尿血：苦荬菜一把，酒、水各半，煎服。（《资生经》）

血脉不调：苦荬菜晒干，为末。每服二钱，温酒下。（《卫生易简方》）

喉痹肿痛：野苦荬捣汁半盏，灯心以汤浸，捻叶半盏，和匀服。（《普济方》）

壶蜂叮螫：苦荬汁涂之，良。（《摘玄方》）

◆实用指南

【单方验方】

慢性气管炎：苦菜 500 克，大枣 20 颗。先将苦菜煎烂，取煎液煮大枣，枣皮展开后取出，余液熬膏。早晚各服药膏 1 匙，大枣 1 颗。

慢性胆囊炎：苦菜、蒲公英各 30 克。水煎服。

病毒性肝炎：苦菜 18 克，佛手 6 克。水煎服。

【食疗药膳】

⊙苦菜粥

原料：苦菜、粳米各 100 克，猪肉末 50 克，猪油 25 克，盐 5 克，味精 2 克。

制法：将苦菜去掉老根，洗净后切碎；粳米洗净后入锅，加清水适量，置火上烧开，加入盐、猪肉末熬煮成粥，再加猪油、味精、苦菜稍煮即可。

用法：每日 2 ~ 3 次食用。

功效：清热解毒，凉血。

适用：肠炎、痢疾、黄疸、阑尾炎、流感、慢性气管炎、咽喉炎、扁桃体炎、宫颈炎等。

⊙凉拌苦荬

原料：苦菜 500 克。

制法：将苦菜去杂洗净，入沸水锅焯透，捞出洗去苦味，挤干水切碎，放盘内，加入盐、味精、蒜泥、麻油，食时拌匀。

用法：佐餐食用。

功效：清热解毒，凉血。

适用：痢疾、黄疸、血淋、痔疮、疔肿等。

⊙苦菜炖猪肉

原料：苦菜、酢浆草各 30 克，猪肉 250 克。

制法：将苦菜、酢浆草洗净，与猪肉（切小块）加水共炖，肉熟烂即可。

用法：佐餐食用。

功效：清热，解毒，补虚。

适用：肝硬化。

莴苣（《食疗》）

【释名】莴菜，千金菜。

菜

【气味】苦，冷，微毒。

【主治】利五脏，通经脉，开胸膈，功同白苣（藏器）。利气，坚筋骨，去口气，白齿牙，明眼目（宁原）。通乳汁，利小便，杀虫、蛇毒（时珍）。

【附方】

乳汁不通：莴苣菜煎酒服。（《海上方》）

小便不通、小便尿血：莴苣菜捣敷脐上即通。（《卫生易简方》）

百虫入耳：莴苣捣汁滴入，自出也。（《圣济总录》）

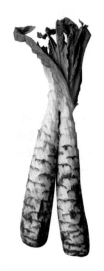

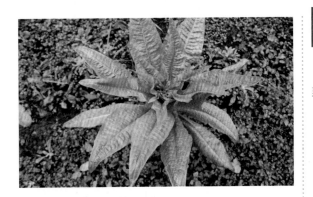

翻白草（《救荒》）

【释名】鸡腿根（《救荒》），天藕（《野菜谱》）。

根

【气味】甘、微苦，平，无毒。

【主治】吐血下血崩中，疟疾痈疮（时珍）。

【附方】

崩中下血：用鸡腿根一两捣碎，酒二盏，煎一盏服。（《濒湖集简方》）

疟疾寒热、无名肿毒：翻白草根五七个，煎酒服之。

疔毒初起（不拘已成未成）：用翻白草十科，酒煎服，出汗即愈。

浑身疥癞：端午日午时采翻白草，每用一握，煎水洗之。

臁疮溃烂：端午日午时采翻白草，洗收。每用一握，煎汤盆盛，围住熏洗，效。（《保寿堂方》）

◆ 实用指南

【单方验方】

湿热泻泄和痢疾：翻白草（根或全身）、车前草各60克。洗净，水煎服。

咳嗽：翻白草根适量。煮猪肺食用，每日1次。

痰喘：翻白草全草适量。煮冰糖服，每日1次。

腮腺炎：翻白草干根适量。用烧酒磨汁涂患处。

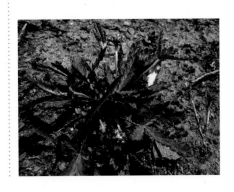

◆ 实用指南

【食疗药膳】

⊙粉皮拌莴苣

原料：莴苣500克，粉皮100克，蒜泥、味精、酱油、香油、醋、盐各适量。

制法：将粉皮用凉水泡软，放锅内上火煮熟，捞出沥干水分。洗净莴苣，切碎，置沸水中焯2分钟，捞起，挤去多余水分。把粉皮、莴苣同放一盘内，加盐、醋、味精、酱油、香油、蒜泥各适量，拌匀即可。

用法：佐餐食用。

功效：清热解毒。

适用：辅助治疗高血压、慢性肾炎和糖尿病。

⊙莴苣粥

原料：鲜莴苣100克，粳米200克，净猪肉末50克，香油、味精、盐各少许。

制法：将粳米浸泡洗净，放入盛有适量开水的锅内，小火煮熬，再将新鲜莴苣洗净切成细丝，与盐、净猪肉一同加入粥内煮熬，待米熟粥成时，加入几滴香油及少许味精调味即成。

用法：早晚餐食用。

功效：滋阴润燥，通乳利水。

适用：消渴瘦弱、燥咳、便秘、小便不利、尿血、乳汁不通等。

⊙鲜拌莴苣

原料：莴苣250克，料酒、味精等各适量，盐少许。

制法：将莴苣剥皮洗净，切成细丝，再加盐少许，搅拌均匀去汁，把调料放入，拌匀即可食用。

用法：佐餐食用。

功效：健脾利尿，健美减肥。

适用：肥胖症。

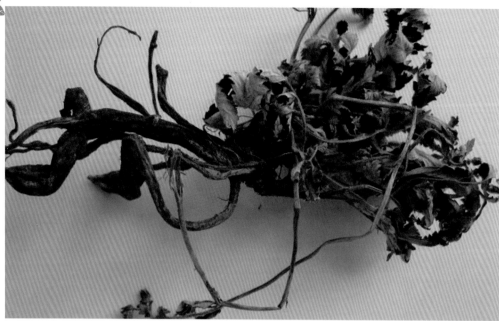

吐血、咳血、衄血、便血等血热出血：翻白草 15 克，阿胶 9 克。水煎服。

皮肤或下肢溃疡：翻白草 60 克，苦参 30 克。煎汤熏洗患处，每日 1 次。

慢性鼻炎、咽炎、口疮：翻白草 15 克，紫花地丁 12 克。水煎服。

【食疗药膳】

⊙翻白草根酒

原料：翻白草根 15 ~ 30 克，白酒 500 毫升。

制法：将上药洗净，切碎，置容器中，加入白酒密封，浸泡 10 日后，过滤去渣，即成。

用法：口服，每次 10 毫升，每日 2 次。

功效：清热解毒，止血消肿。

适用：流产、下血、崩漏产后脚软等。

蒲公英（《唐本草》）

【释名】耩耨草，金簪草（《纲目》），黄花地丁。

【附方】

乳痈红肿：蒲公英一两，忍冬藤二两，捣烂，水二钟，煎一钟，食前服。睡觉病即去矣。（《积德堂方》）

疳疮疔毒、蛇螫肿痛：蒲公英捣烂覆之，即黄花地丁也。别更捣汁，和酒煎服，取汁。（《唐氏方》）

多年恶疮：蒲公英捣烂贴。（《救急方》）

◆ 实用指南

【单方验方】

感冒伤风：蒲公英 30 克，大青叶 15 克，荆芥、防风各 10 克。水煎服。

各种炎症：薄公英 60 克，金银花 30 克。水煎取汁，加粳米 100 克煮粥，每日 2 次，连服 3 ~ 5 日。

腮腺炎：蒲公英 30 ~ 60 克。水煎服，也可捣烂外敷。

淋病：蒲公英、白头翁各 30 克，滑石、车前子、知母、小蓟各 15 克。水煎服。

浅表性胃炎：蒲公英 15 克，茯苓 12 克，大黄 10 克（后下），砂仁 6 克。水煎取药汁，每日 1 剂，分 2 次服，15 日为 1 个疗程。

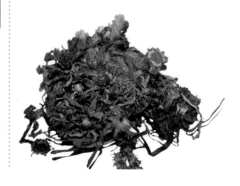

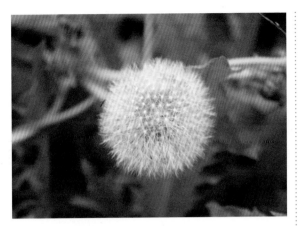

【食疗药膳】

⊙蒲公英粥

原料：蒲公英 30 ~ 45 克（鲜品 60 ~ 90 克），粳米 30 ~ 60 克。

制法：先煎蒲公英取汁，去渣，入粳米煮粥。

用法：空腹食用，每日 1 次。

功效：清热解毒。

适用：急性乳腺炎、急性扁桃腺炎、热毒疮痈、尿路感染、传染性肝炎、胆囊炎、上呼吸道感染、急性眼结膜炎等。

⊙蒲金酒

原料：蒲公英、金银花各 15 克，黄酒 300 毫升。

制法：药与酒同煎至 150 毫升，去渣取汁。

用法：每日 1 剂，早、晚各服 1 次。药渣敷患处。

功效：清热排脓，消肿止痛。

适用：急性乳腺炎。

落葵（《别录下品》）

【释名】藤葵（《食鉴》），藤菜（《纲目》），天葵（《别录》），燕脂菜。

叶

【气味】酸，寒，滑，无毒。

【主治】滑中，散热（《别录》）。利大小肠（时珍）。

子

【主治】悦泽人面（《别录》）。可作面脂（苏颂）。

【附方】

小便短涩：鲜落葵每次二两。煎汤代茶频服。（《泉州本草》）

胸膈积热郁闷：鲜落葵每次二两。浓煎汤加酒温服。（《泉州本草》）

手脚关节风疼痛：鲜落葵全茎一两，猪蹄节一具或老母鸡一只（去头、脚、内脏）。和水酒适量各半炖服。（《闽南民间草药》）

◆ 实用指南

【单方验方】

大便秘结：鲜落葵叶适量。煮作副食。

阑尾炎：鲜落葵 60 ~ 120 克。水煎服。

外伤出血：鲜落葵叶、冰糖各适量。共捣烂敷患处。

疔疮：鲜落葵十余片。捣烂涂贴，每日 1 ~ 2 次。

【食疗药膳】

⊙落葵烩银耳

原料：落葵 300 克，银耳 30 克。

制法：将落葵清洗干净，入沸水锅中焯一下，浸入凉水中泡 15 分钟，捞出，

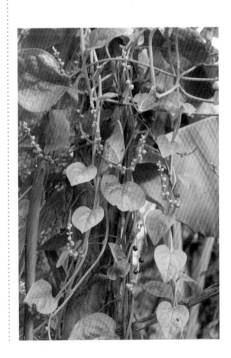

挤出水；银耳水发之。炒锅加素油烧热，投入花椒粒，炸焦后捞出，投入葱、姜末煸出香味，再投入焯后的落葵、水发银耳和适量鸡汤或肉汤，入盐、味精等调料，炒至入味即成。

用法：佐餐食用，每日1次。

功效：滋阴润肺，止咳，养胃生津，益气。

适用：虚热口渴、虚劳咳嗽、痰中带血等。

⊙落葵炖鸡

原料：落葵、白肉豆根各30克，老母鸡1只。

制法：将老母鸡如食法治净，去头、脚、内脏，加水适量，与前2药共炖，以鸡熟肉烂为宜，去药渣。

用法：吃鸡肉。喝汤，每次适量，连服1周。

功效：凉血，补虚，固肠，止血。

适用：久年下血。

蕺（《别录下品》）

【释名】菹菜（恭），鱼腥草。

叶

【气味】辛，微温，有小毒。

【主治】螺蚬尿疮（《别录》）。淡竹筒内煨熟，捣敷恶疮、白秃（大明）。散热毒痈肿，疮痔脱肛，断痁疾，解硇毒（时珍）。

【附方】

背疮热肿：蕺菜捣汁涂之，留孔以泄热毒，冷即易之。（《经验方》）

痔疮肿痛：鱼腥草一握，煎汤熏洗，仍以草挹痔即愈。一方，洗后以枯矾入片脑少许，敷之。（《救急方》）

疔疮作痛：鱼腥草捣烂敷之。痛一二时，不可去草，痛后一二日即愈。徽人所传方也。（《陆氏积德堂方》）

小儿脱肛：鱼腥草擂如泥，先以朴消水洗过，用芭蕉叶托住药坐之，自入也。（《永类方》）

虫牙作痛：鱼腥草、花椒、菜子油等份，捣匀，入泥少许，和作小丸如豆大。随牙左右塞耳内，两边轮换，不可一齐用，恐闭耳气。塞一日夜，取看有细虫为效。（《简便方》）

断截疟疾：紫蕺一握，捣烂绢包，周身摩擦，得睡有汗即愈。临发前一时作之。（《救急易方》）

◆实用指南

【单方验方】

咳嗽，胸痛：鱼腥草、瓜子金各15克。水煎服。

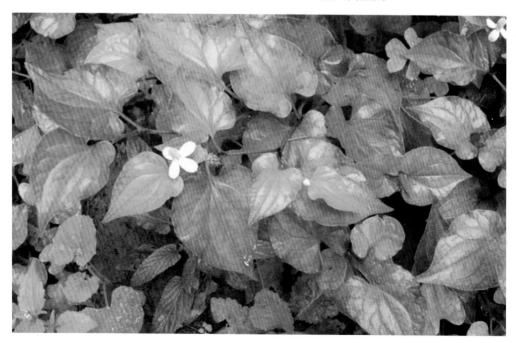

肺结核潮热：鱼腥草、枸杞根、功劳木各15克。水煎服。

百日咳：鱼腥草、水蜈蚣各30克，桑白皮、百部各10克。水煎服。

慢性膀胱炎：鱼腥草60克，猪瘦肉200克。加水同炖，每日1剂，连服1～2周。

痔疮：鱼腥草、泽兰各15克，大黄20克，赤芍10克。水煎局部熏洗，每日1～2次。

用于慢性支气管炎急性发作期：鱼腥草30克，葶苈子、桑白皮、法半夏、陈皮、紫苏子、仙灵脾各10克，仙鹤草15～30克。水煎取药汁，每日1剂，分2次服用。

妇女子宫内膜炎，宫颈炎：鱼腥草30～60克（鲜草加倍），蒲公英、忍冬藤各30克。水煎服。

【食疗药膳】

⊙鱼腥草猪肚汤

原料：鱼腥草叶60克，猪肚1个。

制法：将鱼腥草叶洗净，置干净的肚子内，加水适量，小火炖2小时。

用法：服汤，每日1剂，连用3剂。

功效：清肺解毒，排脓。

适用：肺病咳嗽、盗汗、肺痈等。

⊙鱼腥草炖猪排骨

原料：鲜鱼腥草200克，猪排骨500克。

制法：将鱼腥草先煎液，过滤，猪排骨放入煮锅中，倒入鱼腥草液，开始炖煮，肉熟后加适量盐和味精。

用法：饮汤食肉，分2～3次吃完，每周炖2次吃。

功效：清热解毒，排脓。

适用：肺热咳嗽、肺痈咳吐脓血、痰黄稠等。

芋（《别录中品》）

【释名】土芝（《别录》），蹲鸱。

芋子

【气味】辛，平，滑，有小毒。

【主治】宽肠胃，充肌肤，滑中（《别录》）。冷啖，疗烦热，止渴（苏恭）。令人肥白，开胃通肠闭。产妇食之，破血；饮汁，止血渴（藏器）。破宿血，去死肌。和鱼煮食，甚下气，调中补虚（大明）。

叶、茎

【气味】辛，冷，滑，无毒。

【主治】除烦止泻，疗妊妇心烦迷闷，胎动不安。

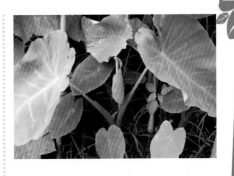

又盐研，敷蛇虫咬，并痈肿毒痛，及署毒箭（大明）。梗：擦蜂螫尤良（宗奭）。汁：涂蜘蛛伤（时珍）。

【附方】

腹中癖气：生芋子一斤压破，酒五斤渍二七日。空腹每饮一升，神良。（《韦宙独行方》）

身上浮风：芋煮汁浴之。慎风半日。（《孟诜食疗》）

疮冒风邪（肿痛）：用白芋烧灰敷之。干即易。（《千金方》）

头上软疖：用大芋捣敷之，即干。（《简便方》）

黄水疮：芋苗晒干，烧存性研搽。（《邵真人经验方》）

◆ 实用指南

【单方验方】

疔痈：芋头一个，大蒜四瓣，去皮，合在一起捣为糊状，用纱布包裹在患处，每日2次，早晚各1次，每次敷贴时间不可过长，感发热即可去掉，避免时间过长引起敷贴部位红肿。一般连用7日。

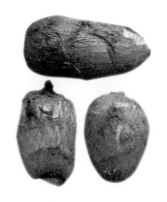

【食疗药膳】

⊙芋头粥

原料：芋头 250 克左右，粳米 100 克。

制法：将芋头去皮，切片，洗净后与粳米同煮粥。

用法：煮熟后入油盐调味食用。

功效：散结宽肠，下气。

适用：大便干燥便结、妇女产后恶露排出不畅等。

⊙鲜鱼芋苁羹

原料：鲜芋子 250 克，鲫鱼或鳢鱼 500 克，胡椒、猪油、盐各适量。

制法：将鱼入锅加水与芋子同煮至烂熟，放入胡椒、猪油、盐调味即可。

用法：早餐食用。

功效：补益脾胃，调中补虚。

适用：脾胃虚弱、虚劳乏力者。

土芋（《拾遗》）

【释名】土卵（《拾遗》），黄独（《纲目》），马铃薯，土豆。

根

【气味】甘、辛，寒，有小毒。

【主治】解诸药毒，生研水服，当吐出恶物便止。

煮熟食之，甘美不肌，厚人肠胃，去热嗽（藏器）。

◆ **实用指南**

【单方验方】

各种原因引起的便秘：马铃薯不拘量。将其洗净，压碎，挤汁，纱布过滤。每早空腹及午饭前各服半杯。

十二指肠溃疡及习惯性便秘：鲜土豆 1000 克。洗净切成细丝，捣烂，以洁净纱布绞汁。将土豆汁放在锅中先以大火，后以小火煎熬至黏稠时，加入等量蜂蜜，再煎至黏稠如蜜时停火，待凉装瓶备用。每次 1 匙，每日 2 次，空腹食用。

【食疗药膳】

⊙蜂蜜土豆粥

原料：土豆（不去皮）300 克，蜂蜜适量。

制法：土豆洗净、切块，用水煮成粥状，服时加蜂蜜调匀。

用法：每日 2 次。

功效：养胃益阴。

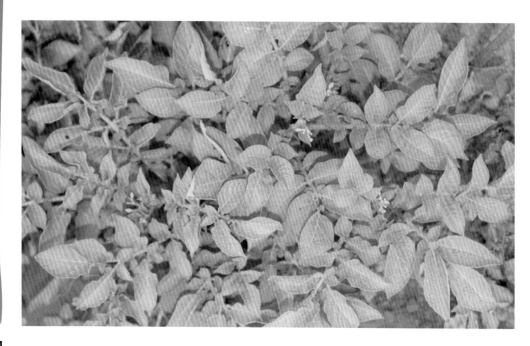

适用：慢性胃炎胃阴不足者。

⊙马铃薯红枣兔肉汤

原料：马铃薯 100 克，兔肉 250 克，红枣 5 枚。

制法：将马铃薯去皮，洗净，切开两半；红枣去核、洗净；兔肉洗净，斩件。把全部用料一齐放入锅内，加清水适量，大火煮沸后，小火煮 1 小时，调味即可。

用法：随量饮汤食肉，每日 1 次。

功效：健脾益气，解毒养血。

适用：白血病属脾胃气虚者。

⊙土豆生姜橘子汁

原料：土豆 100 克，生姜 10 克，橘子 1 个。

制法：将土豆、生姜洗净并切碎，橘子去外皮、核，将 3 味用纱布包后绞汁，去渣取汁。

用法：每次饭前饮 10 毫升，可常用。

功效：温脾止泻。

适用：脾阳虚引起的急、慢性肠炎等。

薯蓣（《本经上品》）

【释名】土薯，山薯（《图经》），山芋（《吴普》），山药（《衍义》），玉延。

根

【气味】甘，温、平，无毒。

【主治】伤中，补虚羸，除寒热邪气，补中，益气力，长肌肉，强阴。久服，耳目聪明，轻身不饥延年（《本经》）。主头面游风，头风眼眩，下气，止腰痛，治虚劳羸瘦，充五脏，除烦热（《别录》）。补五劳七伤，去冷风，镇心神，安魂魄，补心气不足，开达心孔，多记事（甄权）。强筋骨，主泄精健忘（大明）。益肾气，健脾胃，止泄痢，化痰涎，润皮毛（时珍）。生捣贴肿硬毒，能消散（震亨）。

【附方】

心腹虚胀（手足厥逆，或饮苦寒之剂多，未食先呕，不思饮食）：山药半生半炒，为末。米饮服二钱，一日二服，大有功效。忌铁器、生冷。（《普济方》）

小便数多：山药（以矾水煮过）、白茯苓等份，为末。每水饮服二钱。（《儒门事亲》）

下痢禁口：山药半生半炒，为末。每服二钱，米饮下。（《卫生易简方》）

痰气喘息：生山药捣烂半碗，入甘蔗汁半碗，和匀。顿热饮之，立止。（《简便单方》）

脾胃虚弱（不思饮食）：山芋、白术一两，人参七钱半，为末，水糊丸小豆大，每米饮下四五十丸。（《普

济方》）

湿热虚泄：山药、苍术等份，饭丸，米饮服。大人小儿皆宜。（《濒湖经验方》）

肿毒初起：带泥山药、蓖麻子、糯米等份，水浸研，敷之即散也。（《普济方》）

项后结核（或赤肿硬痛）：以生山药一挺去皮，蓖麻子二个同研，贴之如神。（《救急易方》）

手足冻疮：山药一截磨泥，敷之。（《儒门事亲》）

◆ 实用指南

【单方验方】

肝肾虚痿证：山药、枸杞子各 12 克，杜仲、伸筋草各 10 克，牛膝 20 克。水煎服。

遗尿：淮山药适量。炒研末，每日 3 次，每次 10 克，开水冲服。

肾虚耳聋、耳鸣：山药、牛膝、川芎、磁石各 15 克，熟地 30 克，泽泻、丹皮、蝉蜕、茯苓、桂枝各 10 克。水煎服。

脾虚久泻：山药、党参各 12 克，茯苓、白术各 9 克，六曲 6 克。水煎服。

小儿腹泻：山药、白术各 9 克，车前子、滑石粉各 3 克，甘草 1.5 克。水煎服。

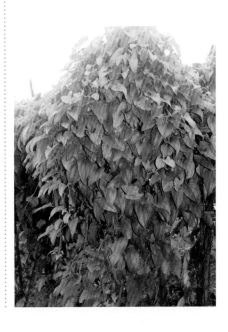

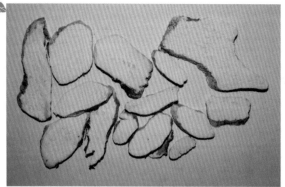

乳腺炎：鲜山药 50 克，白糖 15 克。共捣烂外涂患处。

体虚白带：山药 20 克，车前子、炒白术、海螵蛸各 10 克，炒茜草 5 克。水煎服。

【食疗药膳】

⊙山药粥

原料：干山药片 45～60 克，或鲜山药 100～120 克，粳米 100～150 克。

制法：将山药洗净切片，同粳米加适量水共煮粥。

用法：早晚餐分食。

功效：补脾胃，滋肺肾。

适用：脾虚腹泻、慢性久痢、虚劳咳嗽、食少体倦以及老年性糖尿病等。

⊙山药饼

原料：山药粉 50 克，白面 300 克，素油、味精、葱、盐各适量。

制法：山药烘干，碾成细粉；葱洗净，切碎。山药粉、面粉，加盐、味精、葱花和适量清水，揉成面团，制成饼子生坯，备用。将炒锅置大火上烧热，加入素油，烧六成热时，下入饼，两面煎成金黄色即成。

用法：每日 1 次，每次吃饼 100～150 克，正餐食用。

功效：健脾补肺，固肾益精。

适用：脾虚泄泻、久痢、虚劳咳嗽、消渴、遗精、带下、小便频数等。

⊙山药糯米炖猪肚

原料：山药 50 克，糯米 250 克，猪肚 1 只，胡椒粉、味精、料酒、葱、姜、盐各适量。

制法：将山药润透切片；糯米去泥沙，淘洗干净；猪肚洗净；姜切片，葱切段。将山药、糯米装入猪肚内，缝上口，置入锅内，加入姜、葱、料酒和水，用大火烧沸，再用小火炖煮 45 分钟，加入盐、味精、胡椒粉即成。

用法：每日 1 次，每次吃猪肚、山药、糯米，佐餐食用。

功效：暖脾胃，补中气，固肾腰。

适用：脾胃虚寒、小便频数、小儿疳积等。

⊙山药薏苡仁粥

原料：生山药、生薏苡仁、粳米各 50 克，柿饼 30 克。

制法：将生山药洗净，切成薄片，生薏苡仁去壳洗净，粳米淘洗净，柿饼去净灰渣，去核，入锅内，掺水煮成粥食用。

用法：每食适量。

功效：补肺气，健脾气，养胃阴。

适用：阴虚内热、劳伤干咳、大便泄泻、食欲不振、四肢乏力等。

⊙山药大枣粥

原料：山药 30 克，大枣 10 枚，粳米 100 克，冰糖适量。

制法：将粳米、山药、大枣（去核）洗净，放入砂锅，加水适量，煮烂成粥，再加入冰糖，搅拌均匀即可。

用法：可供早点或晚餐食用。

功效：补气血，健脾胃，抗衰老。

适用：脾胃虚弱、气血不足者。

百合（《本经中品》）

【释名】䗈，强瞿（《别录》），蒜脑薯。

根

【气味】甘，平，无毒。

【主治】邪气腹胀心痛，利大小便，补中益气（《本经》）。除浮肿胪胀，痞满寒热，通身疼痛，及乳难喉痹，止涕泪（《别录》）。百邪鬼魅，涕泣不止，除心下急满痛，治脚气热咳（甄权）。安心定胆益志，养五脏，治颠邪狂叫惊悸，产后血狂运，杀蛊毒气，胁痛乳痈发背诸疮肿（大明）。心急黄，宜蜜蒸食之（孟诜）。治百合病（宗奭）。温肺止嗽（元素）。

【附方】

阴毒伤寒：百合煮浓汁，服一升良。（《孙真人食忌》）

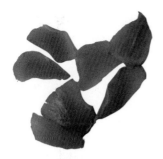

肺脏壅热（烦闷咳嗽者）：新百合四两，蜜和蒸软，时时含一片，吞津。（《圣惠方》）

肺病吐血：新百合捣汁，和水饮之。亦可煮食。（《卫生易简》）

耳聋耳痛：干百合为末，温水服二钱，日二服。（《千金方》）

疮肿不穿：野百合同盐捣泥，敷之良。（《应验方》）

天泡湿疮：生百合捣涂，一二日即安。（《濒湖集简方》）

鱼骨哽咽：百合五两研末，蜜水调围颈项包住，不过三五次即下。（《圣济总录》）

◆ 实用指南

【单方验方】

失眠：鲜百合 50 克，生熟枣仁各 15 克。水煎，睡前服。

虚劳咳嗽：百合 50 克，大枣 10 枚，枇杷叶（去毛）6 克，冰糖 20 克。水煎服，每日 1 剂。

神经衰弱：百合 30 克，白芍、白薇、白芷各 12 克。水煎服，每日 1 剂。

中老年人身体虚弱，食欲不振，倦怠乏力，失眠健忘，大便溏泻：百合（鲜者 30 克）、莲子各 10 克，大枣 5 枚，大米 100 克，白糖少许。将诸药洗净与大米同煮成粥，早晚食用。

【食疗药膳】

⊙ 百合粉粥

原料：鲜百合 60 克，粳米 2 两，冰糖适量。

制法：百合晒干后研粉，用百合粉 30 克同冰糖、粳米煮粥即可。

用法：早餐食用。

功能：润肺止咳，养心安神。

适用：慢性气管炎、肺热或肺燥干咳、涕泪过多、热病恢复期余热未消、精神恍惚、坐卧不安、妇女更年期综合征。

⊙ 百合煮豆腐

原料：百合 30 克，豆腐 250 克，葱、盐、味精各适量。

制法：百合用清水浸泡 1 夜，洗净；豆腐洗净，切成块；葱切碎。将百合、豆腐、盐、味精同放锅内，加水适量煮熟，加入葱花即成。

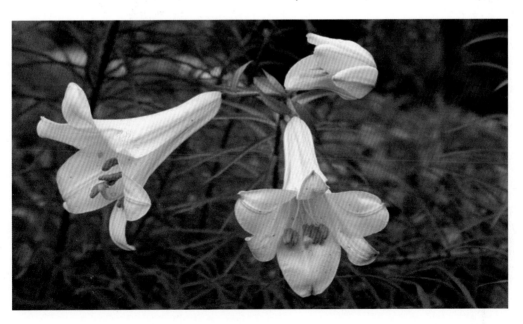

用法：每日 1 次，佐餐食用。

功效：润肺止咳，清心安神。

适用：肺痨久嗽、咳唾痰血等。

⊙百合绿豆汤

原料：绿豆 300 克，鲜百合 100 克，葱花 5 克，盐 2 克，味精 1 克。

制法：将百合瓣开去皮，与绿豆同加水置砂锅内大火煮之，水沸后改小火，至绿豆开花百合破烂时，起锅入味精、盐、葱花即成。

用法：每食适量。

功效：清热解暑。

适用：暑入阳明之高热心烦。

茄（宋·《开宝》）

【释名】落苏（《拾遗》），昆仑瓜（《御览》），草鳖甲。

茄子

【气味】甘，寒，无毒。

【主治】寒热，五脏劳（孟诜）。治温疾传尸劳气。醋摩，敷肿毒（大明）。老裂者烧灰，治乳裂（震亨）。散血止痛，消肿宽肠（时珍）。

【附方】

妇人血黄：黄茄子竹刀切，阴干为末。每服二钱，温酒调下。（《摘玄方》）

肠风下血：经霜茄连蒂烧存性为末，每日空心温酒服二钱匕。（《灵苑方》）

久患下血：大茄种三枚，每用一枚，湿纸包煨熟，安瓿内，以无灰酒一升半沃之，蜡纸封闭三日，去茄暖饮。（《普济方》）

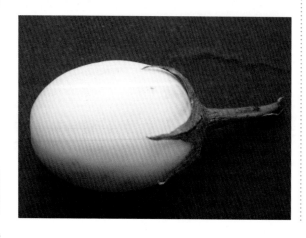

腰脚拘挛（腰脚风血积冷，筋急拘挛疼痛者）：取茄子五十斤切洗，以水五斗煮取浓汁，滤去滓，更入小铛中，煎至一升以来，即入生粟粉同煎，令稀稠得所，取出搜和，更入麝香、朱砂末，同丸如梧子大。每旦用秫米酒送下三十丸，近暮再服，一月乃瘥。男子、女人通用皆验。（《图经本草》）

磕扑青肿：老黄茄极大者，切片如一指厚，新瓦焙研为末。欲卧时温酒调服二钱匕，一夜消尽，无痕迹也。（《胜金》）

热毒疮肿：生茄子一枚，割去二分，去瓤二分，似罐子形，合于疮上即消也。如已出脓，再用取瘥。（《圣济总录》）

牙齿肿痛：隔年糟茄，烧灰频频干擦，立效。（《海上名方》）

虫牙疼痛：黄茄种烧灰擦之，效。（《摘玄方》）

喉痹肿痛：糟茄或酱茄，细嚼咽汁。（《德生堂方》）

◆ 实用指南

【单方验方】

痔疮直肠出血：茄子适量。烧成灰，研细末，每日 3 次，每次 1 克。

咳嗽、气喘：茄子秸 90 克。水煎服，每日 2 ~ 3 次。

年久咳嗽：生白茄子 30 ~ 60 克。煮后去渣，加蜂蜜适量，每日 2 次。

风湿关节痛：白茄根 25 克，木防已根、筋骨草各 15 克。水煎服。

【食疗药膳】

⊙茄子粥

原料：白茄子 1 个，粳米 200 克，蜂蜜 50 克。

制法：白茄子去皮，切成小块。粳米加水烧开，放进茄子一同熬煮，临熟之时加入蜂蜜即可。

用法：温热随意食用。

功效：清热消肿，活血止痛。

适用：痔疮、疮痈等。

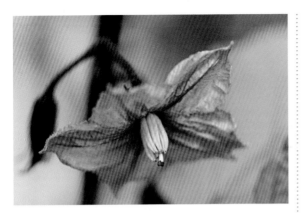

⊙玉竹茄子煲

原料：玉竹50克，茄子300克，猪瘦肉100克，香油、清汤、黄酒、盐、味精、蒜泥、葱白各适量。

制法：玉竹沸煮2次，取浓汁100毫升。茄子洗净，切成方块状，放清水中浸10分钟许，在沸水锅内煮至软状，再入油锅爆炒几遍。用砂锅置武火上，放入茄子、猪瘦肉（剁成蒜泥及清汤，煮沸浓汁时，倒入药汁，加上葱白，文火煲至香熟即可。

用法：佐餐食用，每日1次。

功效：滋阴解表，清热润肠。

适用：高血压的阴虚患者兼外感或便秘。

⊙红烧茄子

原料：茄子750克，猪肉片50克，葱、蒜各15克，植物油、酱油、盐、糖、鸡精、湿淀粉各适量。

制法：将茄子切成滚刀块，葱、姜、蒜切末待用。锅中放入半锅油，待油热至八九成时放入茄子，炸至茄子由硬变软时取出，将油沥干待用。另起锅，锅中放油3汤匙，油热后，先爆香葱、姜、蒜末下肉片炒散，烹入酱油，加入少量水及鸡精，放入茄子、盐、糖，用旺火煮开后改用小火煮至茄子入味，最后用湿淀粉勾芡即成。

用法：佐餐食用，每日1次。

功效：清热解毒，活血化瘀，利尿消肿，祛风通络。

适用：高脂血症。

⊙茄子肉丝粥

原料：茄子250克，猪瘦肉150克，大米200克，盐、味精、麻油各适量。

制法：茄子切成小块，猪肉切成丝。锅下大米煮粥，待五成熟时加入猪肉、茄块，续煮至熟，调入盐、味精、麻油即成。

用法：每日早、晚食用，10～15日为1个疗程。

功效：清热解毒，宽畅利气，利尿消肿。

适用：肝硬化。

壶卢（《日华》）

【释名】瓠瓜（《说文》），匏瓜（《论语》）。

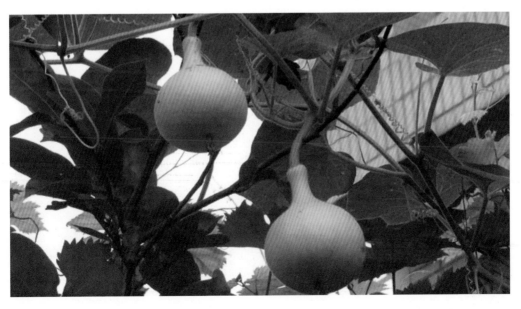

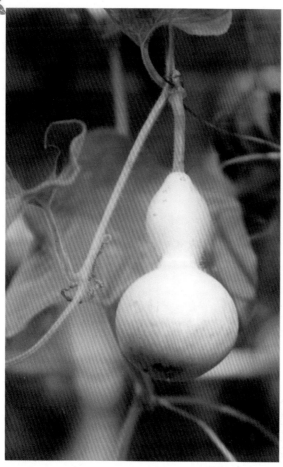

壶瓠

【气味】甘，平，滑，无毒。

【主治】消渴恶疮，鼻口中肉烂痛（思邈）。利水道（弘景）。消热，服丹石人宜之（孟诜）。除烦，治心热，利小肠，润心肺，治石淋（大明）。

【附方】

腹胀黄肿：用亚腰壶卢连子烧存性，每服一个，食前温酒下。不饮酒者，白汤下。十余日见效。（《简便方》）

◆实用指南

【单方验方】

慢性肾炎：葫芦壳50克，冬瓜皮，西瓜皮各30克，红枣10克。加水400毫升，煎至约150毫升，去渣即成。服汤，每日1剂，至浮肿消退即可。

【食疗药膳】

⊙葫芦茶

原料：陈葫芦15克，茶叶3克。

制法：将上2味研细末，沸水冲泡。

用法：代茶频饮。

功效：祛脂降压。

适用：高脂血症。

⊙葫芦粥

原料：陈葫芦粉（越陈越好）10～15克，粳米50克，冰糖适量。

制法；先将粳米、冰糖同入砂锅内，加水500毫升，煮至米开时，加陈葫芦粉，再煮片刻，以粥稠为度。

用法：每日2次，温热顿服，5～7日为1个疗程。

功效：利水消肿。

适用：肾炎及心脏病水肿、脚气水肿等。

冬瓜（《本经上品》）

【释名】白瓜（《本经》），水芝（《本经》），地芝（《广雅》）。

白冬瓜

【气味】甘，微寒，无毒。

【主治】小腹水胀，利小便，止渴（《别录》）。捣汁服，止消渴烦闷，解毒（弘景）。益气耐老，除心胸满，去头面热（孟诜）。消热毒痈肿。切片摩痱子，甚良（大明）。利大小肠，压丹石毒（苏颂）。

【附方】

积热消渴：白瓜去皮，每食后吃三二两，五七度良。（《孟诜食疗》）

消渴不止：冬瓜一枚削皮，埋湿地中，一月取出，破开取清水日饮之。或烧熟绞汁饮之。（《圣济总录》）

消渴骨蒸：大冬瓜一枚去瓤，入黄连末填满，安甏内，待瓜消尽，同研，丸梧子大。每服三四十丸，煎冬瓜汤下。（《经验》）

产后痢渴（久病津液枯竭，四肢浮

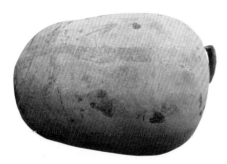

肿，口舌干燥）：用冬瓜一枚，黄土泥厚五寸，煨熟绞汁饮。亦治伤寒痢渴。（《古今录验》）

小儿渴利：冬瓜汁饮之。（《千金方》）

水病危急：冬瓜不拘多少，任意吃之，神效无比。（《兵部手集》）

瓜练（瓤也）

【气味】甘，平，无毒。

【主治】绞汁服，止烦躁热渴，利小肠，治五淋，压丹石毒（甄权）。洗面澡身，去䵟䵎，令人悦泽白皙（时珍）。

【附方】

消渴烦乱：冬瓜瓤干者一两，水煎饮。（《圣惠方》）

水肿烦渴（小便少者）：冬瓜白瓤，水煎汁，淡饮之。（《圣济总录》）

白瓜子

【气味】甘，平，无毒。

【主治】令人悦泽好颜色，益气不饥。久服，轻身耐老（《本经》）。除烦满不乐。可作面脂（《别录》）。去皮肤风及黑䵎，润肌肤（大明）。治肠痈（时珍）。

【附方】

悦泽面容：白瓜仁五两，桃花四两，白杨皮二两，为末。食后饮服方寸匕，日三服。欲白加瓜仁，欲红加桃花。三十日面白，五十日手足俱白。一方有橘皮，无杨皮。（《肘后方》）

多年损伤不瘥者：瓜子末，温酒服之。（《孙真人方》）

消渴不止（小便多）：用干冬瓜子、麦门冬、黄连各二两，水煎饮之。冬瓜苗叶俱治消渴，不拘新干。（《摘玄方》）

男子白浊、女子白带：陈冬瓜仁炒为末，每空心米饮服五钱。（《救急易方》）

瓜皮

【主治】可作丸服，亦入面脂（苏颂）。主驴马汗入疮肿痛，阴干为末涂之。

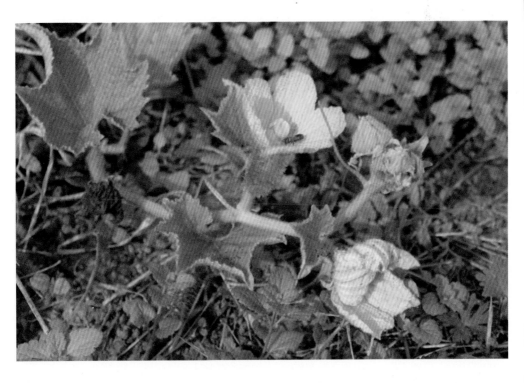

又主折伤损痛（时珍）。

【附方】

跌仆伤损：用干冬瓜皮一两，真牛皮胶一两，剉入锅内炒存性，研末。每服五钱，好酒热服。仍饮酒一瓯，厚盖取微汁。其痛即止，一宿如初，极效。（《摘玄方》）

损伤腰痛：冬瓜皮烧研，酒服一钱。（《生生编》）

叶

【主治】治肿毒，杀蜂，疗蜂叮（大明）。主消渴，疟疾寒热。又焙研，敷多年恶疮（时珍）。

【附方】

积热泻痢：冬瓜叶嫩心，拖面煎饼食之。（《海上名方》）

藤

【主治】烧灰，可出绣黥。煎汤，洗黑䵟并疮疥（大明）。捣汁服，解木耳毒。煎水，洗脱肛。烧灰，可淬铜、铁，伏砒石（时珍）。

◆ 实用指南

【单方验方】

肾病水肿（肺心病水肿亦有效）：冬瓜皮、山芋、生姜皮各30克，黄芪60克。水煎服。

慢性肾炎：冬瓜1000克，鲤鱼1条（约300克）。不加盐，煮汤食。

夏季感受暑湿、脾气不运：冬瓜1000克，鸭肉500克，芡实、薏苡仁各30克。先煮芡实、薏苡仁，后下鸭肉，最后下冬瓜煮至熟，每食适量。

痱子：冬瓜适量。洗净切片，捣烂取汁，外涂患处，每日早晚各1次。

荨麻疹：冬瓜皮15～30克。加水煎取汁，当茶频服，每日1剂。

湿热型急性子宫颈炎：冬瓜子、冰糖各30克。将冬瓜子洗净碾烂，冲入开水300毫升，加入冰糖，用小火隔水炖熟，每日1剂，7日为1个疗程。

【食疗药膳】

⊙ 红烧冬瓜

原料：冬瓜500克，甜酱25克，酱油、白糖、湿淀粉各10克，味精3克，熟猪油35克，葱油8克，葱花、姜末各少许。

制法：将冬瓜削去表皮后，切成5厘米长、1.3厘米厚、2厘米宽的块状。将炒锅置于中火加热，倒入熟猪油烧至五成热时，加入葱花、姜末、甜酱，煸炒数下，随即倒入冬瓜，再加入酱油、白糖、味精、汤水，用小火焖烧至冬瓜熟透，再下湿淀粉勾芡，淋上葱油拌匀，即可起锅装盘。

用法：佐餐食用。

功效：降压，利尿，消肿，润肺祛痰，清热解毒，定喘止渴，解鱼毒、酒毒。

适用：肾脏病、高血压、水肿病患者。

⊙ 瓜皮茅根茶

原料：冬瓜皮、鲜茅根各60克。

制法：将上两味药洗净，加水煎汤。

用法：每日1剂，不拘时代茶饮。

功效：清热解毒，利水消肿。

适用：急性肾炎引起的面部及全身浮肿。

⊙ 火腿冬瓜汤

原料：净冬瓜500克，精盐3克，熟火腿50克，味精2.5克，火腿100克，清汤750毫升。

制法：火腿切成薄片，备用；冬瓜削皮去籽，洗净切成3厘米长0.3厘米厚的片。炒锅放入清汤，置旺火上烧沸，放入火腿，煮沸5分钟左右，加入冬瓜，烧至呈玉色时，把火腿捞出，撇去浮沫，加精盐、味精，出锅盛入荷叶碗，整齐地放上火腿即成。

用法：佐餐食用。

功效：减肥。

适用：肥胖症。

⊙ 小排骨冬瓜汤

原料：小排骨200克，冬瓜500克，虾皮少许盐适量。

制法：小排骨用开水焯一下，洗净，再用高压锅炖半小时；冬瓜切块。把小排骨连汤倒入汤锅内，再加入冬瓜煮开，加少许虾皮，烧开后小火略煮。待冬瓜呈半透明时，加盐调味可食。

用法：佐餐食用。

功效：瘦身，降脂。

适用：肥胖症。

⊙ 冬瓜鲤鱼汤

原料：冬瓜1000克，鲤鱼1条（约150克），料酒、精盐、白糖、葱段、姜片、胡椒粉、花生油各适量。

制法：将冬瓜去皮，去瓤洗净，切片。将鲤鱼去鳞、鳃、鳍、内脏，洗净，控去水。给锅加入油，油热后，下入鲤鱼煎至金黄色，锅中注入适量清水，加入冬瓜片、料酒、精盐、白糖、葱段、姜。煮至鱼熟瓜烂，拣去葱、姜，加入胡椒粉调味，烧一会儿即成。

用法：佐餐食用。

功效：清热解渴，化痰利尿。

适用：肾炎水肿、浮肿病、高血糖病、肝硬化腹水等患者。

南瓜（《纲目》）

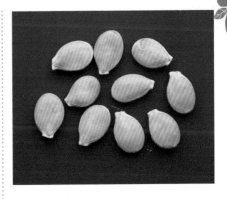

【气味】甘，温，无毒。

【主治】补中益气（时珍）。

◆ 实用指南

【单方验方】

绦虫：南瓜子45克，石榴皮15克，槟榔25克，黑豆10克。水煎服，早晨空腹服，服后可吃葡萄、山楂。

子宫脱垂：老南瓜蒂6个。剖开，加水煎浓汁饮服，每日1次，5日为1个疗程，服药期间忌食羊肉。

小儿呕吐：南瓜蒂3～7个。加水煎汤饮服，每日3次。

阴囊湿疹：南瓜蒂适量。晒干后用旺火炒至焦黄色，研细末，用香油调敷患处，每日2～3次。

习惯性流产：南瓜蒂适量。瓦上炙焦研末，自怀孕2个月起，每月用开水送服1个。

驱虫：南瓜子100粒。炒熟研末，用蜂蜜调开水

冲服，饭前服，分2次服。

牙痛：南瓜根500克，猪瘦肉250克。煮熟后饮汤吃肉。

预防麻疹：南瓜藤15克。水煎服，隔日1次，连服7次，忌食发物。

【食疗药膳】

⊙南瓜粥

原料：大米100克，南瓜300克，花生油25克，盐8克，葱花10克，水600～800毫升。

制法：大米拣去杂物，淘洗干净；南瓜刮去皮，一切两半，除去瓜瓤、瓜子，洗净，切成1.5～2厘米见方的块。锅置火上，放油烧至七成热，下葱花炝锅，炒出香味后，放入南瓜块，煸炒1～2分钟盛出。锅上火，放入水烧开，下入大米、南瓜块，用旺火煮开，改用小火熬煮40～50分钟，至米烂开花，南瓜酥烂，汤汁浓稠，加盐搅匀，

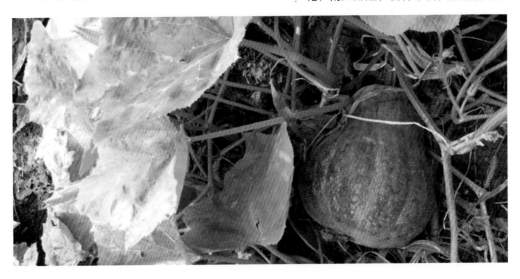

即成。

用法：早、晚餐温热服食。

功效：抗癌、抗高血压，防动脉硬化。

适用：糖尿病患者。

⊙糖蜜瓜

原料：南瓜 500 克，杏仁、冰糖各 15 克，大枣、蜂蜜各 30 克。

制法：南瓜削皮、切块，大枣去核，与杏仁、冰糖、蜂蜜共置砂锅内，加水小火煎煮，待瓜熟烂即可。

用法：每日内分 2 次服完，连服数日。

功效：健脾益气，止咳平喘。

适用：久咳、哮喘等。

⊙南瓜牛肉

原料：南瓜 500 克，牛肉 250 克。

制法：将上 2 味用清水清洗干净，一起入锅内加适量水煮熟。

用法：适量食用，勿加盐油，连服数次后，则服六味地黄汤 5 ~ 6 剂。忌服肥腻。

功效：补中益气、消炎止痛。

适用：肺痈。

胡瓜（宋·《嘉佑》）

【释名】黄瓜。

【气味】甘，寒，有小毒。

【主治】清热解渴，利水道（宁原）。

【附方】

小儿热痢：嫩黄瓜同蜜食十余枚，良。（《海上名方》）

小儿出汗：香瓜丸，用黄连、胡黄连、黄檗、川大黄（煨熟）、鳖甲（醋炙）、柴胡、芦荟、青皮等份为末。用大黄瓜黄色者一个，割下头，填药至满，盖定签住，慢火煨熟，同捣烂，入面糊丸绿豆大。每服二三丸，大者五七丸至十丸，食后新水下。（《钱乙小儿方》）

咽喉肿痛：老黄瓜一枚去子，入消填满，阴干为末。每以少许吹之。（《医林集要》）

汤火伤灼：五月五日，掐黄瓜入瓶内封，挂檐下，取水刷之，良。（《医方摘要》）

叶

【气味】苦，平。

【主治】小儿闪癖，一岁用一叶，生接搅汁服，得吐、下良（藏器）。

根

【主治】捣敷狐刺毒肿（大明）。

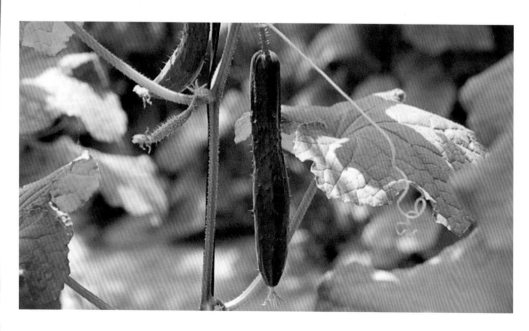

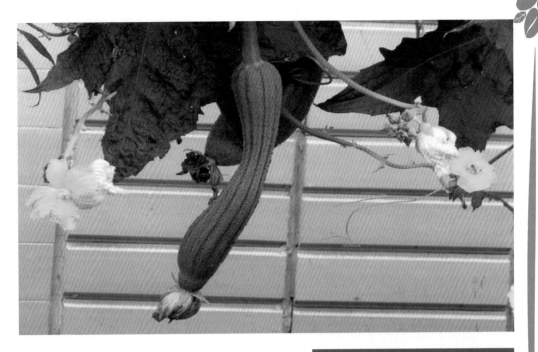

◆实用指南

【单方验方】

赤痢：黄瓜叶适量。炙燥研成细末，以陈酒冲服。

病毒性肝炎：黄瓜根适量。捣烂取汁，每日早晨温服1杯。

神经性皮炎：老黄瓜适量。捣烂取汁，用黄瓜汁400毫升加95%酒精100毫升及少许冰片，摇匀放阴凉处。应用时，每日涂擦患处6次以上，5日为1个疗程，连用2个疗程。

心胃火盛、口舌生疮，咽喉肿痛：嫩黄瓜、西瓜各500克。绞压取汁，加入蜂蜜100克，放锅内烧沸即可食用。

产后痉症：黄瓜花（阴干）10克。沸水冲泡代茶频饮。

【食疗药膳】

⊙黄瓜藤茶

原料：黄瓜藤100克。

制法：将黄瓜藤洗净切碎，加适量水煎。

用法：代茶频饮。

功用：清热利尿，平肝利胆。

适用：高血压。

丝瓜（《纲目》）

【释名】天丝瓜（《本事》），天罗（《事类合璧》），布瓜（《事类合璧》），蛮瓜（《本事》）。

瓜

【气味】甘，平，无毒（入药用老者）。

【主治】痘疮不快，枯者烧存性，入朱砂研末，蜜水调服，甚妙（震亨）。煮食，除热利肠。老者烧存性服，去风化痰，凉血解毒，杀虫，通经络，行血脉，下乳汁，治大小便下血，痔漏崩中，黄积，疝痛卵肿，血气作痛，痈疽疮肿，齿䘌，痘疹胎毒（时珍）。暖胃补阳，固气和胎（《生生编》）。

【附方】

痘疮不快（初出或未出，多者令少，

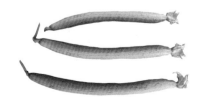

少者令稀）：老丝瓜近蒂三寸连皮烧存性，研末，砂糖水服。（《直指方》）

痛疽不敛（疮口太深）：用丝瓜捣汁频抹之。（《直指方》）

风热腮肿：丝瓜烧存性，研末，水调搽之。（《严月轩方》）

肺热面疮：苦丝瓜、猪牙皂荚并烧灰，等份，油调搽。（《摘玄方》）

玉茎疮溃：丝瓜，连子捣汁，和五倍子末，频搽之。（《丹溪方》）

天泡湿疮：丝瓜汁调辰粉，频搽之。

手足冻疮：老丝瓜烧存性，和腊猪油涂之。（《海上方》）

经脉不通：干丝瓜一个为末，用白鸽血调成饼，日干研末，每服二钱，空心酒下。先服四物汤三服。（《海上名方》）

乳汁不通：丝瓜连子烧存性研，酒服一二钱，被覆取汗即通。（《简便单方》）

小肠气痛，绕脐冲心：连蒂老丝瓜烧存性，研末，每服三钱，热酒调下。甚者不过二三服即消。

腰痛不止：天罗布瓜子仁炒焦，擂酒服，以渣敷之。（《熊氏补遗》）

喉闭肿痛：天罗瓜研汁灌之。（《普济方》）

化痰止嗽：天罗（即丝瓜），烧存性为末，枣肉和，丸弹子大，每服一丸，温酒化下。（《摄生众妙方》）

风虫牙痛：经霜干丝瓜烧存性为末，擦之。（《直指方》）

食积黄疸：丝瓜连子烧存性，为末，每服二钱，因面得病面汤下，因酒得病温酒下，连进数服愈。（《卫生简易方》）

小儿浮肿：天罗、灯草、葱白各等份，煎浓汁服，并洗之。（《普济方》）

叶

【主治】癣疮，频接掺之。疗痛疽丁肿卵癞（时珍）。

【附方】

虫癣：清晨采露水丝瓜叶七片，逐片擦七下，如神。忌鸡、鱼、发物。（《摄生众妙方》）

阴子偏坠：丝瓜叶烧存性三钱，鸡子壳烧灰二钱，温酒调服。（《余居士选奇方》）

头疮生蛆：头皮内时有蛆出，以刀切破，挤丝瓜叶汁搽之，蛆出尽，绝根。（《小山怪证方》）

汤火伤灼：丝瓜叶焙研，入辰粉一钱，蜜调搽之。生者捣敷。一日即好也。（《海上名方》）

鱼脐丁疮：丝瓜叶（即虞刺叶也），连须葱白、韭菜各等份，同入石钵内，研烂取汁，以热酒和服。

以渣贴腋下，病在左手贴左腋，右手贴右腋；病在左脚贴左胯，右脚贴右胯；在中贴心、脐。用帛缚住，候肉下红线处皆白则散矣。如有潮热，亦用此法。却令人抱住，恐其颤倒则难救矣。（《危氏得效方》）

藤根

【气味】同叶。

【主治】齿䘌脑漏，杀虫解毒（时珍）。

【附方】

预解痘毒：五六月取丝瓜蔓上卷须阴干，至正月初一日子时，用二两半煎汤，温浴小儿身面上下，以去胎毒，永不出痘，纵出亦少也。（《体仁汇编》）

诸疮久溃：丝瓜老根熬水扫之，大凉即愈。（《应验方》）

喉风肿痛：丝瓜根，以瓦瓶盛水浸，饮之。（《海上名方》）

牙宣露痛：（《海上妙方》）用丝瓜藤阴干，临时火煅存性，研搽即止，最妙。（《德生堂方》）用丝瓜藤一握，川椒一撮，灯心一把，水煎浓汁，漱吐，其痛立住如神。

咽喉骨哽：七月七日，取丝瓜根阴干，烧存性，每服二钱，以原鲠物煮汤服之。（《笔峰杂兴》）

腰痛不止：丝瓜根烧存性，为末，每温酒服二钱，神效甚捷。（《邓笔峰杂兴》）

◆实用指南

【单方验方】

腰痛：丝瓜子适量。炒焦，捣烂，酒送服，以渣敷痛处。

预防麻疹：生丝瓜100克。煎汤服食，每日2次，连服3日。

偏头痛：丝瓜络30克，艾叶15克，乌蛇18克。水煎服，每日2次。

偏头痛：丝瓜藤30克，槐花10克，小茴香6克。水煎服，每日2次。

鼻炎：丝瓜根500克，黄栀子250克。共研细粉，每服9克，每日3次。

百日咳：鲜丝瓜液汁 60 毫升（3～6 周岁量）。加适量蜂蜜口服，每日 2 次。

哮喘：小丝瓜 2 条。切断，放砂锅内煮烂，取浓汁 150 毫升服，每日 3 次。

咽喉炎：经霜丝瓜 1 条。切碎，水煎服。或嫩丝瓜捣汁，每服 1 汤匙，每日 3 次。

腮腺炎：老丝瓜 1 条。切碎炒至微黄，研为细末，每次 10 克，开水送服，每日 3 次，连服 5 口。

疝气、睾丸肿痛：干老丝瓜 1 个，陈皮 10 克。共研细末，开水冲服，每服 10 克，每日 2 次。

慢性气管炎：经霜丝瓜藤 150～240 克。水煎服，每日 1 剂，10 日为 1 个疗程，连服 2 个疗程。

支气管炎：丝瓜藤 90～150 克。切碎，水煎 2 次，合并滤液，浓缩至 100～150 毫升，每日 3 次，10 日为 1 个疗程。

【食疗药膳】

⊙丝瓜粥

原料：丝瓜、粳米各 50 克，绿豆 25 克。

制法：将粳米与绿豆浸泡洗净，入适量开水锅内烧开，改为小火煮熟；再将丝瓜洗净去皮，切成小丁，待米粒开花时，将丝瓜加入粥内，煮至粥稠即可。

用法：早餐食用，食用时可酌加佐料。

功效：补脾益胃，清热化痰，凉血解毒，通乳下奶。

适用：热病身热烦渴、痰喘咳嗽、血淋、崩中、痔瘘、乳汁不通、痈肿等。

⊙丝瓜猪肝瘦肉汤

原料：丝瓜 500 克，猪肝、猪瘦肉各 150 克，姜 1 片。

做法：丝瓜削去棱边，洗净，削角块；猪肝、猪瘦肉洗净，切薄片，用调味料腌 10 分钟。煮滚适量水，放入丝瓜、姜片，大火煮滚，改小火候几分钟，再放入猪瘦肉、猪肝，煲至猪瘦肉熟，调味供用。

用法：佐餐食用。

功效：清热养阴，洁肤除斑。

适用：肝热目赤、口干渴饮；或热毒上壅之面部黑斑；或暑热伤律之烦渴不眠等。

苦瓜（《救荒》）

【释名】锦荔枝（《救荒》），癞葡萄。

瓜

【气味】苦、寒，无毒。

【主治】除邪热，解劳乏，清心明目（时珍）（《生编》）。

子

【气味】苦，甘，无毒。

【主治】益气壮阳（时珍）。

◆ **实用指南**

【单方验方】

烦热口渴：鲜苦瓜 1 条。去瓤切碎，水煎服。

高血压：苦瓜 100 克，芹菜 500 克。水煎服。

眼红疼痛：苦瓜干 15 克，菊花 10 克。水煎服。

暑天感冒发热：苦瓜干 15 克，连须葱白 10 克，生姜 6 克。水煎服。

实火牙痛：苦瓜适量。捣烂，加白糖调匀，2 小时后滤取汁液冷服，连服 3 次。

中暑发热：鲜苦瓜 1 条。截断去瓤，纳入茶叶，再悬于通风处阴干，每次 5～10 克，水煎服。也可泡开水代茶饮。

痱子：鲜苦瓜适量。去子切片取汁，涂抹患处。痱重者 2 小时涂 1 次，不重者日涂 3 次。

丹毒、疔疮：苦瓜根适量。晒干研末，调蜂蜜外敷。

【食疗药膳】

⊙苦瓜粥

原料：苦瓜、冰糖各 50 克，粳米 200 克，盐 2 克。

制法：先将粳米浸泡洗净，再将苦瓜洗净、切开、去瓤，切成小丁，与粳米一同入锅，加入适量开水，并放入冰糖、盐少许，煮熬至米烂成粥时即可食用。

用法：早餐食用。

功效：泻火解毒，清暑止渴。

适用：夏季感受暑邪而见烦躁、口渴、乏力，甚至突然昏倒，不醒人事。

⊙苦瓜茶

原料：苦瓜 1 个，绿茶适量。

制法：将苦瓜上端切开，挖去瓤，

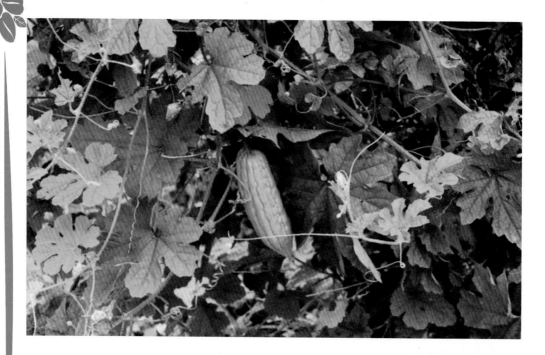

装入绿茶，把瓜挂于通风处阴干。将干苦瓜洗净，连同茶叶切碎，混匀。每次取 10 克放入杯中，沸水冲泡闷半小时。

用法：每日 1 ～ 2 次，代茶频饮。

功效：清热，解暑，除烦。

适用：中暑发热、口渴烦躁、小便不利等。

⊙清炒苦瓜

原料：苦瓜 250 克，生姜 1 片，葱 1 根。

制法：将苦瓜洗净，去子切丝；生姜洗净，切丝；葱去须，洗净，切段。用猪油起锅，放苦瓜、姜、葱略炒，下盐炒熟即可。

用法：随量食用或佐餐。

功效：清热解毒，调养脾肾。

适用：中暑发热、口渴烦躁、小便不利等。

芝（《本经上品》）

【释名】茵。

青芝，一名龙芝（《别录》）

【气味】酸，平，无毒。

【主治】明目，补肝气，安精魂，仁恕。久食，轻身不老，延年神仙（《本经》）。不忘强志（《唐本》）。

赤芝，一名丹芝（《本经》）

【气味】苦，平，无毒。

【主治】胸中结，益心气，补中，增智慧，不忘。久食，轻身不老，延年神仙（《本经》）。

黄芝，一名金芝（《本经》）

【气味】甘，平，无毒。

【主治】心腹五邪，益脾气，安神，忠信和乐。久食，轻身不老，延年神仙（《本经》）。

白芝，一名玉芝（《本经》）

【气味】辛，平，无毒。

【主治】咳逆上气，益肺气，通利口鼻，强志意，勇悍，安魄。久食，轻身不老，延年神仙（《本经》）。

黑芝，一名玄芝（《本经》）

【气味】咸，平，无毒。

【主治】癃，利水道，益肾气，通九窍，聪察。久食，轻身不老，延年神仙（《本经》）。

紫芝，一名木芝（《本经》）

【气味】甘，温，无毒。

【主治】耳聋，利关节，保神，益精气，坚筋骨，好颜色。久服，轻身不老延年（《本经》）。疗虚劳，治痔（时珍）。

【附方】

虚劳短气，胸胁苦伤，手足逆冷，

食用本草纲目彩色图鉴

或时烦燥口干，目视脱脱，腹内时痛，不思饮食：紫芝一两半，山芋（焙）、天雄（炮去皮）、柏子仁（炒）、巴戟天（去心）、白茯苓（去皮）、枳实（去瓤麸炒）各三钱五分，生地黄（焙）、麦门冬（去心焙）、五味子（炒）、半夏（制炒）、附子（炒去皮）、牡丹皮、人参各七钱五分，远志（去心）、蓼实各二钱五分，瓜子仁（炒）、泽泻各五钱，为末，炼蜜丸梧子大。每服十五丸，渐至三十丸，温酒下，日三服。（《圣济总录》）

◆ 实用指南

【单方验方】

抗皮肤皱缩：灵芝、黄芪各10克。水煎取汁，外擦皮肤。

慢性支气管炎：野生灵芝300克。制成干膏30克，每日3克。

慢性肝炎、肾盂肾炎、支气管哮喘：灵芝适量。焙干研末，开水冲服。

支气管出血：灵芝孢子粉适量。开水送服，每日2次，每次1~2克。

神经衰弱，心悸头晕，夜寐不宁：灵芝1.5~3克。水煎服，每日2次。

过敏性哮喘：灵芝、紫苏叶各6克，半夏4.5克，厚朴3克，茯苓9克。水煎加冰糖服。

慢性粒细胞性白血病：菌灵芝30克。加水煎熬2小时，煎3次，口服。同时服蜂乳以增强疗效。

硬皮病：灵芝50克。切成薄片，浸于500毫升米酒中，每日2次，每次20~30毫升，常服。

老年斑：灵芝6克，茯苓10克，茶叶2克。共捣

碎混合，装入纤维或纱布小袋，每袋6克，用开水冲泡，服茶，每日冲服2~3袋。

慢性气管炎：灵芝15克，南沙参、北沙参各10克，百合15克。水煎服，每日2次。

消炎止咳：灵芝10克，切片，桔梗、太子参、百部各20克，黄荆子、麻黄各10克，罂粟壳、南沙参、穿心莲各15克。水煎服，每日3次。

【食疗药膳】

⊙灵芝酒

原料：灵芝150克，白酒2500毫升。

制法：将灵芝放入酒坛，倒入白酒，密封坛口，每日摇晃1次，浸泡15日后即成。

用法：每日2次，每次10~20毫升。

功效：养血安神，益精悦颜。

适用：失眠、神经衰弱、消化不良等。

⊙灵芝米酒

原料：灵芝100克，好米酒1000毫升。

制法：灵芝切块，浸泡于酒内封盖，7日后饮用。

用法：每日早、晚各1次，每次饮服1~2小杯。

功效：助眠，益智。

适用：失眠、健忘等。

⊙灵芝牛肉干

原料：灵芝150克，牛肉1000克，八角茴香、桂皮、花椒、豆蔻、砂仁、精盐、

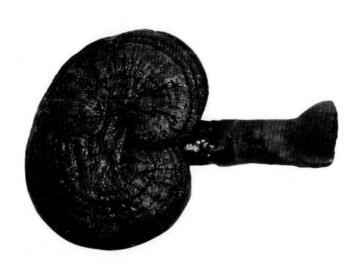

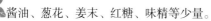

酱油、葱花、姜末、红糖、味精等少量。

制法：选纯正灵芝洗净，晒干或烘干，研成细末待用。将鲜嫩牛肉切成条状，放入灵芝末与上述佐料，加入适量净水煨煮牛肉至九成熟，待汤汁浓稠时，将牛肉捞出，晾干片刻，上炉烤干（最好用烤箱烤），即成灵芝牛肉干。

用法：不拘时随意食用。

功效：强心降压。

适用：阴阳两虚型的高血压病患者，对高血压和有心脏病患者疗效更佳。

⊙灵芝烤黄鸡

原料：灵芝、葱各20克，黄鸡肉500克，料酒、姜各10克，酱油、白糖各15克，盐、味精各5克。

制法：将灵芝洗净，喷水润透，切片烘干，研成细粉，备用。黄鸡宰杀后，去毛、内脏及爪，洗净，沥干水分，备用；姜切片，葱切段。灵芝粉、料酒、酱油、白糖、精盐、味精、姜、葱调匀，抹在黄鸡上，腌渍1小时，沥干水分，置烤箱中烤熟即成。

用法：佐餐食用。

功效：益精气，止咳喘，安神。

适用：老年慢性气管炎、支气管哮喘、各种癌症等。

⊙灵芝炖乌龟

原料：灵芝30克，乌龟1只，红枣10枚，盐、味精、麻油各适量。

制法：灵芝、乌龟削净切块、红枣共放于砂锅中，

注入清水600毫升，烧开后，小火炖至渐烂，入盐、味精、淋麻油。

用法：分2次趁热食龟肉和枣，喝汤。

功效：降低胆固醇。

适用：高脂血症。

木耳（《本经中品》）

【释名】木檽，木菌，木㭰，树鸡，木蛾。

【气味】甘，平。

【主治】益气不饥，轻身强志（《本经》）。断谷治痔（时珍）。

【附方】

眼流冷泪：木耳一两烧存性，木贼一两，为末，每服二钱，以清米泔煎服。（《惠济方》）

血注脚疮：桑耳、楮耳、牛屎菰各五钱，胎发灰三钱，研末，油和涂之，或干涂之。（《奇效良方》）

崩中漏下：木耳半斤，炒见烟，为末，每服二钱一分，头发灰三分，共二钱四

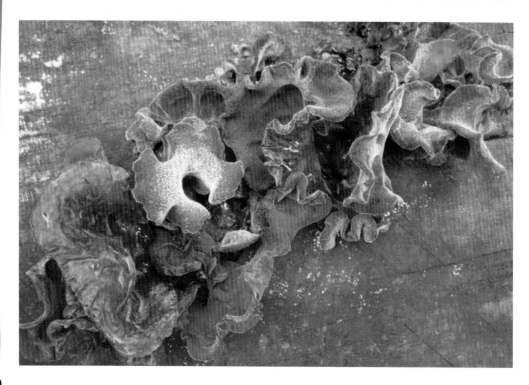

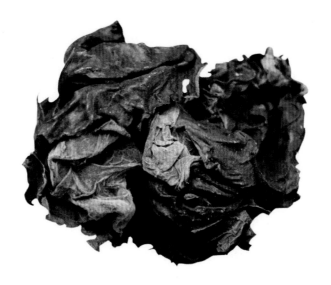

分，以应二十四气。好酒调服，出汗。（《孙氏集效方》）

新久泄痢：干木耳一两炒，鹿角胶二钱半炒，为末。每服三钱，温酒调下，日二。（《御药院方》）

血痢下血：木耳炒研五钱，酒服即可，亦用井花水服。或以水煮盐、醋食之，以汁送下。（《普济方》）

一切牙痛：木耳、荆芥各等份，煎汤频漱。（《普济方》）

桑耳

【释名】桑檽（《唐本》），桑蛾（《宋本》），桑鸡（《纲目》），桑黄（《药性》），桑臣（《药性》），桑上寄生。

【气味】甘，平，有毒。

【主治】黑者，主女人漏下赤白汁，血病癥瘕积聚，阴痛，阴阳寒热，无子（《本经》）。疗月水不调。其黄熟陈白者，止久泄，益气不饥。其金色者，治癖饮积聚，腹痛金疮（《别录》）。治女子崩中带下，月闭血凝，产后血凝，男子痃癖（甄权）。止血衄，肠风泻血，妇人心腹痛（大明）。利五脏，宣肠胃气，排毒气。压丹石人热发，和葱、豉作羹食（孟诜）。

【附方】

少小鼻衄，小劳辄出：桑耳熬焦捣末，每发时，以杏仁大塞鼻中，数度即时断。（《肘后方》）

五痔下血：桑耳作羹，空心饱食，三日一作，待孔卒痛如鸟啄状，取大、小豆各一升合捣，作两囊蒸之，及热，更互坐之即瘥。（《圣惠方》）

脱肛泻血不止：用桑黄、熟附子各一两，为末，炼蜜丸梧子大，每米饮下二十丸。（《圣惠方》）

血淋疼痛：桑黄、槲白皮各二钱，水煎服，日一次。（《圣惠方》）

崩中漏下：桑耳炒黑为末，酒服方寸匕，日三服取效。（《千金方》）

赤白带下：桑耳切碎，酒煎服。（《苏颂图经》）

遗尿且涩：桑耳为末，每酒下方寸匕，日三服。（《圣济总录》）

咽喉痹痛：五月五日，收桑上木耳，白如鱼鳞者，临时捣碎，绵包弹子大，蜜汤浸，含之立效。（《便民方》）

面上黑斑：桑耳焙研，每食后热汤服一钱，一月愈。（《摘玄方》）

槐耳

【释名】槐檽（《唐本》），槐菌（《唐本》），槐鸡（《蜀本》），赤鸡（《纲目》），槐蛾。

【气味】苦、辛，平，无毒。

【主治】五痔脱肛，下血心痛，妇人阴中疮痛（苏恭）。治风破血，益力（甄权）。

【附方】

肠痔下血：槐树上木耳，为末。饮服方寸匕，日三服。（《肘后方》）

崩中下血（不问年月远近）：用槐耳烧存性，为末。每服方寸匕，温酒下。（《产宝方》）

产后血疼（欲死者）：槐鸡半两为末，酒浓煎饮服，立愈。（《妇人良方》）

脏毒下血：槐耳烧二两，干漆烧一两，为末。每服一钱，温酒下。（《圣

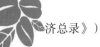

榆耳（八月采之）

【主治】令人不饥（时珍）。

【附方】

服食方：淮南万毕术云，八月榆檽，以美酒渍曝，同青粱米、紫苋蒸熟为末。每服三指撮，酒下，令人辟谷不饥。

柳耳

【主治】补胃理气（时珍）。

【附方】

反胃吐痰：柳树蕈五七个，煎汤服即愈。（《活人心统》）

柘耳

【释名】柘黄。

【主治】肺痈咳唾脓血腥臭，不问脓成未成。用一两研末，同百齿霜二钱，糊丸梧子大。米饮下三十丸，效甚捷（时珍）。

杨栌耳

【气味】平，无毒。

【主治】老血结块，破血止血，煮服之（藏器）。

极菌（宋·《图经》）

【集解】颂曰：杉菌产自宜州。长在积年杉木上，状若菌。采无时。

【气味】甘、辛，微温，无毒。

【主治】心脾气疼，及暴心痛（苏颂）。

皂荚蕈《纲目》

【集解】时珍曰：生皂荚树上木耳也。不可食。采得焙干备用。

【气味】辛，有毒。

【主治】积垢作痛，泡汤饮之，微泄效。未已再服。又治肿毒初起，磨醋涂之，良（时珍）。

【附方】

肠风下血：皂角树上蕈，瓦焙为末，每服一钱，温酒下。（《许学士本事方》）

◆ 实用指南

【单方验方】

寒温腰痛：木耳30克，木瓜、苍术各7克，川牛膝10克。水煎服。

手脚麻木：木耳120克，当归、川牛膝各30克，桂枝、没药、川芎各15克，木瓜、杜仲各24克。以上共研细末，每服6克，半酒水送服。

出血性痢疾：木耳11克，红砂糖60克。将木耳切成适当大小，与红砂糖一起搅拌后，放入1杯半的水煮熟，即可食用。

血小板减少久症：黑木耳15克，柿饼4只。水煎，当茶饮。

阴虚发热：银耳10克，冰糖少许。水煎服，每周2次。

【食疗药膳】

⊙木耳粥

原料：黑木耳30克，粳米100克，大枣3~5枚。

制法：先将木耳浸泡半天，用粳米、大枣煮粥，待煮沸后，加入木耳、冰糖适量，同煮为粥。

用法：早餐食用。

功能：润肺生津，滋阴养胃，益气止血，补脑强心。

适用：中老年人体质衰弱、虚劳咳嗽、痰中带血以及慢性便血、痔疮出血等。

⊙木耳猪肺汤

原料：黑木耳30克，花生仁连衣100克，猪肺1只，盐、黄酒各适量。

制法：将洗好切好的猪肺、花生倒入大砂锅内，加冷水浸没。用旺火烧开后，除去浮在汤上的一层泡沫，加黄酒2匙。改用小火慢炖1小时后，倒入黑木耳，加盐1匙，继续慢炖1小时，离火。

用法：每日2次，每次500毫升。

功效：补气养阴。

适用：气阴两虚型肺结核。

⊙醋浸木耳

原料：黑木耳30克，醋50克。

制法：将黑木耳用醋浸2小时，煮熟即成。

用法：1剂分2次吃完。

功效：补气益血，润燥止痛。

适用：产后痉症。

香蕈（《日用》）

【释名】时珍曰：蕈从覃。覃，延也。蕈味隽永，有覃延之意。

【气味】甘，平，无毒。

【主治】益气不饥，治风破血（吴瑞）。松蕈.治溲浊不禁，食之有效（《菌谱》）。

◆实用指南

【单方验方】

偏头痛：干香菇5克。煮酒饮服，每日1次。

便秘：香菇、豌豆、金针、豆腐、番茄各适量。用花生油炒熟食用。

风湿病：香菇、萝卜、黑芝麻、香菜、金针各适量。用花生油炒熟食用。

新生儿鼻塞气阻流涕：香菇1枚，葱白1根，母乳30~50克。香菇泡发切碎，葱白劈成条，放入母乳内，隔水炖10分钟，去渣服。

肺结核：香菇、百合各30克，山药、知母各20克。水煎，早晚各服1次。

晚期水肿，分量随症加减：香菇16克，鹿衔草、金樱子根各30克。水煎，每日2次。

肾阳不足，膀胱虚寒所致尿频：香菇20克，益智仁20个（和皮锉碎）。水煎服。

贫血，血小板减少性紫癜：香菇、仙鹤草各30克，红枣10枚。水煎服，每日1剂。

胃阴虚所致胃脘痛、食欲不振：香菇、西洋参、灵芝、石斛、银耳、淮山药各30克。上药焙干研末，每日2次，每次2~3克，温开水下。

胃脘痛：香菇15克，山茱萸9克。水煎，每日2次。

胃脘因寒作痛：香菇、白豆蔻、上肉桂各30克。研极细末，每日2次，每次3克，开水冲服。

【食疗药膳】

⊙芹菜炒香菇

原料：芹菜400克，水发香菇50克，油、盐、醋、味精各适量。

制法：芹菜去根、叶，洗净，剖开切成段；香菇洗净切片；先净芹菜在烧热的油锅内炒2~3分钟，再投入香菇片迅速炒匀，加适量盐、醋、味精，炒熟即可。

用法：佐餐食用。

功效：平肝清热，益气和血，降脂降压。

适用：高脂血症、高血压患者。

⊙香菇豆腐粥

原料：水发香菇50克，豆腐120克，大米100克，姜丝、蒜片、盐、味精、麻油各适量。

制法：香菇去蒂，切碎；豆腐切小块，大米入锅煮粥至五成熟，加进香菇、豆腐、姜蒜、盐同煮至粥烂熟，调入味精、麻油即成。

用法：每日早晚温热服食，以15日为1个疗程。

功效：益气补虚，降脂降压，健脾和胃。

适用：高血压、高脂血症、精尿病、肝炎等。

⊙香菇牛肉汤

原料：香菇10克，瘦牛肉30克，粉面、味精、盐、香油适量。

制法：将香菇泡好；瘦牛肉用粉面裹好。待汤沸后放入香菇，再拨进牛肉片，同时点入适量味精、盐、香油，煮沸即可。

用法：温热食用。

功效：益气养血。

适用：慢性胃炎。

⊙香菇小米粥

原料：水发香菇50克，小米100克，食用碱面3克。

制法：将香菇切成小丁，与小米一同放入锅中，加适量的清水将其煮开，然后放入碱面再煮30分钟即可。

用法：每日早、晚食用。

功效：降脂降压，健脾益胃。

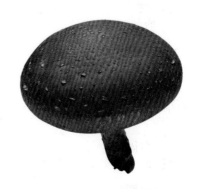

适用：脂肪肝、高血压患者食用。

⊙香菇炖豆腐

原料：水发香菇50克，豆腐250克，盐、味精各2克，酱油、料酒各5克，葱花、姜末各3克，植物油20克。

制法：将香菇洗净，豆腐切成块备用；锅内倒入植物油，油热后放葱、姜炝锅，后放豆腐、香菇及调味品、清水，加盖用小火稍炖片刻即可出锅。

用法：佐餐食用。

功效：清热解毒，补益肝肾。

适用：黄疸型肝炎患者食用。

⊙香菇牛奶汤

原料：牛乳100克，香菇2个，葱白1根，白糖少许。

制法：葱白和香菇一起洗净，切细，连同牛乳一起放入瓦盅内，隔水炖熟，去渣后放入容器中，饮用时可加少许白糖调味。

用法：温热饮用。

功效：益胃清肺，发表解毒，润肤增白。

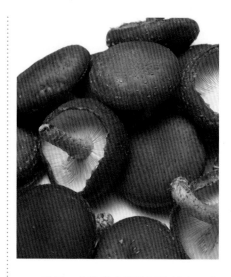

适用：女性常食能使面容洁白、皮肤细嫩。

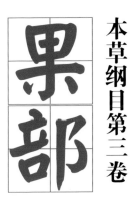

果部

本草纲目第三卷

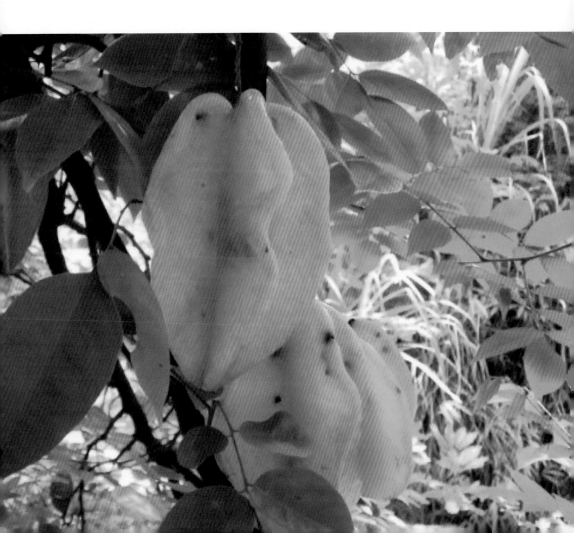

李（《别录下品》）

【释名】嘉庆子。

实

【气味】苦、酸，微温，无毒。

【主治】曝食，去痼热，调中（《别录》）。去骨节间劳热（孟诜）。肝病宜食之（思邈）。

核仁

【气味】苦，平，无毒。

【主治】僵仆踒折，瘀血骨痛（《别录》）。令人好颜色（吴普）。治女子少腹肿满。利小肠，下水气，除浮肿（甄权）。治面黚黑子（苏颂）。

【附方】

女人面黚：用李核仁去皮细研，以鸡子白和如稀饧涂之。至旦以浆水洗去，后涂胡粉。不过五六日效。忌见风。（《崔元亮海上方》）

蝎虿螫痛：苦李仁嚼涂之，良。（《古今录验》）

根白皮

【气味】大寒，无毒。

【主治】消渴，止心烦逆奔豚气（《别录》）。治疮（吴普）。煎水含漱，治齿痛（弘景）。煎汁饮，主赤白痢（大明）。炙黄煎汤，日再饮之，治女人卒赤白下，有验（孟诜）。治小儿暴热，解丹毒（时珍）。苦李根皮：味咸，治脚下气，主热毒烦躁。煮汁服，止消渴（甄权）。

【附方】

小儿丹毒（从两股走及阴头）：用李根烧为末，以田中流水和涂之。（《千金方》）

咽喉卒塞（无药处）：以皂角末吹鼻取嚏，仍以李树近根皮，磨水涂喉外，良验。（《菽园杂记》）

花

【气味】苦，香，无毒。

【主治】令人面泽，去粉滓黚黵（时珍）。

【附方】

面黑粉滓：用李花、梨花、樱桃花、白葵花、白莲花、红莲花、旋覆花、秦椒各六两，桃花、木瓜花、丁香、沉香、青木香、钟乳粉各三两，珍珠、玉屑各二两，蜀水花一两，大豆末七合，为细末瓶收。每日盥靧，用洗手面，百日光洁如玉也。（《普济方》）

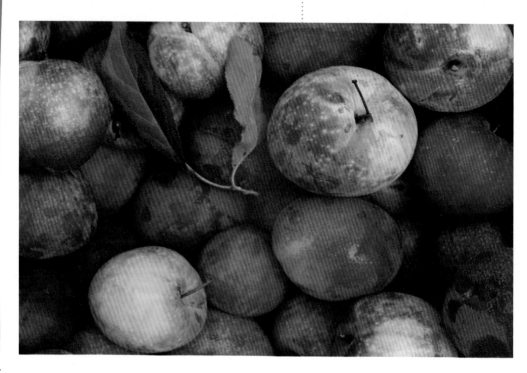

食用本草纲目彩色图鉴

叶

【气味】甘、酸，平，无毒。

【主治】小儿壮热，痃疾惊痫，煎汤浴之，良（大明）。

【附方】

恶刺疮痛：李叶、枣叶捣汁点之，效。（《千金方》）

树胶

【气味】苦，寒，无毒。

【主治】目翳，定痛消肿（时珍）。

◆实用指南

【单方验方】

肝硬化腹水：李子适量。洗净鲜吃，每次 4 ~ 6 个，每日 2 次。

胃阴虚、口渴咽干：李子适量。洗净鲜吃；或作果脯含咽。

肺经燥热、咳嗽无痰：李子适量。生食；或加蜂蜜煎膏服，每次 15 毫升，每日 2 次。

虚劳骨蒸、消渴：鲜李子（去核）适量。洗净捣烂绞汁冷服，每次 25 毫升，每日 3 次。

癌症虚劳骨蒸、消渴、腹水：李子适量。洗净鲜吃，食量每次不宜过多。

痢疾：李树皮 1 把。水煎服。

【食疗药膳】

⊙李子酒

原料：鲜李子 250 克，米酒 250 毫升。

制法：将李子洗净去核，捣烂取汁，和入米酒搅匀，入瓶密闭。

用法：每日 2 次，每次 10 ~ 20 毫升。

功效：美容驻颜。

适用：面色苍白者。

⊙李子米仁汤

配料：李子 6 个，米仁 30 克。

制法：将上 2 味加适量水煮成汤。

用法：每日内分 2 次饮完。

功效：养肝、破瘀利水。

适用：肝硬化腹水。

⊙李子蜜酒

配料：李子干 400 克，蜂蜜 100 毫升，酒 1800 毫升。

制法：把李子干、蜂蜜放入酒中，泡 3 个月，过滤备饮。

用法：每次 10 毫升，每日 2 次。

功效：润肠通便。

适用：肠燥便秘。

杏（《别录下品》）

【释名】甜梅。

实

【气味】酸，热，有小毒。

【主治】曝脯食，止渴，去冷热毒。心之果，心病宜食之（思邈）。

核仁

【气味】甘（苦），温（冷利），有小毒。两仁者杀人，可以毒狗。

【主治】咳逆上气雷鸣，喉痹，下气，产乳金疮，寒心奔豚（《本经》）。惊痫，心下烦热，风气往来，时行头痛，解肌，消心下急满痛，杀狗毒（《别录》）。解锡毒（之才）。治腹痹不通，发汗，主温病脚气，咳嗽上气喘促。入天门冬煎，润心肺。和酪作汤，润声气（甄权）。除肺热，治上焦风燥，利胸膈气逆，润大肠气秘（元素）。杀虫，治诸疮疥，消肿，去头面诸风气瘡疱（时珍）。

【附方】

咳逆上气（不拘大人小儿）：以杏仁三升去皮尖，炒黄研膏，入蜜一升，杵熟，每食前含之，咽汁。（《千金方》）

喘促浮肿，小便淋沥：杏仁一两，去皮尖熬研，和米煮粥，空心吃二合妙。（《食医心镜》）

头面风肿：杏仁捣膏，鸡子黄和杵，涂帛上，厚裹之。干则又涂，不过七八次愈也。（《千金方》）

风虚头痛（欲破者）：杏仁去皮尖，晒干研末，水九升研滤汁，煎如麻腐状，取和羹粥食。七日后大汗出，诸风渐减。此法神妙，可深秘之。慎风、冷、猪、鸡、鱼、蒜、醋。（《千金方》）

偏风不遂，失音不语：生吞杏仁七枚，不去皮尖，逐日加至七七枚，周而

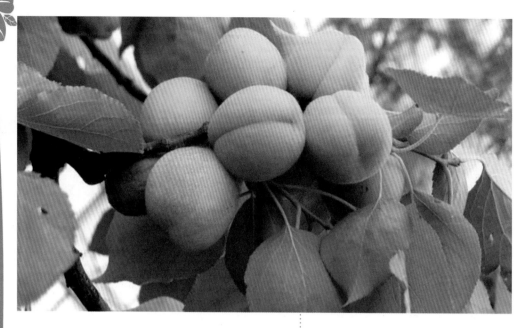

复始。食后仍饮竹沥，以瘥为度。（《外台秘要》）

破伤风肿：杏仁杵膏厚涂上，然烛遥炙之。（《千金方》）

金疮中风，角弓反张：用杏仁杵碎，蒸令气溜，绞脂服一小升，兼摩疮上良。（《必效方》）

心腹结气：杏仁、桂枝、橘皮、诃黎勒皮各等份，为丸，每服三十丸，白汤下。无忌。（《孟诜食疗》）

五痔下血：杏仁去皮尖及双仁者，水三升，研滤汁，煎减半，同米煮粥食之。（《食医心镜》）

阴疮烂痛：杏仁烧黑研成膏，时时敷之。（《钤方》）

身面疣目：杏仁烧黑研膏，擦破，日日涂之。（《千金方》）

耳出脓汁：杏仁炒黑，捣膏绵裹纳入，日三四易之妙。（《梅师方》）

鼻中生疮：杏仁研末，乳汁和敷。（《千金方》）

疳疮蚀鼻：杏仁烧，压取油敷之。（《千金方》）

风虫牙痛：杏仁针刺于灯上烧烟，乘热搭病牙上。又复烧搭七次。绝不疼，病牙逐时断落也。（《普济方》）

小儿脐烂、成风：杏仁去皮研敷。（《子母秘录》）

小儿咽肿：杏仁炒黑，研烂含咽。（《普济方》）

狗咬伤疮：烂嚼杏仁涂之。（《寇氏》）

解狼毒毒：杏仁捣乱，水和服之。（《千金方》）

一切食停、气满膨胀：用红杏仁三百粒，巴豆二十粒同炒，色变去豆不用，研杏为末，橘皮汤调下。（《杨氏家藏方》）

白癜风斑：杏仁连皮尖，每早嚼二七粒，揩令赤色。夜卧再用。（《圣济总录》）

诸疮肿痛：杏仁去皮，研滤取膏，入轻粉、麻油

调搽神效。不拘大人、小儿。（鲍氏）

小儿头疮：杏仁烧研敷之。（《事林广记》）

花

【气味】苦，温，无毒。

【主治】补不足，女子伤中，寒热痹厥逆（《别录》）。

【附方】

妇人无子：二月丁亥日，取杏花、桃花阴干为末。戊子日和井华水服方寸匕，日三服。（《卫生易简方》）

粉滓面䵟：杏花、桃花各一升，东流水浸七日。洗面三七遍，极妙。（《圣济总录》）

叶

【主治】人卒肿满，身面洪大，煮浓汁热渍，亦少少服之（《肘后方》）。

枝

【主治】堕伤，取一握，水一升煮减半，入酒三合和匀，分服，大效（苏颂）。

【附方】

坠扑瘀血（在内，烦闷者）：用东引杏树枝三两，细到微熬，好酒一升煎十余沸，分二服。（《塞上方》）

根

【主治】食杏仁多，致迷乱将死，切碎煎汤服，即解（时珍）。

◆ 实用指南

【单方验方】

老年慢性气管炎：杏仁、冰糖各适量。研碎混合，早、晚各服9克，连服10日。

风热感冒：杏仁、连翘各10克，竹叶12克，薄荷3克（后下）。水煎服，每日1剂。

肺结核：杏仁120克，百部100克，白及60克，研末3克。每日3次，温水冲服。

哮喘：杏仁5克，麻黄30克，豆腐120克。共煮，去药渣，每日早、晚2次分服。

胃痛：杏仁5个，白胡椒、红枣各7个。捣烂，蜜为丸，温水送服。

便秘：杏仁、麻仁、瓜蒌各等份，白蜜适量。研细末，蜜为丸如枣大，每日2～3丸。

肺心病：杏仁10克，百合50克。杏仁先煎取汁再与百合、粳米60克，煮粥食用。

肺气肿：杏仁、五味子、玉竹、麦冬、贝母各9克，沙参12克。水煎服，每日2次。

风寒咳嗽：杏仁6～10克，生姜3片，白萝卜100克。加水400毫升，小火煎至100毫升，每日1剂，分早晚服。

【食疗药膳】

⊙ 鲫鱼红糖甜杏汤

原料：鲫鱼1条（约500克），甜杏仁12克，红糖适量。

制法：先将鲫鱼去掉鳞、腮，剖除内脏洗干净，切成块。将鲫鱼与杏仁、红糖一并熬汤，鱼熟后即可。

用法：饮汤食鱼（可稍拌酱油）。

功效：益气健脾，滋阴理肺。

适用：慢性支气管炎（证属气阴亏虚型，症见形体消瘦、倦怠乏力、咳嗽痰多、气短声低喘促、咳剧或痰中夹有少量血丝者）。

⊙ 山药杏仁糊

原料：山药、杏仁（去皮尖）各500克，粟米250克，酥油适量。

制法：先将粟米炒熟，研成面；再将杏仁炒熟，研细末，与粟米面混合拌匀备用；另将出药煮熟，去皮捣作泥状备用。

用法：每日晨起用滚开水冲调杏仁粟米面6～10克成稀糊，加入山药泥适量及少许酥油调匀，亦可加糖少许调味，于空腹时食用。

功效：平补肺肾，益气健脾，养阴润燥，止咳平喘，固表敛汗。

适用：肺肾两虚之久咳虚喘，或自汗易感冒。

梅（《本经中品》）

实

【气味】酸，平，无毒。

乌梅

【气味】酸，温、平，涩，无毒。

【主治】下气，除热烦满，安心，止肢体痛，偏枯不仁，死肌，去青黑痣，蚀恶肉（《本经》）。去痹，利筋脉，止下痢，好唾口干（《别录》）。水渍汁饮，治伤寒烦热（弘景）。止渴调中，去痰治疟瘴，止呕逆霍乱，除冷热痢（藏器）。治虚劳骨蒸，消酒毒，令人得睡。和建茶、干姜为丸服，止休息痢，大验（大明）。敛肺涩肠，止久嗽泻痢，反胃噎膈，蛔厥吐利，消肿涌痰，杀虫，解鱼毒、马汗毒、硫黄毒（时珍）。

白梅

【释名】盐梅，霜梅。

【气味】酸，咸，平，无毒。

【主治】和药点痣，蚀恶肉（弘景）。刺在肉中者，嚼敷之即出（孟诜）。治刀箭伤，止血，研烂敷之（大明）。乳痈肿毒，杵烂贴之，佳（汪颖）。除痰（苏颂）。治中风惊痫，喉痹痰厥僵仆，牙关紧闭者，取梅肉揩擦牙龈，涎出即开。又治泻痢烦渴，霍乱吐下，下血血崩，功同乌梅（时珍）。

【附方】

消渴烦闷：乌梅肉二两，微炒为末，

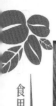

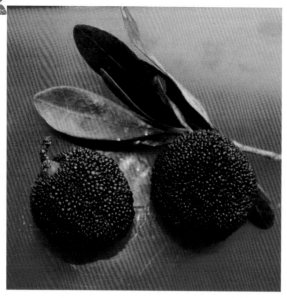

每服二钱，水二盏，煎一盏，去滓，入豉二百粒，煎至半盏，温服。（《简要济众方》）

久痢不止，肠垢已出：用乌梅肉二十个，水一盏，煎六分，食前分二服（《肘后方》）；用乌梅肉、白梅肉各七个捣烂，入乳香末少许，杵丸梧桐子大。每服二三十丸，茶汤下，日三（《袖珍》）。

大便下血及酒痢、久痢不止：用乌梅三两，烧存性为末，醋煮米糊和，丸梧子大，每空心米饮服二十丸，日三。（《济生方》）

小便尿血：乌梅烧存性研末，醋糊丸梧子大，每服四十丸，酒下。

血崩不止：乌梅肉七枚，烧存性研末，米饮服之，日二。

大便不通（气奔欲死者）：乌梅十颗，汤浸去核，丸枣大，纳入下部，少时即通。（《食方本草》）

霍乱吐利：盐梅煎汤，细细饮之。（《如宜方》）

折伤金疮：干梅烧存性敷之，一宿瘥。（《千金方》）

小儿头疮：乌梅烧末，生油调涂。（《圣济总录》）

香口去臭：曝干梅脯，常时含之。

核仁

【气味】酸，平，无毒。

【主治】明目，益气，不饥（吴普）。除烦热（孟诜）治代指忽然肿痛，捣烂，和醋浸之（时珍（《肘后方》）。

花

【气味】微酸，涩，无毒。

叶

【气味】酸，平，无毒。

【主治】休息痢及霍乱，煮浓汁饮之（大明）。藏器曰：嵩阳子言，清水揉梅叶，洗蕉葛衣，经夏不脆。有验。时珍曰：夏衣生霉点，梅叶煎汤洗之即去，甚妙。

【附方】

中水毒病（初起头痛恶寒，心烦拘急，旦醒暮剧）：梅叶捣汁三升饮之良。（《肘后方》）

下部虫䘌：梅叶、桃叶一斛，杵烂蒸极热，内小器中，隔布坐蒸之，虫尽死也。（《外台秘要》）

月水不止：梅叶焙，棕榈皮灰各等份为末，每服二钱，酒调下。（《圣济总录》）

根

【主治】风痹。（《别录》）："出土者杀人。"初生小儿，取根同桃、李根煮汤浴之，无疮热之患(《崔氏纂要》)。煎汤饮，治霍乱，止休息痢（大明）。

◆实用指南

【单方验方】

阴虚盗汗：乌梅15枚，浮小麦15克，大枣5枚。水煎服。

鸡眼：乌梅肉2个。捣烂，入醋少许，加盐水调匀，贴鸡眼跟处即消。

蛔虫病：乌梅若干。去核捣烂，每服6～9克，每日2次。

急、慢性腹泻：乌梅适量。去核捣烂绞汁，用火小火熬成膏状，每日10毫升，早、晚饭前各服1次，连服3～7日。

晕车、眩船：乌梅适量。放于肚脐上或含在口中。

饮食积滞：乌梅2枚，萝卜250克（切片）。加水1500毫升煮至700毫升，加少许盐调味，去渣饮用。

牛皮癣：乌梅2500克。水煎，去核浓缩成膏500克，每服半汤匙（约15克），每日3次。

暑热烦渴：乌梅、太子参各 15 克。白糖适量，煎水饮用。

便血：熟猪血 500 克，乌梅 10 个。将猪血切块，入乌梅同煎汤服。

感冒：乌梅 5 个，红糖 50 克。水煎分 2 次服。

菌痢：乌梅 6 个，鸡蛋 1 只。煎汤服。

疖肿：乌梅 9 克。烘干，与冰片 3 克共研末，外涂患处。

功能性子宫出血：乌梅 7 个。去核取肉烧存性，研细末，米汤送服，每日 2 次。

鸡眼：乌梅 30 克，盐 9 克。以水溶化，将乌梅浸入盐水中，一昼夜后取出去核，加醋捣烂，外涂患处。

【食疗药膳】

⊙大枣乌梅冰糖汤

原料：乌梅、大枣各 20 克，冰糖适量。

制法：将大枣、乌梅洗干净，入砂锅加水适量，小火煎取浓汁，兑入冰糖溶化即成。

用法：每日 2 次，温热服食。

功效：滋阴益气敛汗。

适用：阴津亏虚所致的烦热口渴、气短神疲、盗汗不止等。

⊙乌梅粥

原料：乌梅 15 ~ 20 克，粳米 100 克，冰糖适量。

制法：将乌梅煎取浓汁去渣，入粳米煮粥，粥熟后加冰糖适量，稍煮即可。

用法：每日 2 次，温热食用。

功效：生津止渴，敛肺止咳，涩肠止泻。

适用：久泻、久痢等。急性泻痢和感冒咳嗽者禁用。

桃（《本经下品》）

【释名】时珍曰：桃性早花，易植而子繁，故字从木、兆。十亿曰兆，言其多也。或云从兆谐声也。

实

【气味】辛、酸、甘，热，微毒。多食令人有热。

【主治】作脯食，益颜色（大明）。肺之果，肺病宜食之（思邈）。冬桃食之解劳热（时珍：出（《尔雅注》）。

核仁

【气味】苦、甘，平，无毒。

【主治】瘀血血闭，癥瘕邪气，杀小虫（《本经》）。止咳逆上气，消心下坚硬，除卒暴击血，通月水，止心腹痛（《别录》）。治血结、血秘、血燥，通润大便，破畜血（《元素》）。杀三虫。又每夜嚼一枚和蜜，涂手、面良（孟诜）。主血滞风痹骨蒸，肝疟寒热，鬼注疼痛，产后血病（时珍）。

【附方】

延年去风，令人光润：用桃仁五合去皮，用粳米饭浆同研，绞汁令尽，温温洗面极妙。（《千金翼》）

偏风不遂及癖疾：用桃仁二千七百枚，去皮、尖、双仁，以好酒一斗三升，浸二十一日，取出晒干杵细，作丸如梧子大，每服二十丸，以原酒吞之。（《外台秘要》）

风劳毒肿、挛痛，或牵引小腹及腰痛：桃仁一升去皮尖，熬令黑烟出，热研如脂膏，以酒三升搅和服，暖卧取汗。不过三度瘥。（《食医心镜》）

上气咳嗽，胸满气喘：桃仁三两去皮尖，以水一大升研汁，和粳米二合煮粥食之。（《食医心镜》）

卒然心痛：桃仁七枚去皮尖研烂，水一合服之。（《肘后方》）

人好魇寐：桃仁熬去皮尖三七枚，以小便服之。（《千金方》）

崩中漏下不止者：桃核烧存性研细，酒服方寸匕，日三。（《千金方》）

妇人难产，数日不出：桃仁一个劈开，一片书可字，一片书出字，吞之即生。（《删繁方》）

产后身热如火（皮如粟粒者）：桃仁研泥，同腊猪油敷之，日日易之。（《千金方》）

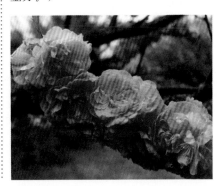

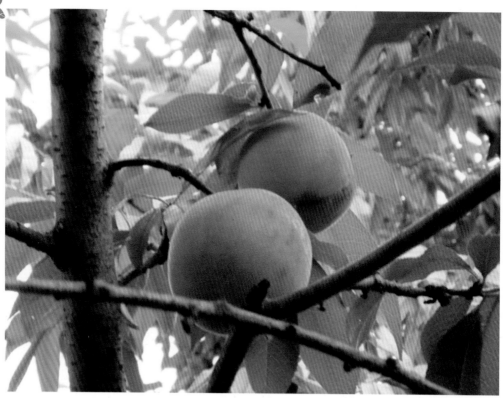

妇人阴痒：桃仁杵烂，绵裹塞之。（《肘后方》）

小儿烂疮，初起肿浆似火疮：桃仁炒研烂敷之。（《子母秘录》）

桃毛（毛桃实上毛也，刮取用之）

【气味】辛，平，微毒。

【主治】破血闭，下血瘕，寒热积聚，无子，带下诸疾（《别录》）。疗崩中，破癖气（大明）。

桃枭

【释名】桃奴（《别录》），桃景（《别录》），神桃。

【气味】苦，微温，有小毒。

【主治】杀百鬼精物（《本经》）。杀精魅五毒不祥，疗中恶腹痛（《别录》）。颂曰：胡洽治中恶毒气盅疰有桃枭汤。治肺气腰痛，破血，疗心痛，酒磨暖服之（大明）。主吐血诸药不效，烧存性，研末，米汤调服，有验（汪颖）。治小儿虚汗，妇人妊娠下血，破伏梁结气，止邪疟。烧烟熏痔疮。烧黑油调，敷小儿头上肥疮软疖（时珍）。

【附方】

伏梁结气（在心下不散）：桃奴三两为末，空心

温酒，每服二钱。（《圣惠方》）

妊娠下血不止：用桃枭烧存性研，水服取瘥。（《葛洪方》）

盗汗不止：树上干桃子一个，霜梅二个，葱根七个，灯心二茎，陈皮一钱，稻根、大麦芽各一撮，水二钟，煎服。（《经验方》）

白秃头疮：干桃一两，黑豆一合，为末，腊猪油调搽。（《圣惠方》）

小儿头疮：树上干桃烧研，入腻粉，麻油调搽。（《圣惠方》）

花

【气味】苦，平，无毒。

【主治】杀疰恶鬼，令人好颜色（《本经》）。悦泽人面，除水气，破石淋，利大小便，下三虫（《别录》）。消肿满，下恶气（苏恭）。治心腹痛及秃疮（孟诜）。利宿水痰饮积滞，治风狂。研末，敷头下肥疮，手足瘑疮（时珍）。

【附方】

大便艰难：桃花为末，水服方寸匕，

即通。（《千金方》）

产后秘塞（大小便不通）：用桃花、葵子、滑石、槟榔各等份，为末，每空心葱白汤服二钱，即利。（《集验方》）

心腹积痛：三月三日采桃花晒干杵末，以水服二钱匕，良。（《食疗本草》）

疟疾不已：桃花为末，酒服方寸匕良。（《梅师方》）

痰饮宿水：桃花散，收桃花阴干为末，温酒服一合，取利。觉虚，食少粥。不似转下药也。（《崔行功纂要方》）

脚气肿痛：桃花一升，阴干为末，每温酒细呷之，一宿即消。（《外台秘要》）

腰脊作痛：三月三日取桃花一斗一升，井华水三斗，曲六升，米六斗，炊熟，如常酿酒。每服一升，日三服，神良。（《千金方》）

脓瘘不止：桃花为末，猪油和敷之，日二。（《千金方》）

头上秃疮：三月三日收未开桃花阴干，与桑葚赤者等份作末，以猪油和。先取灰汁洗去痂，即涂之。（《食疗本草》）

头上肥疮、黄水面疮：一百五日寒食节，收桃花为末。食后以水半盏调服方寸匕，日三，甚良。（《崔元亮海上方》）

雀卵面疱：桃花、冬瓜仁研末各等份，蜜调敷之。（《圣惠方》）

叶

【气味】苦，平，无毒。

【主治】除尸虫，出疮中小虫（《别录》）。治恶气，小儿寒热客忤（大明）。疗伤寒、时气、风痹无汗，治头风，通大小便，止霍乱腹痛（时珍）。

【附方】

小儿伤寒时气：用桃叶三两，水五升，煮十沸取汁，日五六遍淋之，后烧雄鼠粪二枚服之，妙。（《伤寒类要》）

二便不通：桃叶杵汁半升服。冬用榆皮。（《孙真人方》）

霍乱腹痛：桃叶三升切，水五升，煮一升，分二服。（《外台秘要》）

肠痔出血：桃叶一斛，杵碎，蒸之，纳小口器中坐，有虫自出。（《肘后方》）

鼻内生疮：桃叶嫩心杵烂塞之。无叶用枝亦可。（《简便方》）

身面癣疮：日午捣桃叶，取汁搓之。（《千金方》）

茎及白皮

【气味】苦，平，无毒。

【主治】除邪鬼中恶腹痛，去胃中热（《别录》）。治痒忤心腹痛，解蛊毒，辟疫疠，疗黄疸身目如金，杀诸疮虫（时珍）。

【附方】

天行疫疠：常以东向桃枝煎熬汤浴

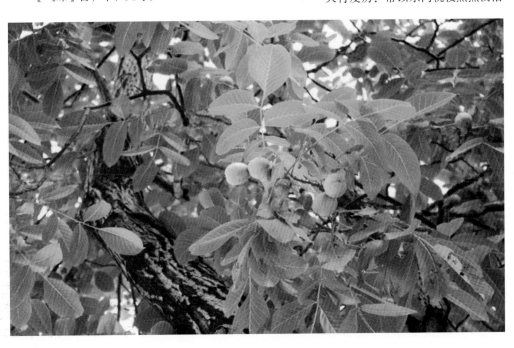

之，佳。（《类要》）

喉痹塞痛：桃皮煮汁三升服。（《千金翼》）

卒得心痛：东向桃枝一把，切，以酒一升，煎半升，顿服大效。（《肘后方》）

小儿湿癣：桃树青皮为末，和醋频敷之。（《子母秘录》）

狂狗咬伤：桃白皮一握，水三升，煎一升服。（《梅师方》）

水肿尿短：桃皮三斤去内外皮，秫米一斗，女曲一升，以水二斗煮桃皮，取汁一斗，以一半渍曲，一半渍秫饭，如常酿成酒。每服一合，日三次，以体中有热为候。小便多是病去。忌生冷、一切毒物。（《圣济总录》）

牙痛颊肿：桃白皮、柳白皮、槐白皮各等份，煎酒热漱。冷则吐之。（《圣惠方》）

小儿白秃：桃皮五两煎汁，入白面沐之，并服。（《圣惠方》）

桃胶

【气味】苦，平，无毒。

【主治】炼服，保中不饥，忍风寒（《别录》）。下石淋，破血，治中恶疰忤（苏恭）。主恶鬼邪气（孟诜）。和血益气，治下痢，止痛（时珍）。

【附方】

虚热作渴：桃胶如弹丸大，含之佳。（《外台秘要》）

石淋作痛：桃胶如枣大，夏以冷水三合，冬以汤三合，和服，日三服。当下石，石尽即止。（《古方录验》）

血淋作痛：桃胶（炒）、木通、石膏各一钱，水一盏，煎七分，食后服。（《杨氏家藏方》）

产后下痢、赤白，里急后重，疞痛：用桃胶（焙干）、沉香、蒲黄（炒）各等份，为末。每服二钱，食前米饮下。（《妇人良方》）

◆实用指南

【单方验方】

黄疸不退：桃根100克。将桃根切细汤，即可。

淬心痛：桃枝1把，黄酒适量。将桃枝切细片，用黄酒煮沸，然后去渣，即成。

淋巴腺炎：桃树叶适量。捣烂，加黄酒少许炖热，敷于患处。

间日疟：鲜桃叶3～5片，生大蒜半瓣。同捣烂，以纱包裹塞于鼻内，或左或右，于疟疾发作前2～3小时塞入。

对口疮、搭背、痈：桃树嫩叶适量。捣烂，敷于患处。

【食疗药膳】

⊙桃皮酒

原料：桃皮1500克（削去黑，取黄皮），女曲、秫米各500克。

制法：以水7500毫升，煮桃皮得2500毫升，以1250毫升汁渍女曲，以1250毫升煮秫米成饭，酿如酒法，熟后滤去滓。

用法：每次10毫升，每日3次，耐酒者增之，以体中有热为候，小便多者即是病去。忌生、冷、酒、面、一切毒物。

功效：宣肺清热，利水。

适用：水肿。

栗（《别录上品》）

【释名】时珍曰："栗，说文作桌，从卤，象花实下垂之状也。"板栗。

实

【气味】咸，温，无毒。

【主治】益气，厚肠胃，补肾气，令人耐饥（《别录》）。生食，治腰脚不遂（思邈）。疗筋骨断碎，肿痛瘀血，生嚼涂之，有效（苏恭）。

栗楔（时珍曰：一球三颗，其中扁者栗楔也）

【主治】筋骨风痛（士良）。活血尤效。颂曰："今衡山合活血丹用之。每日生食七枚，破冷痃癖。"又生嚼，罯恶刺，出箭头，敷瘰疬肿毒痛（大明）。

【附方】

小儿疳疮、苇刺入肉、马汗入肉，成疮者：生嚼栗子敷之。（《外台秘要》）

小儿口疮：大栗煮熟，日日与食之，甚效。（《普济方》）

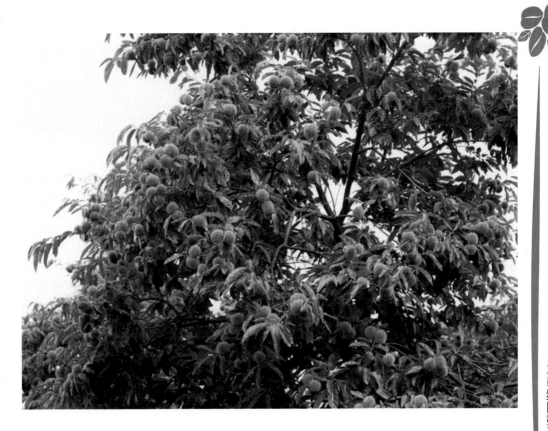

衄血不止：宣州大栗七枚刺破，连皮烧存性，出火毒，入麝香少许研匀，每服二钱，温水下。（《圣济总录》）

金刃斧伤：用独壳大栗研敷，或仓卒嚼敷亦可。（《集简方》）

栗莍（恭曰：栗内薄皮也）

【气味】甘，平，涩，无毒。

【主治】捣散，和蜜涂面，令光急去皱文（苏恭）。

【附方】

骨哽在咽：栗子内薄皮烧存性，研末，吹入咽中即下。（《圣济总录》）用栗子肉上皮半两为末，鲇鱼肝一个，乳香二钱半，同捣，丸梧子大。看哽远近，以线系绵裹一丸，水润吞之，提线钓出也。

栗壳（栗之黑壳也）

【气味】同莍。

【主治】反胃消渴，煮汁饮之（孟诜）。煮汁饮，止泻血（大明）。

【附方】

鼻衄不止，累医不效：栗壳烧存性，研末，粥饮服二钱。（《圣惠方》）

毛球（栗外刺包也）

【主治】煮汁，洗火丹毒肿（苏恭）。

花

【主治】瘰疬（吴瑞）。

树皮

【主治】煮汁，洗沙虱、溪毒（苏恭）。疗疮毒（苏颂）。治丹毒五色无常。剥皮有刺者，煎水洗之。（孟诜出（《肘后方》）

◆实用指南

【单方验方】

脾胃气虚型肺结核：山药、板栗各50克，猪瘦肉100克。炖汤服食，每日2次，连服15～20日。

身体虚弱、气血两虚：板栗肉100克，香菇60克。加调料炒食。

肾虚、腰腿酸软：生栗子7个。每

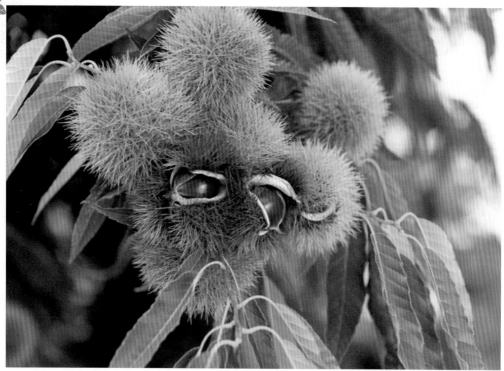

日早晚分吃，细嚼成浆咽下。

病后体弱、四肢无力、食欲不振：板栗(干品)30克。加水煮熟，放红糖适量，每晚睡前食1次。

老年人气虚喘咳：板栗10个，红枣10枚。猪瘦肉适量加水煮熟，加调料服食。

气管炎：板栗250克，猪瘦肉适量。调味炖食。

肾虚、脾胃不足：栗子、大米各适量。共煮粥，加白糖调味食用，每日1次。

肾炎小便频数、腰脚无力：板栗50克。每日早、晚用火煨熟食用。

小儿腹泻：栗子适量。磨粉煮成糊，加白糖适量喂食。又方，栗子肉15克，柿饼半个，同煮烂，磨成糊状食用。

筋骨肿痛：板栗适量。捣烂敷患处。

【食疗药膳】

⊙风栗健脾羹

原料：栗子肉250克，瘦肉200克，淮山药25克。

制法：栗子肉用沸水浸泡后去皮，再与洗净的瘦肉、山药同置砂锅内，加水，煮沸后用小火焖至熟烂。

用法：饮汤食肉。

功能：补益脾肾。

适用：久病或衰老、气虚体弱、少气懒言、疲倦乏力、食欲不振等。

⊙栗子玉米糕

原料：栗子粉、玉米粉各30克，芝麻仁、大麻仁、红糖各适量。

制法：将芝麻仁淘净，沥去水分，炒香；大麻仁研为末，两味放入盆内拌匀，再加入栗子粉、玉米粉、红糖，用水和匀，做成糕坯，上笼大火熏15～20分钟。

用法：每日1次，早晨食用。

功效：补肾润肠。

适用：气虚便秘。

⊙板栗猪肾粥

原料：生板栗(用布袋装，悬挂风干)1000克，猪肾1具，粳米100克。

制法：先将猪肾去脂膜，削开洗净，切碎块，与粳米同置砂锅中，煮至熟烂，调味后即得。

用法：每日早晨起时，先取风干板栗10枚，嚼细食用，继而将猪肾粥食完。

功效：补肾健脾，益气养阴，壮腰固精。

适用：肾气亏虚之腰膝酸软，腿脚无力等；也可用于中老年人的日常保健。

枣（《本经上品》）

【释名】时珍曰："按陆佃埤雅云，大曰枣，小曰棘。"

生枣

【气味】甘、辛，热，无毒。多食令人寒热。凡羸瘦者不可食。

大枣

【释名】干枣（《别录》），美枣（《别录》），良枣。

【气味】甘，平，无毒。

【主治】心腹邪气，安中，养脾气，平胃气，通九窍，助十二经，补少气、少津液、身中不足，大惊四肢重，和百药。久服轻身延年（《本经》）。宗奭曰：煮取肉，和脾胃药甚佳。补中益气，坚志强力，除烦闷，疗心下悬，除肠澼。久服不饥神仙（《别录》）。润心肺，止嗽，补五脏，治虚损，除肠胃癖气。和光粉烧，治疳痢（大明）。小儿患秋痢，与蛀枣食之良（孟诜）。杀乌头、附子、天雄毒（之才）。和阴阳，调荣卫，生津液（李珣）。

【附方】

调和胃气：以干枣去核，缓火逼燥为末，量多少入少生姜末，白汤点服，调和胃气甚良。（《衍义》）

小肠气痛：大枣一枚去核，用斑蝥一枚去头、翅，入枣内，纸包煨熟，去斑食枣，以桂心、毕澄茄汤下。（《直指方》）

妊娠腹痛：大红枣十四枚，烧焦为末，以小便服之。（《梅师方》）

烦闷不眠：大枣十四枚，葱白七茎，水三升，煮一升，顿服。（《千金方》）

上气咳嗽（伤中筋脉急，上气咳嗽者）：用枣二十枚去核，以酥四两微火煎，入枣肉中泣尽酥，取收之，常含一枚，微微咽之取瘥。（《圣惠方》）

耳聋鼻塞，不闻音声、香臭者：取大枣十五枚去皮核，蓖麻子三百枚去皮，和捣，绵裹塞耳、鼻，日一度。三十余日，闻声及香臭也。先治耳，后治鼻，不可并塞。（《孟诜食疗》）

久服香身：用大枣肉和桂心、白瓜仁、松树皮为丸，久服之。（《食疗本草》）

诸疮久坏不愈者：枣膏三升，煎水频洗，取愈。（《千金方》）

痔疮疼痛：大肥枣一枚剥去皮，取水银掌中，以唾研令极熟，敷枣瓢上，纳入下部良。（《外台秘要》）

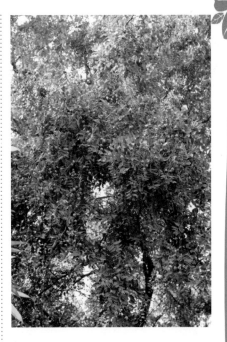

下部虫痒：蒸大枣取膏，以水银和捻，长三寸，以绵裹，夜纳下部中，明日虫皆出也。（《肘后方》）

三岁陈枣核中仁

【气味】燔之，苦，平，无毒。

【主治】腹痛邪气（《别录》）。恶气卒疰忤（孟诜）。核烧研，掺胫疮良（时珍）。

叶

【气味】甘，温，微毒。

【主治】覆麻黄，能令出汗（《本经》）。和葛粉，揩热痱疮，良（《别录》）。治小儿壮热，煎汤浴之（大明）。

【附方】

小儿伤寒（五日以后热不退）：用枣叶半握，麻黄半两，葱白、豆豉各一合，童子小便二钟，煎一钟，分二服，取汗。（《圣济总录》）

反胃呕哕：干枣叶一两，藿香半两，丁香二钱半，每服二钱，姜二片，水一盏前服。（《圣惠方》）

木心

【气味】甘，涩，温，有小毒。

【主治】中蛊腹痛，面目青黄，淋

露骨立。刲取一斛，水淹三寸，煮至二斗澄清，煎五升。旦服五合，取吐即愈。又煎红水服之，能通经脉（时珍出《小品方》）。

根

【主治】小儿赤丹从脚趺起，煎汤频浴之（时珍出《千金》）。

【附方】

令发易长：取东行枣根三尺，横安甑上蒸之，两头汗出，收取敷发，即易长。（《圣惠方》）

皮

【主治】同老桑树皮，并取北向者，等份，烧研。每用一合，井水煎，澄取清，洗目。一月三洗，昏者复明。忌荤、酒、房事（时珍）。

◆实用指南

【单方验方】

无痛尿血：红枣 60 ~ 120 克。水煎代茶饮。

小儿过敏性紫癜：每日煮大枣 500 克。分 5 次食完。

失眠：炒枣仁、麦冬各 10 克，远志 5 克。水煎，睡前服。

自汗、盗汗：红枣、乌梅各 10 个，或加桑叶 10 克，浮小麦 15 克。水煎服。

慢性疾病或大病后身体虚弱：大枣、花生各 30 克，羊肉 100 克，调料少许。水煎服。

神经衰弱，心悸健忘，疲倦无力，精神萎靡：大枣 20 枚，龙眼肉 10 克，莲子 50 克，白糖少许。水煎服。

肝炎及肺结核病后恢复期，身体虚弱，疲乏无力：大枣肉 500 克。洗净去核，用水煮烂成膏状，用容器贮存，早、中、晚各服用 1 汤匙。

腹泻：大枣 10 枚，薏苡仁 20 克，干姜 3 片，山药、糯米各 30 克，红糖 15 克。共煮粥服食。

贫血：大枣、绿豆各 50 克。同煮，加红糖适量服用，每日 1 次。

中老年人低血压症：大枣 20 枚，太子参、莲子各 10 克，山药 30 克，薏苡仁 20 克，大米 50 克。煮粥食用。

黄疸、肝炎、胆囊炎、胆结石：红枣 60 克（去核），鸡骨草 200 克。加水 8 碗煎至 2 碗，温服。

【食疗药膳】

⊙大枣粥

原料：大枣 10 ~ 15 个，粳米 100 克。

制法：将上两种原料加适量水，一起煮粥。

用法：早餐食用。

功能：补气血，健脾胃。

适用：胃虚食少、脾虚便溏、气血不足以及血小板减少、贫血、慢性肝炎、营养不良等。

⊙大枣汤

原料：大枣 15 个。

制法：大枣洗净，浸泡 1 小时，用小火炖烂。

用法：每服 1 剂，每日 3 次，7 日为 1 个疗程。

功能：健脾益气，止血。

适用：脾虚气弱、食欲不振等。

⊙红枣炖兔肉

原料：红枣 20 枚，兔肉 200 克。

制法：选色红、肉质厚实的大红枣，洗净备用。将兔肉洗净，切块，与红枣一起放砂锅内，隔水炖熟，即可服用；也可调味服用。

用法：每日 1 次，每次吃兔肉 100 克。

功效：健脾益气，补血壮体。

适用：脾虚气弱、病后体虚、过敏性紫癜等。

⊙红枣木耳汤

原料：红枣 30 枚，水发黑木耳 60 克，白糖适量。

制法：将水发黑木耳去杂洗净，撕成小片；将红枣洗净，去核。将红枣、黑木耳、红糖同放砂锅中，注入适量清水，煮至红枣、黑木耳熟，盛入碗中即成。

用法：每日 1 次，温热食用。

功效：活血润燥，凉血止血。

适用：贫血症。

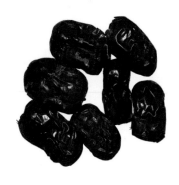

梨（《别录下品》）

【释名】快果，果宗，玉乳。

实

【气味】甘，微酸，寒，无毒。多食令人寒中萎困。金疮、乳妇、血虚者，尤不可食。

【主治】热嗽，止渴。切片贴烫伤，止痛不烂（苏恭）。治客热，中风不语，治伤寒热发，解丹石热气、惊邪，利大小便（《开宝》）。除贼风，止心烦气喘热狂。作浆，吐风痰（大明）。卒暗风不语者，生捣汁频服。胸中痞塞热结者，宜多食之（孟诜）。润肺凉心，消痰降火，解疮毒、消毒（时珍）。

【附方】

消渴饮水：用香水梨、或鹅梨、或江南雪梨皆可，取汁以蜜汤熬成瓶收。无时以热水或冷水调服，愈乃止。（《普济方》）

卒得咳嗽：颂曰，崔元亮（《海上方》）用好梨去核，捣汁一碗，入椒四十粒，煎一沸去滓，纳黑饧一大两，消讫，细细含咽立定。诜曰：用梨一颗，刺五十孔，每孔纳椒一粒，面裹灰火煨熟，停冷去椒食。又方：去核纳酥、蜜，面裹烧熟，冷食。又方：切片，酥煎食之。又方：捣汁一升，入酥、蜜各一两，地黄汁一升，煎成含咽。凡治嗽须喘急定时冷食之。若热食反伤肺，令嗽更剧，不可救也。若反，可作羊肉汤饼饱食之，即佳。

痰喘气急：梨剜空，纳小黑豆令满，留盖合住系定，糠火煨熟，捣作饼，每日食之，至效。（《摘玄方》）

暗风失音：生梨捣汁一盏饮之，日再服。（《食疗本草》）

赤目胬肉，日夜痛者：取好梨一颗捣绞汁，以绵裹黄连片一钱浸汁，仰卧点之。（《图经本草》）

反胃转食，药物不下：用大雪梨一个，以丁香十五粒刺入梨内，湿纸包四五重，煨熟食之。（《圣济总录》）

花

【主治】去面黑粉滓（时珍：方见李花下）。

叶

【主治】霍乱：吐利不止，煮汁服。作煎，治风（苏恭）。治小儿寒疝（苏颂）。捣汁服，解中菌毒（吴瑞）。

【附方】

小儿寒疝，腹痛大汗出：用梨叶浓煎七合，分作数服，饮之大良。此徐王经验方也。（《图经本草》）

中水毒病（初起头痛恶寒，拘急心烦）：用梨叶一把捣烂，以酒一盏搅饮。（《箧中方》）

蠼螋尿疮，出黄水：用梨叶一涂之。干即易。（《箧中方》）

食梨过伤：梨叶煎汁解之。（《黄记》）

木皮

【主治】解伤寒时气（时珍）。

【附方】

伤寒瘟疫，已发未发：用梨木皮、大甘草各一两，黄秫谷一合，为末，锅底煤一钱，每服三钱，白汤下，日二服，取愈。此蔡医博方也。（《黎居士简易方》）

霍乱吐利：梨枝煮汁饮。（《圣惠方》）

气积郁冒（人有气从脐左右起上冲，胸满气促，郁冒厥者）：用梨木灰、伏出鸡卵壳中白皮、紫菀、麻黄去节，等份为末，糊丸梧子大。每服十丸，酒下。亦可为末服方寸匕，或煮汤服。（《圣济总录》）

◆ 实用指南

【单方验方】

消渴：经霜打的大酸梨。每日3～5个，连续食用。

嗓音病：梨3～5个。洗净切碎，

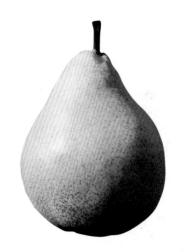

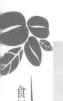

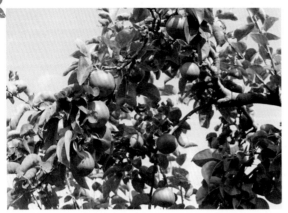

捣汁去渣，与粳米 50 克，冰糖适量同入砂锅内，加水 400 毫升，煮为稀粥，稍温服食，每日 2～3 次，1 日内服完。

百日咳：梨挖心，装麻黄 1 克或川贝 3 克，桔仁 6 克。盖好蒸熟吃。

呕吐、药食不下：梨 1 个，丁香 15 粒。将丁香刺入梨内，用湿纸包 4～5 层，煨熟食用。

感冒、咳嗽、急性支气管炎：生梨 1 个。洗净连皮切碎，加冰糖蒸熟吃；或将梨去顶挖核，放入川贝母 3 克，冰糖 10 克，置碗内小火炖之，待梨炖熟，喝汤吃梨，连服 2～3 日。

咽炎、红肿热痛、吞咽困难：沙梨适量。用米醋浸渍，捣烂、榨汁，慢慢咽服，早、晚各 1 次。

醉酒：梨适量。生食或梨榨汁服。

肠炎：鲜秋子梨 60 克。捣烂，加水煎服，每日 3 次。

【食疗药膳】

⊙梨水

用料：梨 1 个，冰糖适量，川贝粉 5 克。

制法：选好梨 1 个（须食之无渣、味鲜肉细者），削去外皮，挖去子，放川贝粉，再嵌入冰糖，放入大碗中，入锅隔水慢炖 1 小时左右，直到冰糖溶化，再取出食用。

用法：每日 1 次，月余即可收效。

功效：泻热养阴，生津解渴，养神安眠。

适用：失眠。

⊙秋梨鲜藕汤

用料：秋梨 20 个，红枣 1000 克，鲜藕 1500 克，鲜姜 300 克，冰糖 400 克，蜂蜜适量。

制用：先将梨、枣、藕、姜砸烂取汁，加热熬膏，下冰糖溶化后，再以蜜收之。

用法：可早晚随意服用。

功效：清肺降火，止咳化痰，润燥生津，除烦解渴，消散酒毒，祛病养身。

适用：虚劳咳嗽、口干津亏、虚烦口渴、酒精中毒等。

⊙雪梨酒

原料：雪梨 500 克，白酒 1000 毫升。

制法：将梨洗净去皮、核，切成 5 毫米见方的小块，放入酒坛内，加入白酒，加盖，密封，每隔 2 日搅拌 1 次，浸泡 7 日即成。

用法：随量饮用。

功效：生津润燥，清热化痰。

适用：烦渴、咳嗽、痰热惊狂、噎嗝、便秘等。

⊙梨粥

原料：鸭梨（或红肖梨）3 个，粳米 50 克。

制法：先将梨切开去核，切成小块或捣滤取汁均可，用水煮米粥如常法，八成熟后加梨块；或用梨汁待粥熟后加入调匀即可。

用法：每日 1 次。

功效：清心润肺，降火止渴。

适用：肺胃虚热的咳嗽气促、喉干音哑、烦躁不宁、食少、便燥等。脾虚便溏、寒嗽及产妇不宜食。

⊙鸭梨薏苡仁粥

原料：鸭梨 500 克，薏苡仁 100 克，冰糖 50 克。

制法：将薏苡仁洗净，加水浸泡后捞起沥干。皮、核，切成黄豆大的块。将薏苡仁、鸭梨块和冰糖放一起，加水 1000 毫升，熬煮至熟即成。

用法：早餐食用。

功效：清热除烦，清心润肺，生津解渴，止咳化痰。

适用：长期咳嗽者。

⊙雪梨炒牛肉片

原料：雪梨 200 克，牛肉 250 克，酱油、盐、猪油、花生油、淀粉各适量。

制法：将牛肉冲洗干净，切成薄片，放入碗中，加入酱油、猪油、淀粉，拌匀稍腌；雪梨洗净，去皮除核，切成片。炒锅上火，倒入花生油烧热，投入牛肉片、盐，翻炒至八成熟，加入梨片，颠翻炒匀，起锅装盘即成。

用法：佐餐食用。

功效：补气血，健脾胃。

适用：气血虚弱、病后体虚、脾胃虚弱、食欲不振、糖尿病等。

⊙山楂雪梨羹

原料：山楂 500 克，雪梨、藕、白糖各适量。

制法：首先把洗净的山楂去籽，放入锅中，加适量水，置于火上煮 15 分钟，用勺将其压成糊浆，然后加入白糖溶化后倒入碗中，分别把雪梨与藕洗净，然后切成薄片，放入碗中食用即可。

用法：当点心食用。

功效：清热平肝，消食和胃，降压降脂。

适用：热邪伤阴、津液亏少、胸中积热、食积不化、高血压病、脑动脉硬化等。

木瓜（《别录中品》）

【释名】楙。

实

【气味】酸，温，无毒。

【主治】湿痹脚气，霍乱大吐下，转筋不止（《别录》）。治脚气冲心，取嫩者一颗，去子煎服佳。强筋骨，下冷气，止呕逆，心膈痰唾，消食，止水利后渴不止，作饮服之（藏器）。止吐泻奔豚，及水肿冷热痢，心腹痛（大明）。去湿和胃，滋脾益肺，治腹胀善噫，心下烦痞（好古）。

【附方】

脚气肿急：用木瓜切片，囊盛踏之，广德顾安中，患脚气筋急腿肿。因附舟以足阁一袋上，渐觉不痛。乃问舟子：袋中何物？曰，宣州木瓜也。及归，制木瓜袋用之，顿愈。（《名医录》）

脚筋挛痛：用木瓜数枚，以酒、水各半，煮烂捣膏，乘热贴于痛处，以帛裹之。冷即换，日三五度。（《食疗本草》）

脐下绞痛：木瓜三片，桑叶七片，大枣三枚，水三升，煮半升，顿服即愈。（《食疗本草》）

小儿洞痢：木瓜捣汁服之。（《千金方》）

霍乱转筋：木瓜一两，酒一升，煎服。不饮酒者，煎汤服。仍煎汤浸青皮裹其足。（《圣惠方》）

霍乱腹痛：木瓜五钱，桑叶三片，枣肉一枚，水煎服。（《圣惠方》）四蒸木瓜圆，治肝、肾、脾三经气虚，为风寒暑湿相搏，流注经络。

反花痔疮：木瓜为末，以鳝鱼身上涎调，贴之，以纸护住。（《医林集要》）

木瓜核

【主治】霍乱烦躁气急，每嚼七粒，温水咽之（时珍出《圣惠方》）。

枝、叶、皮、根

【气味】并酸，涩，温，无毒。

【主治】煮汁饮，并止霍乱吐下转筋，疗脚气（《别录》）。枝作杖，利筋脉。根、叶煮汤淋足，可以已蹶。木材作桶濯足，甚益人（苏颂）。枝、叶煮汁饮，热痢（时珍出《千金》）。

花

【主治】面黑粉滓（方见李花）。

◆实用指南

【单方验方】

银屑病：木瓜片 100 克，蜂蜜 300 毫升，生姜 2 克。加水适量共煮沸，改小火再煮 10 分钟，吃瓜喝汤。

小腿抽筋、脚气水肿：木瓜 30 克，粳米 100 克。放入水中，熬至米烂粥熟，加红糖适量，稍煮溶化即食，每日早晚服，连服数日。

荨麻疹：木瓜 30 克。水煎分 2 次服，每日 1 剂。

干脚气：干木瓜 1 个，明矾 50 克。煎水，乘热熏洗。

【食疗药膳】

⊙木瓜牛奶

原料：木瓜 100 克（1/4 个），鸡蛋黄 1 个，白砂糖 35 克，牛奶 220 克，

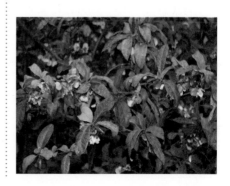

冰块 100 克。

制法：将木瓜去皮、去子后，切成小块。木瓜、鸡蛋黄、白砂糖、牛奶一起放入粉碎机中，一面粉碎，一面倒入冰块，约 1 分钟即成。

用法：上、下午分别服用。

功效：清热利湿，益气健脾。

适用：湿热下注型直肠脱垂，对伴体质虚弱者尤为适宜。

⊙菖蒲木瓜酒

原料：鲜石菖蒲、鲜木瓜、九月菊各 28 克，桑寄生 50 克，小茴香 10 克，白酒 2500 毫升。

制法：将上药研碎，放入酒坛中，倒入白酒，密封坛口，浸泡 7 日后滤出药渣即成。

用法：每日 1 次，每次饮服 15 ~ 20 毫升。

功效：清心补肾。

适用：耳鸣、眩晕、消化不良、行走无力等。

山楂（《唐本草》）

【释名】赤爪子（《唐本》），鼠楂（《唐本》），茅楂（《日用》），杬子，山里果（《食鉴》）。

实

【气味】酸，冷，无毒。

【主治】煮汁服，止水痢。沐头洗身，治疮痒（《唐本》）。煮汁洗漆疮，多瘥（弘景）。治腰痛有效（苏颂）。消食积，补脾，治小儿疝气，发小儿疮疹（吴瑞）。健胃，行结气。治妇人产后儿枕痛，恶露不尽，煎汁入砂糖服之，立效（震亨）。化饮食，消肉积癥痕，痰饮痞满吞酸，滞血痛胀（时珍）。化血块气块，活血（宁原）。

【附方】

偏坠疝气：山棠梂肉、茴香（炒）各一两为末，糊丸梧子大。每服一百九，空心白汤下。（《卫生易简方》）

老人腰痛：用棠梂子、鹿茸（炙）各等份为末，蜜丸梧子大，每服百丸，日二服。

肠风下血（用寒药、热药及脾弱具不效者）：独用山里果(俗名酸枣，又名鼻涕团)干者为末，艾汤调下，应手即愈。（《百一选方》）

痘疹不快：干山楂为末，汤点服之，立出红活。又法：猴楂五个，酒煎入水，温服即出。（《危氏得效方》）

痘疮干黑危困者：用棠梂子为末，紫草煎酒调服一钱。（《全幼心鉴》）

食肉不消：山楂肉四两，水煮食之，并饮其汁。（《简

便方》）

核

【主治】吞之，化食磨积，治癫疝（时珍）。

【附方】

难产：山楂核七七粒，百草霜为衣，酒吞下。（《海上方》）

赤爪木

【气味】苦，寒，无毒。

【主治】水痢，头风身痒（《唐本》）。

根

【主治】消积，治反胃（时珍）。

茎、叶

【主治】煮汁，洗漆疮（时珍出（《肘后方》）。

◆实用指南

【单方验方】

头痛：山楂 20 克，陈皮 15 克，冬瓜皮 30 克。水煎服，每日 1 ~ 2 次。

寒凝血瘀之产后腹痛：焦山楂、红糖各 30 克，生姜 3 克。将以上 3 味加水适量，水煎取汁，每日 1 剂，分 2 次代茶饮。

肝炎：山楂适量。焙干研末，每次 3 克，温开水送服，每日 3 次口服，10 日为 1 个疗程。

咳嗽：山楂根适量。洗净去皮，切成薄片，放锅中加红糖炒。成人每次 50 克（儿童酌减），加水 100 毫升，生姜 5 ~ 10 克，煎煮 15 分钟即可服用。多数患者服药 1 次即可止咳。

高血压：生山楂适量。置于蒸气夹层锅，加热提制成糖浆，并加适量防腐剂，每日 3 次，每次 20 毫升，饭后服。

痛经：山楂（去核）50 克。烘干研末，当作 1 剂，经前每日开始服。每剂分 2 次早、晚用开水送服（服时加少许红糖）。

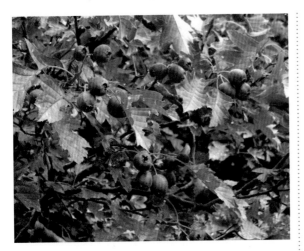

【食疗药膳】

⊙山楂粥

原料：山楂40克（或鲜山楂60克），粳米100克，砂糖10克。

制法：将山楂放入砂锅，煎取浓汁，去渣后加入粳米、砂糖一起煮粥。

用法：每日早、晚餐食用。

功效：健脾胃，消食积，散瘀血。

适用：食积停滞、内积不消、腹痛、便泌、妇女产后血瘀恶漏不尽、月经过期不通、痛经、小儿乳食不消以及高血压、冠心病、心绞痛、高脂血等。

⊙山楂香菇粥

原料：山楂15克，香菇10克，粳米50克，砂糖适量。

制法：将山楂、香菇加温水浸泡，水煎去渣，取浓汁，再加水适量与粳米、砂糖适量煮成粥。

用法：早餐食用。

功效：健脾消食，活血化瘀，降脂。

适用：脾胃虚弱或兼血瘀型脂肪肝。

⊙山楂炖兔肉

原料：净兔肉500克，山楂40克，糖色5克，料酒10克，姜、葱、盐、味精各适量。

做法：首先把洗净的兔肉切成块，然后放入砂锅内和山楂同煮至烂，再放入盐、料酒、葱、姜、味精、糖色烧至汁浓，盛于盘中即可。

用法：佐酒、佐餐食用。

功效：补益气血，开胃消食。

适用：老年体弱或久病恢复期。

⊙山楂粳米粥

原料：山楂50克，粳米100克，白糖20克。

制法：将山楂洗净，切成薄片备用；粳米洗净放入锅内，加适量水煮至将熟时，加入山楂、白糖，熬成稠粥后食用即可。

用法：每日1剂，分2～3次食用。

功效：开胃消食。

适用：消化不良。

⊙山楂蜂蜜酒

原料：山楂500克，蜂蜜250毫升，白酒1800毫升。

制法：将山楂切成片与蜂蜜一起放入酒坛中，倒入白酒，加盖密封坛口，每日摇晃2次，浸泡15日后即成。

用法：每日3次，每次饮服10～20毫升。

功效：软化血管，扩张冠状动脉，降低血脂。

适用：高脂血。

⊙山楂雪梨羹

原料：山楂500克，雪梨、藕、白糖各适量。

制法：将山楂洗净，去籽，入锅，加水适量，置火上煮15分钟，用勺将其压成糊浆，加入白糖溶化后倒入碗中，将雪梨与藕洗净，切成薄片，放入碗中即成。

用法：温热服食。

功效：清热平肝，消食和胃，降压降脂。

适用：热邪伤阴、津液亏少、胸中积热、食积不化、高血压病、脑动脉硬化等。

庵罗果（宋·《开宝》）

【释名】庵摩罗迦果（出佛书），香盖，芒果。

【气味】甘，温，无毒。

【主治】食之止渴（《开宝》）。主妇人经脉不通，丈夫营卫中血脉不行。久食，令人不饥（士良）。

叶

【主治】渴疾，煎汤饮（士良）。

◆ 实用指南

【单方验方】

疝气：芒果核 2 ~ 3 个。煎汤服。

牙龈出血：鲜芒果 2 个。吃果皮及果肉，每日 1 枚。

皮炎、湿疹：芒果皮 150 克。水煎洗患处，每日 3 次。

多发性疣：芒果肉 1 ~ 2 枚。分 1 ~ 2 次服，并取果皮擦患处。

咳嗽、气喘、痰多：鲜芒果 1 个。吃果皮及果肉，每日 3 次。

慢性咽喉炎、声音嘶哑：芒果 1 ~ 2 个。洗净后水煎，代茶饮用。

小便不利：芒果若干。生食芒果，或是用水浸泡芒果后代茶饮用。

晕车、晕船、呕吐：芒果、蜂蜜各适量。直接生食芒果，或是用芒果煎汤后加少许的蜂蜜适量饮用。

烦热口渴：芒果片、芦根、天花粉各 30 克，知母 1 克。将上述用料一同水煎后服用，每日 2 ~ 3 次。

闭经：芒果片 20 克，桃仁、红花、当归、赤芍各 9 克，熟地黄 30 克。将上述用料一同水煎后服用，每日 1 剂。

咳嗽痰多：芒果 50 克，白糖 25 克，绿茶 1 克。将芒果去核留皮肉，加水 400 毫升煮沸 3 分钟，加入绿茶与白糖即可。

【食疗药膳】

⊙芒果陈皮瘦肉汤

原料：未成熟的芒果 2 ~ 3 个，陈皮半个，猪瘦肉 150 克。

做法：将芒果洗净，切开晒干，与陈皮、猪瘦肉共置砂锅中，慢火煲汤，煲 3 小时后取食。

用法：分 2 ~ 3 次服完。

功效：清肺化痰，解毒散邪排脓。

适用：肺脓疡患者。

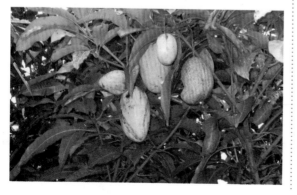

⊙芒果茶

原料：芒果 2 个，白糖适量。

制法：芒果洗净去皮、核，切成片放入锅内，加适量水，煮沸 15 分钟，加入白糖搅匀即成。

用法：代茶频饮。

功效：生津止渴。

适用：慢性咽喉炎、声音嘶哑患者。

⊙芒果芦荟汁

原料：芒果 1 个，芦荟 2 ~ 3 叶。

制法：芒果洗净，去皮去核；芦荟洗净，用刀从中间剖开，用汤匙挖取透明的芦荟肉，约取 30 克。与芒果一起放入果汁机，加冷开水 100 毫升，拌匀即可。

用法：趁鲜饮用。

功效：润肠通便。

适用：便秘。

柰（《别录下品》）

【释名】频婆，苹果。

实

【气味】苦，寒，有小毒。多食令人肺壅胪胀，有患者尤甚。

【主治】补中焦诸不足气，和脾。治卒食饱气壅不通者，捣汁服（孟诜）。益心气，耐饥。（《千金方》）。

◆ 实用指南

【单方验方】

咽干口渴：鲜苹果 1000 克。切碎捣烂，绞汁，熬成稠膏，加蜂蜜适量混匀，每次 1 匙，温开水送服。

消化不良（少食腹泻，或久泻而脾阴不足者）：苹果干 50 克，山药 30 克。共研为细末，每次 15 克，加白糖适量，用温开水送服。

小儿腹泻：苹果适量。用开水洗净，削皮，隔水蒸熟，捣烂成泥，每日 4 次，每次约 100 克，1 岁以下婴儿每次约

50 克，每日 3 ~ 4 次。

【食疗药膳】

⊙胡萝卜苹果汁

原料：胡萝卜 4 个，苹果 2 个。

制法：将胡萝卜擦洗干净，保留其顶部的叶子，将苹果洗净；先将胡萝卜榨汁，然后再将苹果榨汁，混合、搅拌。

用法：立即饮用。

功效：生津润肺，除烦止渴。

适用：口干舌燥。

⊙苹果海蜇粥

原料：苹果 1 个，海蜇 60 克。

制法：将苹果洗净，去皮，切块；海蜇洗净，切块；将二者入锅，加适量水煎煮，即成。

用法：1 次吃完，每日 2 ~ 3 次。

功效：祛脂降压。

适用：高血压、高脂血者。

⊙苹果鲜枸杞汁

原料：苹果 200 克，鲜枸杞叶 100 克，蜂蜜 15 克，胡萝卜 150 克，冷开水 150 毫升。

制法：将苹果、枸杞叶、胡萝卜洗净，苹果去皮、去核，将枸杞叶切碎，苹果、胡萝卜切片，同放入绞汁机内，加冷开水制成汁，加入蜂蜜调匀即可。

用法：不拘时饮用。

功效：强身壮阳，美颜，抗疲劳。

适用：工作过于劳累及运动过量者。

⊙苹果粥

原料：苹果 1 个，大米 60 克，白糖适量。

制法：苹果去皮，切小片，大米淘净下锅煮粥，八成熟时入苹果、白糖熬煮成粥。

用法：温热服食。

功效：补心益气，生津止渴，健胃和脾。

适用：小儿消化不良。

柿（《别录中品》）

【释名】时珍曰：柿从（音淬），谐声也。俗作柿非矣。柿，削木片也。胡名镇头迦。

烘柿

【释名】时珍曰：烘柿，并非用火烘烤的。是青绿的柿，放在器皿中，自然变成红色成熟，像火烘出来的一样，涩味全部消失，甘甜如蜜。

【气味】甘，寒，涩，无毒。

【主治】通耳鼻气，治肠澼不足。解酒毒，压胃间热，止口干（《别录》）。续经脉气（诜）。

白柿、柿霜

【气味】甘，平，涩，无毒。

【主治】补虚劳不足，消腹中宿血，涩中厚肠，健脾胃气（诜）。开胃涩肠，消痰止渴，治吐血，润心肺，疗肺痿心热咳嗽，润声喉，杀虫（大明）。温补。多食，去面䵟（藏器）。治反胃咯血，血淋肠澼，痔漏下血（时珍）。霜：清上焦心肺热，生津止渴，化痰宁嗽，治咽喉口舌疮痛（时珍）。

【附方】

小便血淋：（叶氏）用干柿三枚烧存性，研末，陈米饮服。（《经验方》）用白柿、乌豆、盐花煎汤，入墨汁服之。

热淋涩痛：干柿、灯心草各等份，水煎日饮。（《朱氏方》）

小儿秋痢：以粳米煮粥，熟时入干柿末，再煮三两沸食之。奶母亦食之。（《食疗本草》）

产后咳逆，气乱心烦：用干柿切碎，水煮汁呷。（《产宝》）

鼻窒不通：干柿同粳米煮粥，日食。（《圣济总录》）

耳聋鼻塞：干柿三枚细切，以粳米三合，豆豉少许煮粥，日日空心食之。（《圣惠方》）

乌柿（火熏干者）

【气味】甘，温，无毒。

【主治】杀虫，疗金疮、火疮，生肉止痛（《别录》）。治狗啮疮，断下痢（弘景）。服药口苦及呕逆者，食少许即止（藏器）。

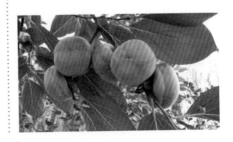

醂柿

【主治】涩下焦，健脾胃，消宿血（孟诜）。

柿糕

【主治】作饼及糕与小儿食，治秋痢（孟诜）。

柿蒂

【气味】涩，平，无毒。

【主治】咳逆哕气，煮汁服（孟诜）。

【附方】

咳逆不止：用柿蒂、丁香各二钱，生姜五片，水煎服。或为末，白汤点服。加人参一钱，治虚人咳逆（《洁古》）。加良姜、甘草等份（《三因》）。加青皮、陈皮（《卫生宝鉴》）。加半夏、生姜（《王氏易简》）。

木皮

【主治】下血。晒焙研末，米饮服二钱，两服可止（颂）。汤火疮，烧灰，油调敷（时珍）。

根

【主治】血崩，血痢，下血（时珍）。

◆实用指南

【单方验方】

便秘有痔疮出血：柿饼30克，黑木耳3～6克。同煮食用。

呃逆：柿蒂、茴香各3克，麦芽9克。米水煎服。

慢性支气管炎，干咳喉痛：柿霜12～18克。温水化服，每日2次。

呃忒，咳逆不止：柿蒂3～5个，刀豆子15～18克。水煎服。

【食疗药膳】

⊙柿蒂茶

原料：柿蒂3～5枚，冰糖适量。

制法：将柿蒂清洗干净，与冰糖一起放入茶杯中，沸水冲泡。

用法：代茶频饮。

功效：镇咳。

适用：慢性支气管炎咳嗽、气逆等。

⊙枣柿饼

原料：软红柿子肉100克，红枣30克，白面粉200克，油少许。

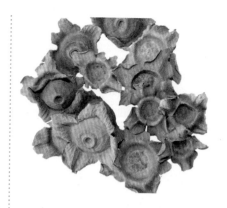

制法：红枣洗净去核，将柿肉、红枣碾烂，与面粉混匀，加清水适量，制成小饼。用油将小饼烙熟即可。

用法：可作早、晚餐食用，每周1～2次。

作用：清热解毒，生津止渴，润肺通便。

适用：肝阴不足导致的耳鸣、耳聋、口苦目眩、食少、倦怠、乏力等。

安石榴(《别录下品》)

【释名】若榴（《广雅》），丹若（《古今注》），金罂。

甘石榴

【气味】甘、酸，温，涩，无毒。多食损人肺（《别录》）。

【主治】咽喉燥渴（《别录》）。能理乳石毒（孟诜）。制三尸虫（时珍）。

酸石榴

【气味】酸，温，涩，无毒。

【主治】赤白痢腹痛，连子捣汁，顿服一枚（孟诜）。止泻痢崩中带下（时珍）。

【附方】

肠滑久痢：黑神散，用酸石榴一个煅烟尽，出火毒一夜，研末，仍以酸榴一块煎汤服，神效无比。（《普济方》）

痢血五色，或脓或水，冷热不调：酸石榴五枚，连子捣汁二升。每服五合，

神妙。（《圣济总录》）

小便不禁：酸石榴烧存性（无则用枝烧灰代之），每服二钱，用柏白皮切焙四钱，煎汤一盏，入榴灰再煎至八分，空心温服，晚再服。（《圣惠方》）

捻须令黑：酸石榴结成时，就东南枝上拣大者一个，顶上开一孔，内水银半两于中，原皮封之，麻扎定，牛屎封护，待经霜摘下，倾出壳内水，以鱼鳔笼指蘸水捻须，久久白黑也。（《普济方》）

酸榴皮

【气味】酸，温，涩，无毒。

【主治】止下痢漏精（《别录》）。治筋骨风，腰脚不遂，行步挛急疼痛，涩肠。取汁点目，止泪下（权）。煎服，下蛔虫（藏器）。止泻痢，下血脱肛，崩中带下（时珍）。

【附方】

赤白痢下，腹痛，食下消化者：用醋榴皮炙黄为末，枣肉或栗米饭和，丸梧子大。每空腹米饮服三十丸，日三服，以知为度。如寒滑，加附子、赤石脂各一倍（《食疗本草》）。用皮烧存性，为末。每米饮服方寸匕，日三服，效乃止（《肘后方》）。粪前有血，令人面黄，用酢石榴皮炙，研末。每服二钱，用茄子枝煎汤服（《孙真人方》）。

肠滑久痢：用石榴一个劈破，炭火簇烧存性，出火毒，为末，每服一钱，别以酸石榴一瓣，水一盏，煎汤调服。（《经验方》）

久痢久泻：陈石榴皮酢者，焙火细末，每服二钱，米饮下。患二三年或二三月百方不效者，服之便止，不可轻忽之也。（《普济方》）

小儿风痫：大生石榴一枚，割去顶剜空，入全蝎五枚，黄泥固济，煅存性为末，每服半钱，乳汁调下。或防风汤下亦可。（《圣济录》）

脚肚生疮（初起如粟，搔之渐开，黄水浸淫，痒痛溃烂，遂致绕胫而成痼疾）：用酸榴皮煎汤冷定，日日扫之，取愈乃止。（《医学正宗》）

酸榴东行根

【气味】酸，温，涩，无毒。

【主治】蛔虫、寸白（《别录》）。青者，入染须用（权）。治口齿病（颂）。止涩泻痢、带下，功与皮同（时珍）。

【附方】

寸白蛔虫：酢石榴东引根一握洗锉，用水三升，煎取半碗，五更温服尽，至明取下虫一大团，永绝根本，食粥补之。用榴皮煎水，煮米作粥食之，亦良。女子经闭、不通（《崔元亮海上方》）。用醉榴根东生者一握炙干，

水二大盏，浓煎一盏，空心服之。未通再服。（《斗门》）

榴花

【主治】阴干为末，和铁丹服，一年变白发如漆（藏器）。铁丹，飞铁为丹也，亦铁粉之属。千叶者，治心热吐血。又研末吹鼻，止衄血立效。亦敷金疮出血（苏颂）。

【附方】

金疮出血：榴花半斤，石灰一升，捣和阴干。每用少许敷之，立止。（《崔元亮方》）

鼻出衄血：酢榴花二钱半，黄蜀葵花一钱，为末。每服一钱，煎服，效乃止。（《圣济录》）

九窍出血：石榴花（揉）塞之取效。用叶也可。

◆ 实用指南

【单方验方】

胃寒痞结噎膈，食不下：石榴250克，肉桂150克，砂仁180克，荜茇、干姜各100克。共研细，红糖水冲服，每日3次，每次3～5克。

久泻：石榴皮10克，红糖30克。水煎服。

鼻衄：石榴花15克，茶叶5克。二药混合，以开水浸泡1小时后，代茶频饮。

胃火牙痛、牙龈红肿：石榴花30克。开水浸泡1小时后，代茶时呷服。

带下清稀：白石榴花、白鸡冠花各25克。水煎服，每日3次，每日1剂。

肾结石：石榴根15克，金钱草30克。水煎服，每日3次，每日1剂。

【食疗药膳】

⊙石榴汁

用料：酸石榴3克。

制用：将石榴子取出，捣碎，绞取其汁液。

用法：每晚睡前服下，或口嚼石榴子咽液亦可。因其有小毒，不可过量饮用。

功效：清热敛肺。

适用：肺结核喘咳、夜不能寐，以及老年慢性支气管炎。

⊙石榴皮蜜汁

配料：石榴皮90克，蜂蜜适量。

制法：石榴皮洗净，放入砂锅，加水煮沸30分钟，加蜂蜜，煮沸滤汁。

用法：随意饮用。

功效：润燥，止血，涩肠。

适用：崩漏带下、虚劳咳嗽、消渴、久泻、久痢、便血、脱肛、滑精等。

⊙鲜石榴水

配料：鲜石榴2个。

制法：将石榴剥取其肉，捣碎放在杯中，用开水浸泡。

用法：任意饮用。

功效：杀菌止痛，消炎消肿，促进溃疡愈合。

适用：扁桃体炎、喉痛、口腔炎黏膜溃疡等。

⊙石榴西米粥

原料：西谷米50克，石榴150克，蜂蜜15克，糖桂花3克。

制法：将鲜甜石榴去皮，取子掰散；西谷米洗净，入开水锅内略氽后捞出，再用冷水反复漂洗，沥干水分备用；取锅加入冷水、石榴子，煮沸约15分钟后，滤去渣，加入西谷米，待再沸后，调入蜂蜜待滚，调入糖桂花，即可盛起食用。

用法：每日1次，早餐食用。

功效：收敛固涩，止泻止血。

适用：滑精、久泻、久痢等。

橘（《本经上品》）

【释名】时珍曰：橘从矞（音鹬），谐声也。又云，五色为庆，二色为矞。矞云外赤内黄，非烟非雾，郁郁纷纷之象。橘实外赤内黄，剖之香雾纷郁，有似乎矞云。橘之从矞，又取此意也。

橘实

【气味】甘、酸，温，无毒。

【主治】甘者润肺，酸者聚痰（藏器）。止消渴，开胃，除胸中膈气（大明）。

黄橘皮

【释名】红皮（《汤液》），陈皮（《食疗》）。

【气味】苦、辛，温，无毒。

【主治】胸中瘕热逆气，利水谷，久服去臭，下气通神（《本经》）。下气，止呕咳，治气冲胸中，吐逆霍乱，疗脾不能消谷，止泄，除膀胱留热停水，五淋，利小便，去寸白虫（《别录》）。清痰涎，治上气咳嗽，开胃，主气痢，破癥瘕痃癖（甄权）。疗呕哕反胃嘈杂，时吐清水，痰痞阂疟，妇人乳痈。入食料，解鱼腥毒（时珍）。

【附方】

湿痰（因火泛上，停滞胸膈，咳唾稠粘）：陈橘皮半斤，入砂锅内，下盐五钱，化水淹过煮干，粉甘草二两，去皮蜜炙，各取净末，蒸饼和丸梧桐子大。每服百丸，白汤下。（《丹溪方》）

男女伤寒并一切杂病呕哕，手足逆冷者：用橘皮四两，生姜一两，水二升，煎一升，徐徐呷之即止。（《仲景方》）

霍乱吐泻（不拘男女，但有一点胃气存者，服之再生）：广陈皮去白五钱，真藿香五钱，水二盏，煎一盏，时时温服（《百一选方》）。（《圣惠方》）用陈橘皮末二钱，汤点服。不省者灌之。仍烧砖沃醋，布裹砖，安心下熨之，便活。

反胃吐食：真橘皮，以日照西壁土炒香为末。每服二钱，生姜三片，枣肉一枚，水二钟，煎一钟，温服。（《直指方》）

卒然食噎：真橘皮一两，汤浸去瓤，焙为末。以水一大盏，煎半盏，热服。（《食医心镜》）

卒然失声：橘皮半两，水煎徐呷。（《肘后方》）

化食消痰、胸中热气：用橘皮半两微熬，为末。水煎代茶，细呷。（《食医心镜》）

下焦冷气：干陈橘皮一斤为末，蜜丸梧子大，每食前温酒下三十丸。（《食疗本草》）

途中心痛：橘皮去白，煎汤饮之，甚良。（《谈野翁方》）

风痰麻木（凡手及十指麻木，大风麻木，皆是湿痰死血）：用橘红一斤，逆流水五碗，煮烂去渣，再煮至一碗，顿服取吐，乃吐痰圣药也。不吐，加瓜蒂末。（《摘玄方》）

脾塞诸疟（不拘老少孕妇，只两服便止）：真橘皮去白切，生姜自然汁浸过一指，银器内重汤煮，焙干研末。每服三钱，用隔年青州枣十个，水一盏，煎半盏，发前服，以枣下之。（《适用方》）

鱼骨鲠咽：橘皮常含，咽汁即下。（《圣惠方》）

青橘皮

【气味】苦、辛，温，无毒。

【主治】气滞，下食，破积结及膈气（颂）。破坚癖，散滞气，去下焦诸湿，治左胁肝经积气（元素）。治胸膈气逆，胁痛，小腹疝痛，消乳肿，疏肝胆，泻肺气（时珍）。

【附方】

冷膈气及酒食后饱满：用青橘皮一斤作四分，四两用盐汤浸，四两用白沸汤浸，四两用醋浸，四两用酒浸。各三日取出，去白切丝，以盐一两炒微焦，研末。每用二钱，以茶末五分，水煎温服。亦可点服。

疟疾寒热：青皮一两烧存性，研末，发前温酒服一钱，临时再服。（《圣惠方》）

伤寒呃逆，声闻四邻：四花青皮全者，研末，每服二钱，白汤下。（《医林集要》）

唇燥生疮：青皮烧研，猪油调涂。

橘瓤上筋膜

【主治】口渴，吐酒，炒熟煎汤饮，甚效（大明）。

橘核

【气味】苦，平，无毒。

【主治】肾虚腰痛，膀胱气痛，肾冷。炒研，每温酒服一钱，或酒煎服之（大明）。治酒齄风鼻赤。炒研，每服一钱，胡桃肉一个，擂酒服，以知为度（宗奭）。小肠疝气及阴核肿痛。炒研五钱，老酒煎服，或酒糊丸服，其效（时珍）。

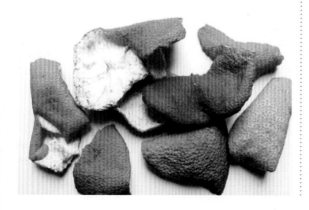

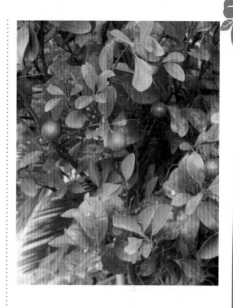

【附方】

腰痛：橘核、杜仲各二两炒，研末，每服二钱，盐酒下。（《简便方》）

叶

【气味】苦，平，无毒。

【主治】导胸膈逆气，入厥阴，行肝气，消肿散毒，乳痈胁痛，用之行经（《震亨》）。

【附方】

肺痈：绿橘叶洗，捣绞汁一盏服之，吐出脓血即愈。（《经验良方》）

◆ 实用指南

【单方验方】

痢疾：橘饼30克，龙眼肉、冰糖各15克。水煎温服，每日1～2次。

胸闷、呕逆：鲜橘子适量。去皮、核，生食，每次1～2个，每日3次。

胃阴不足、口渴或饮酒过度：鲜橘子3个。绞汁，用温开水稀释后饮，每日2次。

肺热咳嗽、痰多：橘子2个。连皮煎水，和蜜调服，每日2次。

伤食、泄泻：橘饼2个。切成薄片，水煎服，每日2次。

【食疗药膳】

⊙糖渍橘皮

用料：橘皮、白糖各适量。

制法：把鲜橘皮或泡软的干橘皮洗净，切成丝，放入锅内，加大约橘皮重量一半的白糖，加适量水（以没过橘皮为度），煮沸后，再改用小火煮至余液将干时，将橘皮盛出放在盘内，待冷，再撒入大约橘皮重量一半的白糖，拌匀即可食用。

用法：任意食用。

功效：润肺燥湿，化痰生津。

适用：咳嗽、多痰等。

⊙橘花茶

原料：橘花、红茶末各3克。

制法：四月底收集橘花，晒干。

用法：每日1剂，白开水冲泡，代茶频饮。

功效：理气和胃，消食，悦脾。

适用：肝气犯胃、胁胀、脘痛、嗳气、纳少等。

橙（宋·《开宝》）

【释名】金球，鹄壳。

【气味】酸，寒，无毒。

【主治】洗去酸汁，切和盐、蜜，煎成贮食，止恶心，能去胃中浮风恶气（《开宝》）。行风气，疗瘿气，发瘰疬，杀鱼、蟹毒（士良）。

皮

【气味】苦、辛，温，无毒。

【主治】作酱，醋香美，散肠胃恶气，消食下气，去胃中浮风气（《开宝》）。和盐贮食，止恶心，解酒病（孟诜）。糖作橙丁，甘美，消痰下气，利膈宽中，解酒（时珍）。

【附方】

宽中快气，消酒：用橙皮二斤切片，生姜五两切焙搞烂，入炙甘草末一两，檀香末半两，和作小饼。每嚼一饼，沸汤入盐送下。（《奇效良方》）

痔疮肿痛：隔年风干橙子，桶内烧烟熏之，神效。（《医方摘要》）

核

【主治】面䵟粉刺，湿研，夜夜涂之（时珍）。

【附方】

闪挫腰痛：橙子核炒研，酒服三钱即愈。（《摄生方》）

◆实用指南

【单方验方】

胃脘气滞：橙皮、生姜各10克。用水煎服。

闪挫腰痛：橙子核适量。炒干研细末，每次10克，以白酒送下。

长期发热：橙子适量。榨汁，每日不拘时饮用。

呕吐、胸闷：干或鲜橙皮适量。泡茶，或煮汤饮用。

消化不良：橙子皮0.5～1个，猪胰1～2条。将橙子皮切碎，猪胰切块，加水共炖2～3小时后饮用。

便秘：干橙皮适量。煮软，加少许白酒调味食用。

【食疗药膳】

⊙甜橙米酒汁

原料：新鲜甜橙2只，米酒1～2汤匙。

做法：将橙子洗净，用刀划破挤去核，连皮放入果汁机中榨汁，再调入米酒饮用。

用法：每日1～2次服完。

功效：理气消肿，通乳止痛。

适用：急性乳腺炎早期、乳房肿痛、乳汁不通者。

柚（《日华》）

【释名】条（《尔雅》），壶柑（《唐本》），臭橙（《食性》），朱栾。

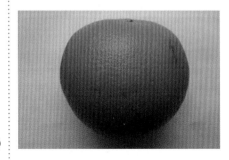

【气味】酸，寒，无毒。

【主治】消食，解酒毒，治饮酒人口气，去肠胃中恶气，疗妊妇不思食口淡（大明）。

皮

【气味】甘、辛，平，无毒。

【主治】下气。宜食，不入药（弘景）。消食快膈，散愤懑之气，化痰（时珍）。

【附方】

痰气咳嗽：用香栾去核切，砂瓶内浸酒，封固一夜，煮烂，蜜拌匀，时时含咽。

叶

【主治】头风痛，同葱白捣，贴太阳穴（时珍）。

花

【主治】蒸麻油作香泽面脂，长发润燥（时珍）。

◆实用指南

【单方验方】

病毒性肝炎：柚皮2个。烧炭研末，饭后用米汤送服，每次5～10克，每日3次。

脱发：柚子核25克。开水浸泡后取水涂患处，每日2～3次，如配合生姜涂抹效果更好。

腹水：柚子皮适量。煅灰存性，研末，开水冲服。

老人腹泻：柚子树叶适量。晒干后研成细末，每日2次，每次5～10克。

产后腹痛：柚子皮30～60克。切碎，水煎服。

【食疗药膳】

⊙柚子炖鸡

原料：柚子1个，雄鸡1只。

制法：柚子去皮，鸡去皮、毛及内脏。将柚肉装入鸡腹内，放入瓦锅中，再加葱、姜、盐、水适量，隔水蒸熟。

用法：分次食用。

功效：消炎，止咳平喘。

适用：慢性支气管炎、支气管哮喘等。

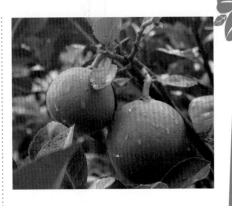

皮瓤

【气味】辛、酸，无毒。

【主治】下气，除心头痰水（藏器）。煮酒饮，治痰气咳嗽。煎汤，治心下气痛（时珍）。

根、叶

【主治】辛、酸，无毒（《橘谱》）。

◆实用指南

【单方验方】

食滞胃胀痛：香橼适量。切片，于通风处晾干，用适量盐腌渍放入玻璃瓶或瓷罐中备用，每次10～20克，用开水冲至咸淡适宜为度时服用。

痰湿咳嗽、哮喘：鲜香橼1～2个。切碎放在有盖的碗中，加入等量的麦芽糖，隔水蒸数小时，以香橼稀烂为度，每服1匙，早、晚各1次。

肝胃不和、脘胁胀痛、呕吐噫气：香橼、陈皮、香附各10克。水煎服，每日2～3次。

痰饮咳嗽、胸膈不利：香橼、法半夏各10克，茯苓15克，生姜3片。水煎服，每日2～3次。

【食疗药膳】

⊙香橼酒

原料：鲜香橼100克，蜂蜜50克，60度白酒200毫升。

制法：将香橼洗净，切碎，炒，加

枸橼（宋·《图经》）

【释名】香橼，佛手柑。

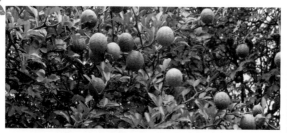

水 500 毫升放锅内煮烂后，加蜂蜜、白酒煮沸后停火，同入细口瓶中，密闭贮存，1 个月后取用。

用法：每日 2 次，每次 10 毫升。

功效：止咳。

适用：久咳。

⊙佛手柑粥

原料：佛手柑 30 克，粳米 60 克，冰糖 15 克。

制法：水煎佛手柑半小时，去渣，入粳米、冰糖，再酌加水，煮作稀粥。

用法：每日 2 次，温热服食。

功效：行气，止痛，化痰，和胃。

适用：胁肋胀痛，痞满脘胀、胸痛咳嗽等。

⊙香橼核桃砂糖

原料：陈香橼 1 枚，大核桃肉 2 枚，砂仁 6 克，红砂糖 30 克。

制法：将上 3 味各煅存性为散，砂糖拌调。

用法：空腹顿服。

功效：补肾，理气舒郁，通经利水，利膈。

适用：豉胀。

金橘（《纲目》）

【释名】金柑（《橘谱》），卢橘（《汉书》），夏橘（《广州志》），山橘（《北户录》），给客橙（《魏王花木志》）。

【气味】酸、甘、温、无毒。

【主治】下气快膈，止渴解酲，辟臭。皮尤佳（时珍）。

◆ 实用指南

【单方验方】

感冒：金橘 5 枚。烤焦用开水冲服；也可用金橘 5 枚拍破，同生姜用沸水浸泡饮服；还可取鲜金橘皮 30 克，加水及白糖适量，水煎口服。

肺寒咳嗽：金橘 5 枚。拍破，同生姜用沸水浸泡饮服。

呕吐：金橘皮 9 克，生姜 6 克。水煎服。

痢疾：金橘 50 克，龙眼肉、冰糖各 15 克。水煎服。

乳腺炎：金橘皮 30 克，连翘、柴胡各 10 克，银花、甘草各 5 克。水煎服。

胃溃疡：金橘 5 个。水煎服。

疝气、睾丸肿痛：金橘核 15 克。微炒，黄酒煎服，并用橘核适量，研末，酒调，敷患处。

肋间神经痛：橘络、当归、红花各 3 克。加黄酒与水合煎服。

咽炎：金橘适量。水煎代茶饮；或用橘叶泡茶饮。

【食疗药膳】

⊙金橘冰糖汁

原料：金橘 3 枚，冰糖适量。

制法：用刀将金橘果皮刺破，挤出核，放入水中加适量冰糖，以小火煮熟。

用法：吃金橘饮汤，每日 3 次。

功效：理气化痰。

适用：咳嗽、气喘、痰多等。

⊙金橘饼

原料：鲜金橘 250 克，白糖 200 克，盐 10.6 克，明矾 5 克。

制法：金橘洗净后，用小刀逐个划破几道口，浸于用盐、明矾配制的水溶液中过夜，次日捞出沥干，用水浸泡片刻，挤出核捏扁，再用清水浸泡 2 次，每次 2 小时，使盐辣味尽去；选一合适容器，放一层金橘撒一层白糖，用糖量

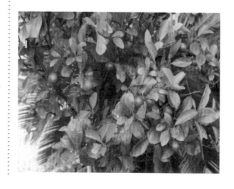

约 50 克；放置 5 日后倒入锅中，再加白糖 50 克，熬煮沸后改用小火，待金橘吸足糖汁便成，装入瓷罐备用。

用法：每次取 5～6 个嚼服。

功效：理气宽中，消食祛腐。

适用：胸中郁闷、消化不良及口臭等。

⊙疗疝酒

原料：金橘根 60 克，枳壳 15 克，小茴根 30 克，酒适量。

制法：将前三味约洗净与酒共炖。

用法：每日 2 次，每次 15～30 毫升。

功效：行气，散结。

适用：疝气。

枇杷（《别录中品》）

【释名】宗奭曰：其叶形似琵琶，故名。

实

【气味】甘、酸，平，无毒。

【主治】止渴下气，利肺气，止吐逆，主上焦热，润五脏（大明）。

叶

【气味】苦，平，无毒。

【主治】卒呃不止，下气，煮汁服（《别录》）。弘景曰：若不暇煮，但嚼汁咽，亦瘥。治呕哕不止，妇人产后口干（大明）。煮汁饮，主渴疾，治肺气热嗽，及肺风疮，胸面上疮（诜）。和胃降气，清热解暑毒，疗脚气（时珍）。

【附方】

温病发哕（因饮水多者）：枇杷叶（去毛炙香）、茅根各半斤，水四升，煎二升，稍稍饮之。（《庞安常方》）

反胃呕哕：枇杷叶（去毛炙）、丁香各一两，人参二两，每服三钱，水一盏，姜三片，煎服。（《圣惠方》）

衄血不止：枇杷叶去毛，焙研末，茶服一二钱，日二。

痔疮肿痛：枇杷叶蜜炙，乌梅肉焙，为末，先以乌梅汤洗，贴之。（《集要》）

痘疮溃烂：枇杷叶煎汤洗之。（《摘玄方》）

花

【主治】头风，鼻流清涕。辛夷等份，研末，酒服二钱，日二服（时珍）。

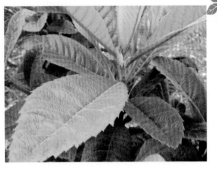

木白皮

【主治】生嚼咽汁，止吐逆不下食，煮汁冷服尤佳（思邈）。

◆ 实用指南

【单方验方】

头痛：枇杷叶、黄瓜藤各 15 克，百合 10 克。水煎服，每日 2 次。

胃热呕吐：枇杷根和叶(去毛)15 克，鲜芦根 10 克。煎水当茶饮。

肺结核：新鲜枇杷 150 克，银耳 10 克，白糖 30 克。银耳用温水泡发，洗净，入碗内加水蒸熟；枇杷去皮、核，切成小片，锅内放清水烧开，下银耳，待沸放入枇杷片和白糖，糖溶化后烧沸，装入汤碗，温热饮用，每日 2 次。

病后虚烦、口渴：鲜枇杷、鲜百合、鲜藕各 50 克。百合分瓣洗净，枇杷洗净去皮、核，藕洗净刮去表皮切片；将百合、枇杷、藕片放锅内，加水煮熟，用湿淀粉调成羹，稍煮即成，盛入有糖、桂花的碗内食用即可，每日 1 次。

营养不良性水肿：鲜枇杷 200 克，赤豆沙 100 克，松子仁 50 克。先将枇杷去皮、核和肉膜，口朝上放入盘中，赤豆沙分别放入半个枇杷内，枇杷切口，周围插松子仁 5 粒，整齐排在盘内，上笼蒸 5 分钟取出，锅内盛适量清水，加入白糖、糖桂花并烧沸，用湿淀粉勾稀芡，浇在枇杷上即可食用，每日 1 次。

阴虚肺燥所致的咳嗽、咽干、口渴，痰粘：枇杷叶、麦芽糖各 60 克，川贝 10 克，蜂蜜适量。

把枇杷叶放入砂锅内，加清水煎

2 次，去渣浓缩后，加川贝末、麦芽糖、蜂蜜 15 克收膏，取适量，开水冲服，每日 2 ~ 3 次。

【食疗药膳】

⊙枇杷叶粥

原料：枇杷叶 10 ~ 15 克，粳米 50 克，冰糖适量。

制法：先将枇杷叶布包水煎，去渣取浓汁，再加入粳米和水煮粥，粥将成时加入冰糖稍煮即可。

用法：每日早晚佐餐食用。

功效：清热化痰。

适用：痰热型慢性支气管炎。

⊙枇杷海蜇头

原料：新鲜枇杷 500 克，净海蜇头 100 克，火腿末 10 克，鲜菜叶 250 克。

制法：将枇杷剥皮、去核，切成两半；锅中放猪油烧至五成热时，放入枇杷浸熟，捞出，沥干油，排在盘中；烧热锅，烹入料酒，注入适量清水、味精、麻油、胡椒粉，放入海蜇，烧沸后用湿淀粉勾稀芡，加入鸡油推匀，盛在枇杷上，撒上火腿末；将菜下于沸水锅中，焯透后捞出，用味精、盐、麻油拌匀，围在枇杷四周即成。

用法：佐餐食用。

功效：止咳祛痰。

适用：咳嗽痰多。

杨梅（宋·《开宝》）

【释名】朹子。

实

【气味】酸、甘，温，无毒。

【主治】盐藏食，去痰止呕哕，消食下酒。干作屑，临饮酒时服方寸匕，止吐酒（《开宝》）。止渴，和五脏，能涤肠胃，除烦愦恶气。烧灰服，断下痢甚验。盐者常含一枚，咽汁，利五脏下气（诜）。

【附方】

下痢不止：杨梅烧研，每米饮服二钱，日二服。（《普济方》）

头痛不止：杨梅为末，以少许嗅鼻取嚏妙。

头风作痛：杨梅为末，每食后薄荷茶服二钱。或以消风散同煎服。或同捣末，以白梅肉和，丸弹子大，每食后葱茶嚼下一丸。（《朱氏集验》）

一切损伤（止血生肌，令无瘢痕）：用盐藏杨梅和核捣如泥，做成挺子，以竹筒收之。凡遇破伤，研

末敷之，神圣绝妙。（《经验方》）

核仁

【主治】脚气。时珍曰：案（《王性之挥麈录》）云，会稽杨梅为天下冠。童贯苦脚气，或云杨梅仁可治之。郡守王嶷馈五十石，惯用之而愈。取仁法：以柿漆拌核暴之，则自裂出也。

树皮及根

【主治】煎汤，洗恶疮疥癣（大明）。煎水，漱牙痛。服之，解砒毒。烧灰油调，涂汤火伤（时珍）。

【附方】

风虫牙痛：（《普济方》）用杨梅根皮厚者焙一两，川芎五钱，麝香少许，研末。每用半钱，鼻搐内之，口中含水，涎出痛止。（《摘要方》）用杨梅根皮、韭菜根、厨案上油泥，等份捣匀，贴于两腮上，半时辰，其虫从眼角出也。屡用有效之方。

◆ 实用指南

【单方验方】

腹痛、泄泻：鲜杨梅 500 克。洗净浸泡于米酒中，3 日后便可食和，每日 2 次，每次 4 枚。

痢疾：杨梅用陈酒浸（酒越陈越好），每次 2 ~ 4 枚，每日 3 次。

腰骨挫伤疼痛：杨梅树皮 6 克。水煎服。

腹泻及牙床溃疡：杨梅树皮适量。

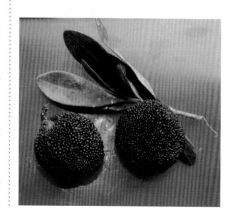

研末，每次 3 克，开水冲服。

瘰疬：杨梅树皮 15 ~ 30 克。水煎服。

【食疗药膳】

⊙杨梅甜酒

原料：新鲜杨梅 500 克，白糖 50 克。

制法：杨梅洗净后加入白糖，共同捣烂放入瓷罐中，自然发酵 1 周后成酒，用纱布滤汁（若甜度不够可加适量白糖），再置锅中煮沸，停火冷却后，装瓶密封保存，越陈久者越好。

用法：随量饮用。

功效：清解暑热，去泻止泄。

适用：预防中暑及暑热泄泻。

⊙腌杨梅

原料：杨梅数颗，盐适量。

制法：用杨梅腌盐，越久越佳，备用。

用法：取数颗杨梅泡开水服。

功效：下气，益肝，消胀。

适用：胃肠胀满。

⊙杨梅根炖鸡

原料：杨梅根（要白种的）30 克，鸡 1 只（约重500 克）。

制法：将杨梅根洗净切碎，鸡去头、脚、内脏，加水适量，共炖 2 小时。

用法：吃肉喝汤。

功效：理气，化瘀，补虚。

适用：胃气痛。

⊙杨梅酱

原料：杨梅（熟透者）2500 克，蜂蜜 1000 克。

制法：将杨梅用蜂蜜腌藏 1 年后备用。

用法：每食适量，常服。

功效：收敛，消炎，补虚。

适用：久泻久痢。

⊙杨梅根皮炖肉

原料：杨梅根皮 120 克，猪瘦肉 250 克。

制法：用砂锅加水适量，共炖杨梅根皮与猪瘦肉2 小时。

用法：吃肉喝汤。

功效：理气，散瘀，补虚。

适用：吐血、血崩等。

樱桃（《别录上品》）

【释名】莺桃（《礼注》），含桃（《月令》），

荆桃。

【气味】甘，热，涩，无毒。

【主治】调中，益脾气，令人好颜色，美志（《别录》）。止泄精、水谷痢（孟诜）。

叶

【气味】甘，平，无毒。

【主治】蛇咬，捣汁饮，并敷之（颂）。

东行根

【主治】煮汁服，立下寸白蛔虫（大明）

枝

【主治】雀卵斑䵟，同紫萍、牙皂、白梅肉研和，日用洗面（时珍）。

花

【主治】面黑粉滓。

◆ 实用指南

【单方验方】

缺铁性贫血：新鲜樱桃、豌豆苗各50 克，水发香菇 25 克。先将香菇放入油锅煸炒，加入适量盐、五香粉等调味品。再放入豌豆苗，用湿淀粉勾芡，再放入樱桃，加少量味精，淋上麻油食用。也可用樱桃 100 克，加水煮后，加白糖适量拌匀，每日坚持服食。

风湿性关节炎：樱桃 1000 克，独活、威灵仙各 30 克。共浸泡于 50 度以上的白酒中，1 个月后食用，每次食樱桃 10 个，每日 2 次。

病后体虚，食欲不振：新鲜樱桃1000 克。绞汁，用小火炖，加入蜂蜜100 克，拌匀晾凉装入密封瓶备用，每日 2 次，每次 10 毫升，连续服用。

肝肾不足，腰膝酸痛：樱桃 50 克，山茱萸、五味子各 9 克。水煎服，此为每日量，分 3 次服完。

【食疗药膳】

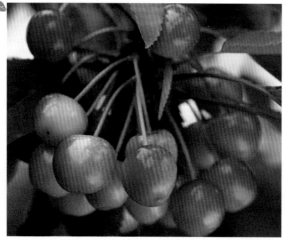

⊙樱桃蜜酒

原料：樱桃1000克，蜂蜜100毫升，白酒1800毫升。

制法：将樱桃、蜂蜜一同放入酒坛，倒入白酒，密封坛口，浸泡10日后即成。

用法：每日3次，每次15～30毫升。

功效：滋润皮肤，益气，祛风湿。

适用：面色无华、软弱无力、关节麻木等。

⊙樱桃羹

原料：樱桃、白糖各20克，土豆粉25克。

制法：将樱桃洗净，去核（留用），放入盆内，撒上白糖，腌渍30分钟（连续搅拌几次，以增加果汁），再将果汁（留樱桃）倒入碗内。将樱桃果核捣碎，放入锅内，加温水煮沸，去渣，冲入装有樱桃汁的盆内，再倒回锅内煮沸，然后加入用凉开水调制的土豆粉，再次煮沸后离火，兑入樱桃汁，搅匀即成。

用法：每日2次。

功效：补脾健胃，益气养血。

适用：面色苍白。

银杏（《日用》）

【释名】白果（《日用》），鸭脚子。

核仁

【气味】甘、苦，平，涩，无毒。

【主治】生食引疳解酒，熟食益人（李鹏飞）。熟食温肺益气，定喘嗽，缩小便，止白浊。生食降痰，消毒杀虫。嚼浆涂鼻面手足，去鼾疱皴皱，及疥癣疳匿阴虱（时珍）。

【附方】

寒嗽痰喘：白果七个煨熟，以熟艾作七丸，每果入艾一丸，纸包再煨香，去艾吃。（《秘韫方》）

咳嗽失声：白果仁四两，白茯苓、桑白皮二两，乌豆半升炒，蜜半斤，煮熟日干为末，以乳汁半碗拌湿，九蒸九晒，丸如绿豆大，每服三五十丸，白汤下，神效。（《余居士方》）

小便频数：白果十四枚，七生七煨，食之，取效止。

小便白浊：生白果仁十枚，擂水饮，日一服，取效止。

赤白带下，下元虚惫：白果、莲肉、江米各五钱，胡椒一钱半，为末，用乌骨鸡一只，去肠盛药，瓦器煮烂，空心食之。（《集简方》）

手足皴裂：生白果嚼烂，夜夜涂之。

头面癣疮：生白果仁切断，频擦取效。（《邵氏经验方》）

下部疳疮：生白果杵，涂之。（赵原阳）

狗咬成疮：白果仁嚼细涂之。

乳痈溃烂：银杏半斤，以四两研酒服之，以四两研敷之。（《救急易方》）

◆ 实用指南

【单方验方】

灰指甲：银杏叶适量。煎水洗。

小便白浊：生白果仁10枚。擂水饮，每日1剂。

小便频数遗尿：陈白果5粒，蜗牛3个（焙干）。研末冲服。

漆疮肿痒：银杏叶、忍冬藤各等量，煎水洗，或单用银杏叶煎洗。

老年痴呆症：银杏叶15～20克。开水冲泡当茶饮用，30日为1个疗程。

鸡眼：鲜银杏叶10片。捣烂，包帖患处，两日后呈豆腐状，用小刀将硬丁剔出。

慢性淋浊妇女带下及晕眩：白果仁（炒熟去壳）、淮山药各等份。焙燥研细粉混合，每日40克，分3～4回米汤或温开水调服。

冠心病心绞痛：银杏叶、丹参、瓜蒌各15克，薤白12克，郁金9克，生甘草5克。水煎服。

【食疗药膳】

⊙四仁鸡子粥

原料：白果仁、甜杏仁各100克，胡桃仁、花生仁各200克，鸡蛋30个。

制法：将前面四仁共捣碎，每次20克，加水300毫升，煮沸一小会儿后打入鸡蛋1个，调入冰糖适量。

用法：晨起服用。

功能：扶正固本，补肾润肺，纳气平喘。

适用：肺肾气虚、咳嗽时作、面白少华、声低气促等。

⊙银杏炖银耳

原料：银杏仁20克，银耳30克，冰糖15克。

制法：将银杏仁捶破，去壳及心；银耳用温水泡发2小时，撕成瓣状，去蒂头，洗净；冰糖打碎成屑。将银杏、银耳放入炖杯内，加水适量，置中火烧沸，再用小火炖煮1小时，加入冰糖屑即成。

用法：每日1次，每次1杯。

功效：滋阴润肺，定喘止咳。

适用：阴虚咳嗽、白带、白浊、遗精、小便频数等。

⊙白果排骨汤

原料：白果30克，猪排骨500克，盐、味精、黄酒、姜、葱、高汤各适量。

制法：剥去白果的壳，去掉其红衣；将猪排骨洗净，用刀宰成小块，投入沸水锅中焯去血水，捞出沥干水待用；姜切成片，葱切末。砂锅置火上，加入高汤，放进排骨块用大火烧开，撇去浮沫，加进姜片、黄酒、白果，改用小火炖至排骨肉烂，加盐、味精再炖片刻，撒上葱末即可。

用法：佐餐食用。

功效：止咳平喘。

适用：阴虚久咳。

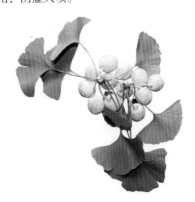

胡桃（宋·《开宝》）

【释名】羌桃（《名物志》），核桃。

核仁

【气味】甘，平、温，无毒。

【主治】食之令人肥健，润肌，黑须发。多食利小便，去五痔。捣和胡粉，拔白须发，内孔中，则生黑毛。烧存性，和松脂研，敷瘰疬疮（《开宝》）。食之令人能食，通润血脉，骨肉细腻（诜）。治损伤、石淋。同破故纸蜜丸服，补下焦（颂）。补气养血，润燥化痰，益命门，利三焦，温肺润肠，治虚寒喘嗽，腰脚重痛，心腹疝痛，血痢肠风，散肿毒，发痘疮，制铜毒（时珍）。

油胡桃

【气味】辛，热，有毒。

【主治】杀虫攻毒，治痈肿、疠风、疥癣、杨梅、白秃诸疮，润须发（时珍）。

【附方】

消肾溢精（胡桃丸，治消肾病，因房欲无节，及服丹石，或失志伤肾，遂致水弱火强、口舌干、精自溢出，或小便赤黄，大便燥实，或小便大利而不甚渴）：用胡桃肉、白茯苓各四两，附子一枚去皮切，姜汁、蛤粉同蘸为末，蜜丸梧子大。每服三十丸，米饮下。（《普济方》）

痰喘咳嗽（老人喘嗽、气促，睡卧不得，服此立定）：胡桃肉去皮、杏仁去皮尖、生姜各一两，研膏，入炼蜜少许和，丸弹子大。每卧时嚼一丸，姜汤下。（《普济方》）

眼目暗昏：四月内取风落小胡桃，每日午时食饱，以无根水吞下，偃卧，觉鼻孔中有泥腥气为度。（《卫生易简方》）

赤痢不止：胡桃仁、枳壳各七个，皂角不蛀者一挺，新瓦上烧存性，研为细末，分作八服。每临卧时一服，二更一服，五更一服，荆芥茶下。（《圣济总录》）

血崩不止：胡桃肉五十枚，灯上烧存性，研作一服，空心温酒调下，神效。

急心气痛：核桃一个，枣子一枚，去核夹桃，纸裹煨熟，以生姜汤一钟，细嚼送下。永久不发，名盏落汤。（《赵氏经验》）

小肠气痛：胡桃一枚，烧炭研末，热酒服之。（《奇效良方》）

便毒初起：（《儒门事亲》）用胡桃七个，烧研酒服，不过三服，见效。（《杨氏经验》）用胡榉三枚，夹铜钱一个，食之即愈。

鱼口毒疮：端午日午时，取树上青胡桃筐内阴干，临时全烧为末，黄酒服。少行一二次，有脓自大便出，无脓即消，二三服平。（《杨氏经验》）

一切痈肿、背痈、附骨疽，未成脓者：胡桃十个煨熟去壳，槐花一两研末，杵匀，热酒调服。（《古今录验》）

疗疮恶肿：胡桃一个平破，取仁嚼烂，安壳内，合在疮上，频换甚效。（《普济方》）

痘疮倒陷：胡桃肉一枚烧存性，干胭脂半钱，研匀，胡荽煎酒调服。（《儒门事亲》）

疥疮瘙痒：油核桃一个，雄黄一钱，艾叶杵熟一钱，捣匀绵包，夜卧裹阴囊，历效。勿洗。（《集简方》）

胡桃青皮

【气味】苦，涩，无毒。

【主治】染髭及帛，皆黑。志曰：（《仙方》）取青皮压油，和詹糖香，涂毛发，色如漆也。

【附方】

嵌甲：胡桃皮烧灰贴。

乌髭发：胡桃皮、蝌蚪各等份，捣泥涂之，一染即黑。（《圣济总录》）用青胡桃三枚和皮捣细，入乳汁三盏，于银石器内调匀，搽须发三五次，每日用胡桃油润之，良。

瘰疬风：青胡桃皮捣泥，入酱清少许、硇砂少许合匀。先以泔洗，后敷之。（《外台秘要》）

白癜风：青胡桃皮一个，硫磺一皂子大，研匀。日日掺之，取效。

皮

【主治】止水痢。春月斫皮汁，沐头至黑。煎水，可染褐（《开宝》）。

【附方】

染须发：胡桃根皮一秤，莲子草十斤，切，以瓮盛之，入水五斗，浸一月去滓，熬至五斤，入芸薹子油一斗，慢火煎取五升收之。凡用，先以炭灰汁洗，用油涂之，

外以牛蒡叶包住，绢裹一夜洗去，用七日即黑也。（《圣济总录》）

壳

【主治】烧存性，入下血、崩中药（时珍）。

◆实用指南

【单方验方】

虚喘：核桃肉1000克，蜂蜜1000毫升。将核桃肉捣烂与蜂蜜和匀，用瓶装好，每次1匙，每日2次，开水送下。

乳汁不通：核桃肉5个。捣烂，用黄酒冲服。

乳疮：核桃肉3个，山慈菇3克。核桃肉捣烂，山慈菇研细末，同调匀，黄酒送服。

神经衰弱、健忘、失眠，梦多，食欲不振：核桃肉、黑芝麻、桑叶各30克。捣如泥状，作丸，每服10克，每日2次。

虚寒症的恶心吞酸：核桃肉适量。捣烂，用姜汤送服。

脑萎缩症：核桃10克，黑芝麻25克。炒研细，冲服，每日1剂。

啼燥、肾虚咳嗽：核桃仁10克，冰糖3克。核桃仁捣烂，入冰糖，开水冲服，每日2～3次。

【食疗药膳】

⊙胡桃酒

原料：青核桃3000克，黄酒5000毫升，红糖1000克。

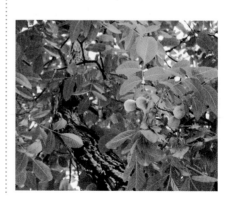

制法：将以上三味药同置于干净容器中浸泡，7日后取酒服。

用法：每日 2 次，每次 50 毫升。

功效：温经止痛。

适用：虚寒痛经。

⊙胡桃粥

原料：胡桃仁 120 克，粳米 100 克。

制法：将上两味加水，煮成稀粥。

用法：加糖食用，每日 1 ~ 2 次。

功效：补脾益肾。

适用：肺肾两虚引起的咳喘、大便干结者，或体虚乏力者。

⊙酱汁桃仁

原料：胡桃仁 300 克，甜面酱 100 克，白糖 150 克，蜜桂花 1 克，油 700 克。

制法：将胡桃仁入沸水中烫泡几分钟，捞出，撕去皮，洗净沥干水分。净锅置旺火上，下菜油烧至六成热，投入桃仁，炸至黄色，用漏勺捞出，晾凉后酥脆。炒锅置中火上，加清水约 130 毫升，加白糖 130 克与甜面酱熬稠时，撒入桂花、桃仁，翻炒均匀，起锅入盘，再撒些白糖即成。

用法：每食适量。

功效：补肾固精，温肺定喘，润肠通便。

适用：肾虚所致之咳喘、腰痛脚软、阳痿遗精、尿频及老人等。

⊙健脑核桃粥

原料：粳米 100 克，核桃仁 25 克，干百合、黑芝麻各 10 克。

制法：将粳米用水淘洗干净，与核桃仁、干百合、黑芝麻同放砂锅中，加入适量水，上火烧沸，再用小火煮至成粥即成。

用法：每日 1 次，早餐食用。

功效：补虚滋阴，健脑益智。

适用：思维迟钝、记忆力减退。

⊙核桃仁粥

原料：核桃仁 100 克，大米、白糖适量。

制法：将核桃仁捣碎，大米淘洗净加适量水一同煮粥。

用法：加糖适量服食。

功效：补气养血，温肺润肠，化痰定喘，补肾。

适用：病后体虚、老年性便秘、虚寒咳嗽、腰部肿痛等。

荔枝（宋·《开宝》）

【释名】离枝（《纲目》），丹荔。

实

【气味】甘，平，无毒。

【主治】止渴，益人颜色（《开宝》）。食之止烦渴，头重心躁，背膊劳闷（李珣）。通神，益智，健气（孟诜）。治瘰疬瘤赘，赤肿疔肿，发小儿痘疮（时珍）。

【附方】

痘疮不发：荔枝肉浸酒饮，并食之。忌生冷。（《闻人规痘疹论》）

疔疮恶肿：用荔枝五个或三个，不用双数，以狗粪中米淘净为末，与糯米粥同研成膏，摊纸上贴之。留一孔出毒气（《普济方》）。用荔枝肉、白梅各三个，捣作饼子。贴于疮上，根即出也（《济生秘览》）。

风牙疼痛：用荔枝连壳烧存性，研末，擦牙即止，乃治诸药不效仙方也（《普济方》）。用大荔枝一个，剔开填盐满壳，煅研，搽之即愈（《孙氏集效方》）。

呃逆不止：荔枝七个，连皮核烧存性，为末，白汤调下，立止。（《医方摘要》）

核

【气味】甘，温，涩，无毒。

【主治】心痛、小肠气痛，以一枚煨存性，研末，新酒调服（宗奭）。治癥疝气痛，妇人血气刺痛（时珍）。

【附方】

脾痛不止：荔枝核为末，醋服二钱，数服即愈。（《卫生易简方》）

妇人血气（刺痛）：用荔枝核烧存性半两，香附子炒一两，为末，每服二钱，盐汤、米饮任下，名蠲痛散。（《妇人良方》）

疝气癥肿：孙氏：用荔枝核（炒黑色）、大茴香（炒）等份，为末，每服一钱，温酒下。

阴肾肿痛：荔枝核烧研，酒服二钱。

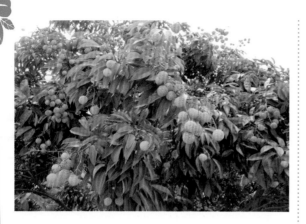

肾肿如斗：荔枝核、青橘皮、茴香各等份，各炒研，酒服二钱，日三。

壳

【主治】痘疮出不爽快，煎汤饮之。又解荔枝热，浸水饮（时珍）。

【附方】

赤白痢：荔枝壳、象斗壳（炒）、石榴皮（炒）、甘草（炙）各等份，每以半两，水一盏半，煎七分，温服，日二服。（《普济方》）

花及皮根

【主治】喉痹肿痛，用水煮汁，细细含咽，取瘥止（《海上方》）。

◆ 实用指南

【单方验方】

疝气：荔枝核、大茴香各等份。炒研，黄酒送服，每服5克。

胃脘胀痛：鲜荔枝根50～100克，或荔枝核10克，木香6克。每日1剂，水煎服。

遗精：鲜荔枝根100克，猪膀胱1个。将前2味洗净，加水适量炖至肉熟后，去渣食肉饮汤。

急性咽炎肿痛：荔枝根、荔枝花各10克。水煎服，慢慢咽之。

胃溃疡：荔枝核100克，广木香50克。焙干，研细末调匀即成，每日早、晚各1次，每次3～6克，用温开水送服。

淋巴结核及疔毒：荔枝数个。捣烂似泥，外敷患处，

每日1次。

妇女贫血、虚弱：荔枝干果、大枣各7枚。水煎服，每日1剂。

白带过多：荔枝干20个，莲子60克。加水250毫升，上笼蒸熟，每日1次。

【食疗药膳】

⊙荔枝香附酒

原料：荔枝核、香附各30克，黄酒30毫升。

制法：将荔枝核、香附研成细末，混合后以瓷瓶密封保存。

用法：每次服用6克，以黄酒适量调服，每日3次。

功效：行气活血，散结止痛。

适用：气滞血瘀型子宫肌瘤。

⊙荔枝莲子山药粥

原料：荔枝肉50克，莲子、山药各10克，粳米100克，白糖适量。

制法：先将山药去皮切丁，莲子去皮心，荔枝肉切丁，米洗净。将米与莲子加水煮至将熟后入山药和荔枝丁，继续煮沸即成。

用法：早餐食用。

功效：补脾补血。

适用：贫血、老年人晨间腹泻（五更泻）等。

⊙荔枝枣泥羹

原料：干荔枝、干红枣各10个。

制法：将干红枣煮熟，去皮、核后制成枣泥，干荔枝剥皮、去核取肉，入枣泥，加水以小火略煮。

用法：温热食用。

功效：补脾生血，止遗尿。

适用：小儿遗尿。

⊙荔枝杏仁茶

原料：干荔枝50克，茶叶3克，杏仁10克，白糖适量。

制法：将荔枝、杏仁、茶叶同放入砂锅中，加适量水，煎煮20分钟，去渣取汁，加入白糖，搅匀即成。

用法：不拘时饮用。

功效：理气化痰，以清痰结。

适用：甲状腺肿大、甲状腺瘤等。

龙眼（《别录中品》）

【释名】龙目（《吴普》），圆眼（俗名），益智（《别录》），亚荔枝（《开宝》）。

实

【气味】甘，平，无毒。

【主治】五脏邪气，安志厌食。除蛊毒，去三虫。久服强魂聪明，轻身不老，通神明（《别录》）。开胃益脾，补虚长智（时珍）。

【附方】

思虑过度，劳伤心脾，健忘怔忡，虚烦不眠，自汗惊悸：归脾汤，用龙眼肉、酸枣仁（炒）、黄芪（炙）、白术（焙）、茯神各一两，木香半两，炙甘草二钱半，咬咀。每服五钱，姜三片，枣一枚，水二钟，煎一钟，温服。（《济生方》）

核

【主治】胡臭。六枚，同胡椒二七枚研，遇汗即擦之（时珍）。

◆实用指南

【单方验方】

脾虚泄泻：龙眼干14粒，生姜3片。煎汤服。

心气虚失眠：桂圆、枣仁各9克，黄芪15克。炖汤，睡前服。

妊娠水肿：龙眼干30克，生姜5片，大枣15枚。水煎服，每日1~2次。

巨幼红细胞性贫血：龙眼肉15克，桑椹子30克。加蜂蜜适量炖服，每日1剂。

贫血、心悸怔忡、自汗盗汗、神经衰弱：龙眼肉

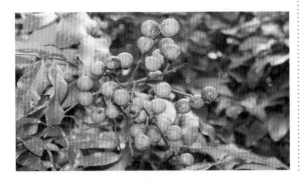

15克，莲子、芡实各20克。同煮汤食用，每日1~2次。

思虑过度、劳伤心脾、虚烦不眠：龙眼干、芡实各15克，粳米60克，莲子10克。加水煮粥，并加白糖少许煮食。

心脾两虚、食欲不振、心悸怔忡、自汗：龙眼肉15克，莲子30克，大枣10个。加水适量，煎汤服。

【食疗药膳】

⊙桂圆莲子粥

原料：桂圆肉、莲子各15~30克，红枣5~10克，糯米30~60克，白糖适量。

制法：先将桂圆肉用清水略冲洗，莲子去皮心，大枣去核，与糯米同煮，烧开后，改用中火熬煮30~40分钟即可，食时加糖适量。

用法：早餐食用。

功效：益心安神，养心扶中。

适用：心脾两虚、贫血体弱、心悸怔忡、健忘、少气、面黄肌瘦，大便溏软等。

⊙龙眼饭

原料：龙眼肉10克，大枣7枚，粳米（大米也可）260克，白糖20克。

制法：将龙眼肉、大枣、粳米一起洗净入锅，加白糖，再加适量水，煮熟即可。

用法：每日中、晚餐做主食食用。

功效：补气血，有益心脾。

适用：心血不足、心悸、健忘，梦少甚至不做梦及脾虚泄泻，或产后气血亏虚等。

⊙栗子龙眼粥

原料：栗子10个，龙眼肉15克，粳米50克。

制法：栗子去外壳、内皮、切碎，粳米洗净，与栗子、龙眼肉加水适量同熬粥，粥成加白糖拌匀食用即可。

用法：每日1次。

功效：补心益肾，宁心安神。

适用：心肾不交之失眠症。

⊙龙眼肉粥

原料：龙眼肉、粳米各100克。

制法：将上两味清洗干净，加适量

水一同煮粥。

　　用法：任意食用。

　　功效：益心脾，安心神。

　　适用：心悸、失眠、健忘、贫血等。

　　⊙龙眼童子鸡

　　原料：童子鸡1只，干龙眼肉100克，料酒100毫升，葱、姜、盐各适量。

　　制法：将童子鸡宰杀，去内脏、鸡爪，腿放在鸡翅下，在沸水中略烫，捞出置入瓦盅，再加入干龙眼肉、料酒、葱、姜、盐，加水隔水蒸炖1小时，去葱、姜服食。

　　用法：佐餐食用。

　　功效：养心安神，益精髓。

　　适用：更年期综合证（表现形式为心悸健忘、失眠多梦、注意力不集中、疲倦耳鸣）。

　　⊙龙眼枸杞茶

　　原料：龙眼肉、枸杞子各10克。

　　制法：首先分别把龙眼肉和枸杞子清洗干净，然后放入杯中，用沸水冲泡10分钟后饮用即可。

　　用法：代茶饮用，可反复冲泡2～3次，最后将龙眼、枸杞嚼食。

　　功效：补血益肝，宁心安神。

　　适用：血虚心悸、目眩，失眠等。

橄榄（宋·《开宝》）

　　【释名】青果（《梅圣俞集》），忠果（《记事珠》），谏果（《农书》）。

实

　　【气味】酸、甘，温，无毒。

　　【主治】生食、煮饮，并消酒毒，解鲹鲐鱼毒（《开宝》）。嚼汁咽之，治鱼鲠（宗奭）。生啖、煮汁，能解诸毒（苏颂）。开胃下气，止泻（大明）。生津液，止烦渴，治咽喉痛。咀嚼咽汁，能解一切鱼、鳖毒（时珍）。

　　【附方】

　　初生胎毒（小儿落地时）：用橄榄一个烧研，朱砂末五分和匀，嚼生脂麻一口，吐唾和药，绢包如枣核大，安儿口中，待咂一个时顷，方可与乳。此药取下肠胃秽毒，令儿少疾，及出痘稀少也。（《孙氏集效方》）

　　唇裂生疮：橄榄炒研，猪油和涂之。

　　牙齿风疳：脓血有虫，用橄榄烧研，入麝香少许，贴之。（《圣惠方》）

　　下部疳疮：橄榄烧存性，研末，油调敷之。或加孩儿茶等份。（《乾坤生意》）

榄仁

　　【气味】甘，平，无毒。

　　【主治】唇吻燥痛，研烂敷之（《开宝》）。

核

　　【气味】甘，涩，温，无毒。

　　【主治】磨汁服，治诸鱼骨鲠，及食鲙成积，又治小儿痘疮倒靥。烧研服之，治下血（时珍）。

　　【附方】

　　肠风下血：橄榄核，灯上烧存性，研末，每服二钱，陈米饮调下。（《仁斋直指方》）

　　阴肾癫肿：橄榄核、荔枝核、山楂核各等份，烧存性，研末，每服二钱，空心茴香汤调下。

　　耳足冻疮：橄榄核烧研，油调涂之。（《乾坤生意》）

◆实用指南

　　【单方验方】

　　酒醉：新鲜橄榄6～10枚，白糖适量，将橄榄捣碎，放白糖，加水煎，饮服汤液。

　　痢疾：化皮橄榄或甘草橄榄加等份乌梅，将上两味一齐烧灰成末，每次9克，米汤送服。

　　肺胃热毒壅盛，咽喉肿痛：鲜橄榄15克，鲜萝卜250克。切碎或切片，加水煎汤服。

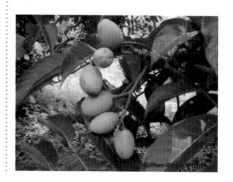

癫痫：橄榄 500 克，郁金 25 克。加水煎取浓汁，放入白矾（研末）25 克，混匀再煎，约得 500 毫升，每次 20 毫升，早、晚分服，温开水送下。

咽炎：新鲜青果 1 只洗净，含咬出青果汁，含汁停嚼，与唾液混合后，慢慢咽下，几分钟后再咬出汁，一只青果口含慢嚼约 20 分钟，嚼完、吞渣，弃青果核。连续含嚼 3 ~ 4 只为 1 次。上、下午各 1 次，宜饭后食用。

【食疗药膳】

⊙橄榄粥

原料：橄榄肉 10 个，白萝卜 1 个，粳米 100 克，白糖适量。

制法：先将橄榄肉、白萝卜（洗净）分别切成米粒状。再把粳米洗净，然后把洗净的米放进开水锅内煮沸，再加入橄榄肉、白萝卜和白糖，转小火熬成粥即成。

用法：每日 2 次，温热服食。

功效：生津止渴，清肺利咽。

适用：咳嗽气喘、痰涎壅盛、百日咳、咽喉肿痛、酒后昏闷、肠风下血、痢疾等。

⊙橄榄酸梅汤

原料：鲜橄榄（带核）60 克，酸梅 10 克。

制法：将上两味稍加捣烂，加清水 3 碗煎成 1 碗，去渣加白砂糖适量，调味饮用。

用法：任意饮用。

功效：清热解毒，生津止渴。

适用：急性咽炎、急性扁桃腺炎、咳嗽痰稠、酒毒烦渴等。

⊙橄榄生姜茶

原料：橄榄 7 枚，生姜 5 片，红糖 15 克。

制法：将橄榄洗净捣碎，加入红糖、生姜，水 200 毫升，小火煎 10 分钟，然后滤出汤汁待温饮用。

用法：每日 2 次。

功效：止痢消炎。

适用：肠炎、痢疾、腹泻等。

庵摩勒（《唐本》）

【释名】余甘子（《唐本》），庵摩落迦果。

实

【气味】甘，寒，无毒。

【主治】风虚热气（《唐本》）。补益强气。合铁粉一斤用，变白不老。取子压汁，和油涂头，生发去风痒，令发生如漆黑也（藏器）。主丹石伤肺，上

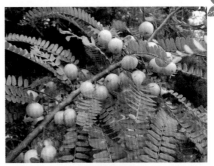

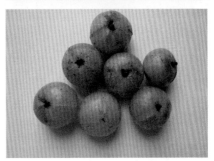

气咳嗽。久服，轻身延年长生。服乳石人，宜常食之（李珣）。为末点汤服，解金石毒（宗奭）。解硫黄毒（时珍）。出（《益部方物图》）。

◆实用指南

【单方验方】

感冒发热、咳嗽、咽喉痛、口干烦渴、维生素 C 缺乏症：鲜余甘子果 10 ~ 20 个。水煎服。

扁桃体炎：余甘子 15 克，桔梗 10 克，玄参 12 克，甘草 6 克。水煎服。

【食疗药膳】

⊙蜜饯余甘子

原料：余甘子、蜂蜜各适量。

制法：新鲜余甘子洗净晾干，放入蜂蜜中浸渍 7 日后即可用。

用法：每次食 10 ~ 15 枚。

功效：生津利咽，消痰止咳。

适用：肺燥咳嗽、咽喉炎等。

⊙庵摩勒煮心肺

原料：庵摩勒 21 个，猪心肺 500 克，橄榄 2 枚。

制法：庵摩勒煮猪心肺，去浮沫，再加橄榄煮熟即可。

用法：适量连汤吃。

功效：化痰止咳，生津，解毒。

适用：哮喘。

五敛子（《纲目》）

【释名】五棱子（《桂海志》），阳桃。

实

【气味】酸，甘，涩，平，无毒。

【主治】风热，生津止渴（时珍）。

【功效】杨桃解内脏积热，清燥润肠通大便，是肺、胃热者食用的、最适宜的清热果品。食杨桃对于疟虫有抗生作用。

◆ 实用指南

【单方验方】

咽喉痛：杨桃2个。生食，每日2次。

脾脏肿大：杨桃5个。捣烂绞汁，用温开水冲服，每日2次。

石淋、砂淋：杨桃5个（切碎），蜂蜜30毫升。加适量清水，煎汤服用，每日2次。

小便热涩、痔疮出血：鲜杨桃3个。切碎捣烂，用凉开水冲服，每日2次。

疟疾、脾脏肿大：杨桃1000克。捣烂绞汁，小火煎至膏状，停火冷却后拌入白糖粉500克，装瓶备用，每次10克，用开水冲服，每日3次。

【食疗药膳】

⊙糖渍杨桃

配料：鲜杨桃100克，白糖50克。

制法：将杨桃切开，摆入盘内；把白糖撒在杨桃上，腌30分钟即可。

用法：随意食用。

功效：消暑利水。

适用：伤暑伤湿所引起的腹泻。

⊙杨桃糯米粥

配料：杨桃、粳米各100克，糯米、白糖各50克。

制法：将杨桃切成果丁，粳米淘净，把杨桃丁、糯米、粳米放入大瓦罐中，加水750毫升，用小火炖60分钟，

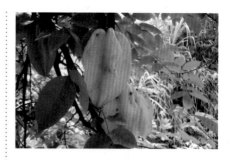

放入白糖。

用法：温热食用，每日1次。

功效：健脾益胃。

适用：大病初愈者。

⊙杨桃叶茶

原料：杨桃鲜叶30克。

制法：将杨桃鲜叶小火煎汤。

用法：代茶频服。

功效：散热毒，利小便。

适用：热渴、小便短涩。

⊙窈窕杨桃汁

原料：杨桃、苹果各1颗，哈密瓜100克，柠檬1/4颗。

制法：将所有材料洗净，杨桃切小块；苹果削皮去籽，切小块；哈密瓜去皮，切小块；柠檬榨汁，备用。将所有材料放入果汁机中榨成汁即可。

用法：随意饮用。

功效：美颜瘦身。

适用：面色苍白、身体肥胖者。

海松子（宋·《开宝》）

【释名】新罗松子，松仁。

仁

【气味】甘，小温，无毒。

【主治】骨节风，头眩，去死肌，变白，散水气，润五脏，不饥（《开宝》）。逐风痹寒气，虚羸少气，补不足，润皮肤，肥五脏（《别录》）。主诸风，温肠胃。久服，轻身延年不老（李珣）。润肺，治燥结咳嗽（时珍）。同柏子仁，治虚秘（宗奭）。

【附方】

肺燥咳嗽：用松子仁一两，胡桃仁二两研膏，和熟蜜半两收之，每服二钱，食后沸汤点服。（《外台秘要》）

小儿寒嗽（或作壅喘）：用松子仁五个，百部（炒）、麻黄各三分，杏仁四十个（去皮尖，以少水略煮三五沸），化白糖丸芡子大，每食后含化十丸，大妙。（《钱乙小儿方》）

大便虚秘：松子仁、柏子仁、麻子仁各等份，研泥，溶白蜡和，丸梧子大，每服五十丸，黄芪汤下。（宗奭）

◆ 实用指南

【单方验方】

老年人体虚便秘：松子仁 15 克。每日早、晚各服 1 次。

风湿性关节炎：松子仁 10 ~ 15 克，当归、桂枝、羌活各 6 克。加黄酒和水等量合煎，每日 1 剂，分 2 次服。

老年慢性支气管炎、咳嗽气喘：松子仁 90 克。水煎去渣，每日 2 ~ 3 次温服。

肺肾亏虚、久咳不止、腰膝酸软、头晕目眩：松子仁、蜂蜜各 200 克，黑芝麻、核桃仁各 100 克，黄酒 500 毫升。将松子仁、黑芝麻、核桃仁同捣成膏状，入砂锅中，加入黄酒，小火煮约 10 分钟，倒入蜂蜜，搅拌均匀，继续熬煮收膏，冷却装瓶备用，每日 2 次，每次服食 1 汤匙，温开水送服。

【食疗药膳】

⊙ 松子仁粥

原料：松子仁 20 克，粳米 100 克。

制法：先将松子仁研碎，粳米淘洗干净，共置锅内，加入适时清水，熬煮成粥，加入白糖调匀即可食用。

用法：作早餐或点心服食。

功效：润肠通便，润肺止咳，祛风泽肤。

适用：老年气血不足、产妇或热病伤津引起的大便秘结等。

⊙ 松子粳米粥

原料：松子仁、粳米各 50 克，蜂蜜 10 克。

制法：将松子碾碎，与粳米一同放入锅中熬煮成粥，出锅前调入蜂蜜，搅拌均匀即可。

用法：每日早、晚餐食用。

功效：滋阴润燥，增强体质。

适用：中老年人早衰、头晕目眩、咳嗽及便秘等。

⊙ 松仁玉米

原料：松子仁 100 克，玉米粒 200 克，盐、味精各 1 克，白糖 3 克，油 15 克。

制法：锅内倒入油，油热后放入松子仁、玉米迅速地翻炒，然后调入白糖、盐、味精搅拌均匀即可。

用法：佐餐食用。

功效：开胃健脾，滋阴润燥。

适用：便秘、咳嗽、失眠、遗精、早泄等。

⊙ 五仁汤

原料：松子仁、柏子仁各 15 克，郁李仁 3 克，杏仁、桃仁各 30 克。

制法：将以上五味清洗干净后一同放入锅中，加水煎煮 30 分钟，取汁即可。

用法：每日 1 剂，分 2 次温服。

功效：润肠通便。

功效：大便秘结、老年及产妇血瘀便秘等。

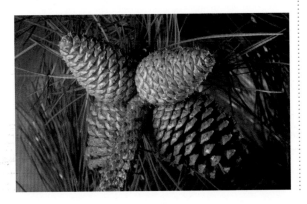

槟榔（《别录中品》）

【释名】宾门（《李当之药对》），仁频，洗瘴丹。

槟榔子

【气味】苦、辛，温，涩，无毒。

【主治】消谷逐水，除痰澼，杀三虫、伏尸、寸白（《别录》）。治腹胀，生捣末服，利水谷道。敷疮，生肌肉止痛。烧灰，敷口吻白疮（苏恭）。宣利五脏六腑壅滞，破胸中气，下水肿，治心痛积聚（甄权），除一切风，下一切气，通关节，利九窍，补五劳七伤，健脾调中，除烦，破癥结（大明）。主贲豚膀胱诸气，五膈气，风冷气，脚气，宿食不消（李珣）。治冲脉为病，气逆里急（好古）。治泻痢后重，心腹诸痛，大小便气秘，痰气喘急，疗诸疟，御瘴疠（时珍）。

【附方】

呕吐痰水：白槟榔一颗烘热，橘皮二钱半炙，为末，水一盏，煎半盏，温服。（《千金方》）

醋心吐水：槟榔四两，橘皮一两，为末，每服方寸匕，空心生蜜汤调下。（《梅师方》）

心脾作痛：鸡心槟榔、高良姜各一钱半，陈米百粒，同以水煎，服之。（《直指方》）

腰重作痛：槟榔，为末，酒服一钱。（《斗门方》）

脚气壅痛：以沙牛尿一盏，磨槟榔一枚，空心暖服。（《梅师脚气论》）

脚气胀满（非冷非热，或老人、弱人病此）：用槟榔仁为末，以槟榔壳煎汁或茶饮、苏汤或豉汁调服二钱，甚利。（《外台秘要》）

小便淋痛：面煨槟榔、赤芍药各半两，为末，每服三钱，入灯心，水煎，空心服，日二服。（《十便良方》）

血淋作痛：槟榔一枚，以麦门冬煎汤，细磨浓汁一盏，顿热，空心服，日二服。

小儿头疮：水磨槟榔，晒取粉，和生油涂之。（《圣惠方》）

口吻生疮：槟榔烧研，入轻粉末，敷之良。

◆ 实用指南

【单方验方】

气滞之便秘：槟榔、茯神、半夏、杏仁各 10 克，大黄 6 克，沉香（研末冲服）、枳实、木香各 7 克，乌药、陈皮各 9 克。水煎服，每日 1 剂，分 2 次服。

绦虫、蛔虫、鞭虫、姜片虫及幽门螺杆菌感染等：新鲜槟榔 120 克。先将按榔洗净切碎，放入瓦罐中，加开水 500 毫升，浸泡 120 分钟，后以中火煎至200 毫升，滤出汁液，清晨空腹顿服。

小儿营养不良：槟榔炭、白术、贯众、荷叶各 10 克，鸡内金、水红花子各 15 克，党参 25 克山药 20 克，木香、芜荑各 7.5 克。水煎服，每日 1 剂，每日 3 次。

流行性感冒：槟榔、黄芩各 15 克。水煎服。

【食疗药膳】

⊙槟榔粥

原料：槟榔 10 克，粳米 50 克。

制法：先将槟榔片煎汁去渣后，加入粳米一同煮成粥。

用法：每日空腹顿食，3 日为 1 个疗程。

功效：消积化食，下气驱虫。

适用：食积气滞、、脘腹胀痛、大便不畅以及多种寄生虫病

⊙槟榔苦瓜汤

原料：新鲜槟榔 3 枚，苦瓜 300 克，豆豉少许。

制法：将槟榔洗净，切成片备用；苦瓜剖开去内瓤，洗净，切献；二者共入瓦罐中，放入豆豉、盐适量，加清水 300 毫升，以中火煎 10 分钟，调入味精即可食用。

用法：每日 1 次。

功效：清热解毒，凉血止痢。

适用：下痢脓血、里急后重等。

⊙乌药槟榔饮茶

原料：乌药 9 克，槟榔 1 个。

制法：将二味药加水碾磨为浆。

用法：温开水冲饮。

功效：杀虫镇痛。

适用：虫积腹痛、腹痛难忍等。

⊙槟榔肉片汤

原料：槟榔 15 克，猪瘦肉片 50 克。

制法：将槟榔加适量水煎 20 分钟，去渣取汁，入猪瘦肉片煮熟食。

用法：佐餐食用，每日 1 次。

功效：利水消肿，降低眼压。

适用：老年性青光眼。

⊙槟榔橘皮茶

原料：白槟榔 1 枚，橘皮 1 克。

制法：先把槟榔煨熟，橘皮用蜂蜜焯过；再将 2 味干燥后，研为细末，同置于小锅中，加入水 150 毫升，煎煮至

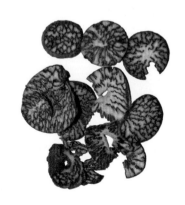

水去 75 毫升，滤渣取汁备用。

用法：每日 1 剂，1 次顿饮，连服 3 日。

功效：顺气消积，降逆和胃。

适用：湿阻气逆、食积不化之脘腹胀满、恶心呕吐、嗳腐吞酸、食欲不振等。

⊙五香槟榔

原料：槟榔 200 克，陈皮 20 克，丁香、砂仁、豆蔻各 10 克，盐 100 克。

制法：将诸药放锅内，加盐，再加水适量，先用旺火烧沸，后用小火煎煮，使药液干涸，停火待冷，将槟榔用刀剁成黄豆大小碎块即成。

用法：饭后含槟榔少许，然后吃下。

功效：健脾消滞，顺气宽胸。

适用：消化不良、胃肠停食出现腹痛呕酸、膨闷胀饱等。

大腹子（宋·《开宝》）

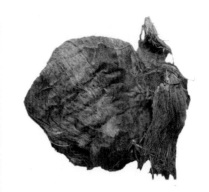

【释名】大腹槟榔（《图经》），猪槟榔。

大腹子

【气味】辛，涩，温，无毒。

【主治】与槟榔同功（时珍）。

大腹皮

【气味】辛，微温，无毒。

【主治】冷热气攻心腹，大肠蛊毒，痰膈醋心。并以姜、盐同煎，入疏气药用之，良（《开宝》）。下一切气，止霍乱，通大小肠，健脾开胃调下（大明）。降逆气，消肌肤中水气浮肿，脚气壅逆，瘴疟痞满，胎气恶阻胀闷（时珍）。

【附方】

漏疮恶秽：大腹皮煎汤洗之。（《直指方》）

乌癞风疮：大腹子生者或干者，连全皮勿伤动，以酒一升浸之，慢火熬干为末，腊猪油和敷。（《圣济总录》）

◆ 实用指南

【单方验方】

理气活血，化瘀催产：大腹皮、当归、川芎、枳壳、白芷、益母草各 10 克，小米 50 克，红糖适量。将上六味药煎汁去渣，加入小米、红糖同煮成粥，顿服或分次服。

【食疗药膳】

⊙五皮茶

原料：大腹皮、陈皮、生姜皮各 3 ~ 6 克，茯苓皮 10 ~ 12 克，桑白皮 6 ~ 8 克。

制法：将上五味药清洗干净，加水煎服。

用法：每日 1 剂。

功效：宣肺祛寒湿，利水。

适用：慢性肾炎急性发作，急性肾炎出现畏寒、发热、水肿、腰痛、体痛。

⊙瓜蒌大腹皮猪肚汤

原料：瓜蒌 20 克，大腹皮 25 克，猪肚 1 个，姜、葱、盐各 5 克，大蒜 10 克。

制法：先将大腹皮、瓜蒌清洗干净；猪肚洗净，放沸水焯透，捞起待用。姜切片、葱切段，大蒜去皮切段。把猪肚放炖锅内，大腹皮、瓜蒌放在猪肚内，加水 1500 毫升，放入盐、姜、葱。把炖锅置大火上烧沸，再用小火炖煮 1 小时即成。

用法：每日 1 次，每次吃猪肚 50 克，随意喝汤。

功效：宽胸散结，利水疏肝。

适用：肝硬化兼糖尿病患者。

椰子（宋·《开宝》）

【释名】越王头（《纲目》），胥余。

椰子瓤

【气味】甘，平，无毒。

【主治】益气（《开宝》）。治风（汪颖）。食之不饥，令人面泽（时珍出（《异物志》）。

椰子浆

【气味】甘，温，无毒。

【主治】止消渴。涂头，益发令黑（《开宝》）。治吐血水肿，去风热（李珣）。

椰子皮

【气味】苦，平，无毒。

【主治】止血，疗鼻衄，吐逆霍乱，煮汁饮之（《开宝》）。治卒心痛，烧存性，研，以新汲水服一钱，极验（时珍出（《龚氏方》）。

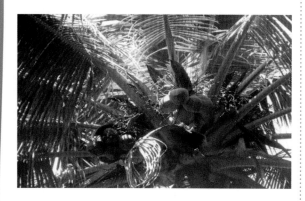

壳

【主治】杨梅疮筋骨痛。烧存性，临时炒热，以滚酒泡服二三钱，暖覆取汗，其痛即止，神验（时珍）。

◆实用指南

【单方验方】

充血性心力衰竭，周围水肿：鲜椰子适量。捣汁饮服。

驱姜片虫、绦虫：椰子半至一个。先饮椰汁，后吃椰肉，每日早晨空腹1次食完，3小时方可进食。

【食疗药膳】

⊙椰子粥

原料：椰子肉（切碎）、糯米、鸡肉各适量。

制法：将上几味同煮粥，用油盐调味食用。

用法：每日1次，温热服食。

功效：补脾益胃，强身健体。

功效：脾虚倦怠、食欲不振、手足无力、体弱头昏等。

波罗蜜（《纲目》）

【释名】曩伽结。

瓤

【气味】甘、香、微酸，平，无毒。

【主治】止渴解烦，醒酒益气，令人悦泽（时珍）。

核中仁

【气味】同瓤。

【主治】补中益气，令人不饥轻健（时珍）。

◆实用指南

【单方验方】

外伤溃疡：菠萝蜜树叶适量。磨粉外敷创伤。

慢性肠炎：菠萝蜜核仁适量。炒干研末，每次15克，米汤调服，每日2～3次，饮前服。

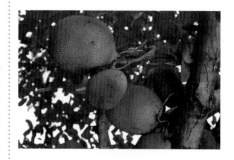

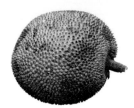

下肢溃疡：割菠萝蜜树皮适量。取流出的液汁涂之，每日 2 次。

产后乳汁不足：菠萝蜜核仁适量，猪瘦肉 250 克。猪肉切成小块，与菠罗蜜同煮汤食用，以淡食为宜。

【食疗药膳】

⊙菠萝蜜炒牛肉

原料：牛柳肉 6 两（约 240 克），菠萝蜜适量，葱 1 条，青椒、红椒各 1/2 个，姜 1 片，油 1 汤匙，生抽 1 茶匙，鱼露 1 汤匙，黑胡椒粉少许，蒜蓉 1 茶匙，糖、盐各适量。

制法：牛肉洗净，切粗条，用腌料拌匀，备用，菠萝蜜、青椒和红椒切片；葱切段。烧热油适量，放入牛肉泡嫩油，取出，沥去油。烧热油 1 汤匙，爆香姜片，牛肉回镬，放下青椒、菠萝蜜炒拌均匀，调味料炒合上碟。

用法：佐餐食用。

功效：补中益气，令人悦泽。

适用：身体瘦弱、面色苍白者。

无花果（《食物》）

【释名】映日果（《便民图纂》），优昙钵（《广州志》），阿驵。

实

【气味】甘，平，无毒。

【主治】开胃，止泄痢（汪颖）。治五痔，咽喉痛（时珍）。

叶

【气味】甘、微辛，平，有小毒。

【主治】五痔肿痛，煎汤频熏洗之，取效（震亨）。

◆ **实用指南**

【单方验方】

脚气：无花果叶数片。加水煮 10 分钟左右，待水温合适时泡洗患足 10 分钟，每日 2 次。

咽喉痛：无花果适量。晒干研末，吹喉部。

肺热声嘶：无花果 15 克。水煎调冰糖服。

痔疮、脱肛：无花果适量。生食或水煎服。或干

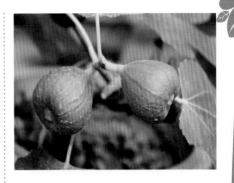

果 10 个同猪大肠 1 节，水煎服。

白癜风：无花果叶、烧酒各适量。同浸泡 7 日，涂抹患处，每日 3 次。

筋骨疼痛，风湿麻木：无花果或根适量。炖猪瘦肉或煮鸡蛋吃。

喉痹：无花果根适量。去粗皮，打碎，开水泡服。

颈淋巴结核：鲜无花果根 30 克。水煎服。

哮喘：无花果适量。捣汁一杯，开水冲服，每日 3 次。

疣子：用折断无花果枝叶的白乳汁液适量。涂抹疣子上。

神经痛和风湿痛：无花果 10 个，大蒜 1 头。水煎后用布蘸敷和浸泡患处。

【食疗药膳】

⊙无花果粥

原料：无花果 30 克，大米 50 克。

制法：先用大米熬粥，至粥沸后再放入无花果，食用时加适量蜂蜜即可。

用法：温热服食。

功效：清肠润燥，善疗痔疮。

适用：老人便秘而兼痔疮者。

⊙无花果牛肉汤

原料：牛肉 250 克，无花果 8 个，陈皮适量。

制法：先将牛肉洗净，切件；无花果、陈皮分别用清水洗净，备用。将全部用料一齐放入砂煲内，加清水适量，大火煮沸后，改用小火煲 1～2 小时，调味食用。

用法：每日 1 次，佐餐食用。

功效：安中益气，除疾祛斑。

适用：便秘、干咳、脾胃虚弱或面部褐斑、面疱、雀斑、抽烟引起的口臭等。

枳椇（《唐本草》）

【释名】蜜屈律（《广记》），木蜜（《拾遗》），木珊瑚（《广志》），鸡爪子（《俗名》）。

实

【气味】甘，平，无毒。

【主治】头风，小腹拘急（《唐本》）。止渴除烦，去膈上热，润五脏，利大小便，功用同蜂蜜。枝、叶煎膏亦同（藏器）。止呕逆，解酒毒，辟虫毒（时珍）。

木汁

【气味】同枳椇。

木皮

【气味】甘，温，无毒。

【主治】五痔，和五脏（《唐本》）。

◆ 实用指南

【单方验方】

酒醉呕吐：枳椇子9克。煎水顿服。

手足抽搐：枳椇果实、四四瓦、蛇莓各9克。水煎服。

小儿黄瘦：枳椇果实50克。水煎服。

【食疗药膳】

⊙枳椇粥

原料：枳椇子10～15克，粳米50～100克。

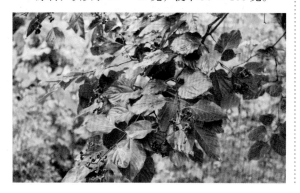

制法：先用枳椇子煎取浓汁，去渣，入粳米，煮稀粥。

用法：饮酒过量，可空腹顿服。对于长期饮酒之人，随时间断服用，可解酒毒。

功效：除烦渴，解酒毒。

适用：醉酒、烦热、口渴。

⊙枳椇子甘蔗煲猪心肺

原料：枳椇子30克，甘蔗500克，猪心150克，猪肺100克。

制法：先将上几种材料清洗干净，甘蔗切成小段，劈开，猪心、猪肺洗净切成小块，加清水适量煮熟即可。

用法：喝汤食肺。

功效：补中益气，生津润燥，补肺养血。

适用：肺结核咳嗽痰中带血、小儿疳疮黄瘦、秋冬肺燥咳嗽等。

蜀椒（《本经下品》）

【释名】巴椒（《别录》），汉椒（《日草》），川椒（《纲目》），南椒（《炮炙论》）。

椒红

【气味】辛，温，有毒。

【主治】邪气咳逆，温中，逐骨节皮肤死肌，寒热痹痛，下气。久服头不白，轻身增年（《本经》）。除六腑寒冷，伤寒温疟大风汗不出，心腹留饮宿食，肠澼下痢，泄精，女子字乳余疾，散风邪瘕结，水肿黄疸，鬼疰蛊毒，杀虫鱼毒。久服开腠理，通血脉，坚齿发，明目，调关节，耐寒暑，可作膏药（《别录》）。治头风下泪，腰脚不遂，虚损留结，破血，下诸石水，治咳嗽，腹内冷痛，除齿痛（甄权）。破癥结开胸，治天行时气，产后宿血，壮阳，疗阴汗，暖腰膝，缩小便，止呕逆（大明）。通神去老，益血，利五脏，下乳汁，灭瘢，生毛发（孟诜）。散寒除湿，解郁结，消宿食，通三焦，温脾胃，补右肾命门，杀蛔虫，止泄泻（时珍）。

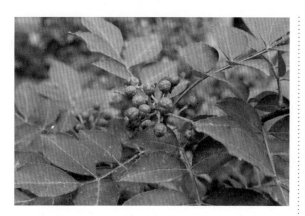

【附方】

阴冷入腹：以布裹椒包囊下，热气大通，日再易之，以消为度。（《千金方》）

呃噫不止：川椒四两炒研，面糊丸梧子大。每服十丸，醋汤下，神效。（《经验方》）

疮肿作痛：生椒末、釜下土、荞麦粉等份研，醋和敷之。（《外台秘要》）

手足皲裂：椒四合，以水煮之，去渣渍之，半食顷，出令燥，须臾再浸，候干，涂猪羊脑髓，极炒。（《胜金方》）

老小泄泻（小儿水泻，及人年五十以上患泻）：用椒二两，醋二升，煮醋尽，慢火焙干碾末，瓷器贮之。每服二钱匕，酒及米饮下。（谭氏）

伤寒齿衄（伤寒呕血，继而齿缝出血不止）：用开口川椒四十九粒，入醋一盏，同煎熟，入白矾少许服之。（《直指方》）

头上白秃：花椒末，猪油调敷，三五度便愈。（《普济方》）

妇人秃鬓：汉椒四两，酒浸，密室内日日搽之，自然长也。（《圣惠方》）

百虫入耳：川椒碾细，浸醋灌之，自出。（《危氏方》）

毒蛇咬螫：以闭口椒及叶捣，封之良。（《肘后方》）

椒目

【气味】苦，寒，无毒。

【主治】水腹胀满，利小便（苏恭）。治十二种水气，及肾虚耳卒鸣聋，膀胱急（甄权）。止气喘（震亨）。

【附方】

水气肿满：椒目炒，捣如膏，每酒服方寸匕。（《千金方》）

留饮腹痛：椒目二两，巴豆一两去皮心，熬捣，以枣膏和，丸麻子大。每服二丸，吞下其痛即止。又方：椒目十四枚，巴豆一枚，或十六枚，合捣为二丸。服之，取吐利。（《肘后方》）

痔漏肿痛：椒目一撮，碾细。空心水服三钱，如神。（《海上方》）

崩中带下：椒目炒碾细，每温酒服一勺。（《金匮钩玄》）

眼生黑花（年久不可治者）：椒目炒一两，苍术炒一两，为末，醋糊丸梧子大。每服二十丸，醋汤下。（《本事方》）

叶

【气味】辛，热，无毒。

【主治】奔豚、伏梁气，及内外肾钓，并霍乱转筋，和艾及葱碾，以醋拌罨之（大明）。杀虫，洗脚气及漆疮（时珍）。

根

【气味】辛，热，微毒。

【主治】肾与膀胱虚冷，血淋色瘀者，煎汤细饮。色鲜者勿服（时珍出（《证治要诀》）。

◆ 实用指南

【单方验方】

寒性痛经：川椒60克，姜24克，大枣30克。水煎服。

寒湿脚气：川椒50克，生姜30克，葱5棵。水煎熏洗。

痛经：川椒10克，胡椒3克。共研细粉，用白酒调成糊状，敷于脐眼，外用伤湿止痛膏封闭，每日1次。

秃顶：川椒适量。浸泡在酒精度数较高的白酒中，1周后使用时，用干净的软布蘸此浸液搽抹头皮，每日数次，若再配以姜汁洗头，效果更好。

痔疮：川椒1把。装入小布袋中，扎口，用开水沏于盆中，患者先是用热气熏洗患处，待水温降到不烫，再行坐浴。全过程约20分钟，每日早晚各1次。

膝盖痛：川椒（压碎）50克，鲜姜10片，葱白（切碎）6棵。三种混在一起，装在包布内，将药袋上放一热水袋，热敷30～40分钟，每日2次。

【食疗药膳】

⊙川椒粥

原料：川椒粉 3 克，粳米 100 克，葱末、姜末、盐、味精各适量。

制法：先将粳米熬煮成粥，再放入葱末、姜末、盐、味精，调匀稍煮，乘热撒入川椒粉，即可食用。

用法：早餐食用，阴虚火旺者忌服，孕妇慎用。

功效：温中散寒，除湿止痛，杀虫。

适用：脘腹冷痛、呕吐、泄泻或蛔虫引起的腹痛、呕吐或吐蛔等。

⊙川椒酒

原料：川椒 120 克，米酒 1000 毫升。

制法：将川椒浸泡于盛酒坛中，封存 10 日，开封去渣取酒备用。

用法：用时以棉签蘸酒，涂擦患处，每日数次，连续用至新发生长。

功效：温通经脉，活血生发，杀虫止痒。

适用：寒滞血瘀，经络阻滞，发失所养之秃顶、脱发等。

⊙椒面羹

原料：川椒粉 9 克，白面粉 120 克。

制法：将面粉和匀，做成面条，放入锅内，加适量开水煮，待熟时，放入少许盐。味精、香油、姜汁搅匀即成。

用法：空腹 1 次食用。

功效：健脾，温中止痛。

适用：脾胃虚弱，脘腹冷痛。

⊙椒目粥

原料：蜀椒 5 克，白面 120 克。

制法：将蜀椒炒香，去黑子，捣为末，白面加水和花椒末拌匀。锅内加水适量，水沸，下面糊待面快熟时，放盐即成。

用法：每食适量。

功效：暖胃散寒，除湿止痛。

适用：脾胃虚弱、胸腹胀满、冷痢刺痛等。

胡椒（《唐本草》）

实

【气味】辛，大温，无毒。

【主治】下气温中去痰，除脏腑中风冷（《唐本》）。去胃口虚冷气，宿食不消，霍乱气逆，心腹卒痛，冷气上冲（李珣）。调五脏，壮肾气，治冷痢，杀一切鱼、肉、鳖、蕈毒（大明）。去胃寒吐水，大肠寒滑（宗奭）。暖肠胃，除寒湿，反胃虚胀，冷积阴毒，牙齿浮热作

痛（时珍）。

【附方】

霍乱吐泻：用胡椒三十粒，以饮吞之（孙真人）。用胡椒四十九粒，绿豆一百四十九粒，研匀，木瓜汤服一钱（《直指方》）。

反胃吐食：用胡椒醋浸，日干，如此七次，为末，酒糊丸梧子大。每服三四十丸，醋汤下（戴原礼方）。用胡椒七钱半，煨姜一两，水煎，分二服（《圣惠方》）。

赤白下痢：胡椒、绿豆各一岁一粒，为末，糊丸梧子大。红用生姜、白用米汤下。（《集简方》）

大小便闭，关格不通：胡椒二十一粒，打碎，水一盏，煎六分，去滓，入芒消半两，煎化服。（《圣济总录》）

虚寒积癖（在背膜之外，流于两胁，气逆喘急，久则营卫凝滞，溃为痈疽，多致不救）：用胡椒二百五十粒，蝎尾四个，生木香二钱半，为末，粟米饭丸绿豆大。每服二十丸，橘皮汤下。名磨积丸。（《济生方》）

惊风内钓：胡椒、木鳖子仁各等份，为末，醋调黑豆末，和杵，丸绿豆大，每服三四十丸，荆芥汤下。（《圣惠方》）

发散寒邪：胡椒、丁香各七粒，碾碎，以葱白捣膏和，涂两手心，合掌握定，夹于大腿内侧，温覆取汗则愈。（《伤寒蕴要》）

伤寒咳逆（日夜不止，寒气攻胃

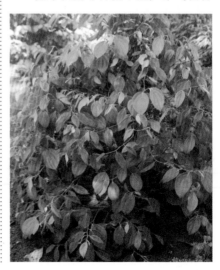

也）：胡椒三十粒打碎，麝香半钱，酒一钟，煎半钟，热服。（《圣惠方》）

风虫牙痛：胡椒、荜茇各等份，为末，蜡丸麻子大，每用一丸，塞蛀孔中。（《卫生易简方》）

沙石淋痛：胡椒、朴消各等份，为末，每服用二钱，白汤下，日二，名二拗散。（《普济方》）

◆ **实用指南**

【单方验方】

寒泻：白胡椒4～6粒，陈皮、石榴皮各10克。水煎服。

咳嗽、痰多泡沫：白胡椒5粒，白萝卜1个，生姜3片，陈皮1片。煎熟饮汤。

寒冷腹痛，或因食生冷、感风寒、腹中发冷：白胡椒10粒。研成细末，用酒冲服。

胸膈胀满及受凉引起的腹痛泄泻、食欲不振：胡椒0.6～1.5克。研末，伴水加红糖吞服；也可用胡椒泡酒抹到胸口外。

胃寒引起的胃痛：胡椒粒砸碎后，用开水冲，然后与红糖水一起泡2～3日，口服。

胃寒呕吐哕逆：胡椒1克，生姜30克。微煨，研末，加水煎汤服。

胃寒腹痛：大枣（去核）7个，胡椒49粒。每个大枣内放入胡椒7粒，以线扎好，蒸至极熟，共捣为丸，每次0.5克，温开水送下。

【食疗药膳】

⊙ 胡椒大枣茶

原料：胡椒7粒，大枣3枚。

制法：将二味药放入砂锅内，加水500毫升，煎沸15分钟，取汁代茶饮用。

用法：每日1剂，分2次服。

功效：祛寒、养血、健胃。

适用：虚寒性胃痛。

吴茱萸（《本经中品》）

【释名】时珍曰：茱萸二字义未详。萸有俞、由二音。

【气味】辛，温，有小毒。

【主治】温中下气，止痛，除湿血痹，逐风邪，开腠理，咳逆寒热（《本经》）。利五脏，去痰冷逆气，

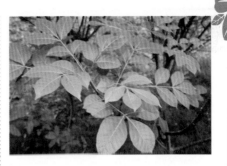

饮食不消，心腹诸冷绞痛，中恶心腹痛（《别录》）。霍乱转筋，胃冷吐泻腹痛，产后心痛，治遍身痹痳刺痛，腰脚软弱，利大肠壅气，肠风痔疾，杀三虫（甄权）。杀恶虫毒，牙齿虫䘌，鬼魅疰气（藏器）。下产后余血，治肾气、脚气水肿，通关节，起阳健脾（大明）。主痢，止泻，厚肠胃，肥健人（孟诜）。治痞满塞胸，咽膈不通，润肝燥脾（好古）。开郁化滞，治吞酸，厥阴痰涎头痛，阴毒腹痛，疝气血痢，喉舌口疮（时珍）。

【附方】

头风作痛：茱萸煎浓汤，以绵染，频拭发根良。（《千金翼方》）

呕涎头痛、呕而胸满：吴茱萸汤，用茱萸一升，枣二十枚，生姜一大两，人参一两，以水五升，煎取三升。每服七合，日三服。（《仲景方》）

阴毒伤寒（四肢逆冷）：用茱萸一升，酒拌湿，绢袋二个，包蒸极热，更互熨足心。候气透，痛亦即止，累有效。（《圣惠方》）

寒疝往来：吴茱萸一两，生姜半两，清酒一升，煎温分服。（《肘后方》）

小儿肾缩（乃初生受寒所致）：用吴茱萸、硫黄各半两，同大蒜研，涂其腹。仍以蛇床子烟熏之。（《圣惠方》）

转筋入腹：吴茱萸炒二两，酒二盏，煎一盏，分二服。得下即安。（《圣济录》）

脏寒泄泻、滑痢不止（倦怠减食）：吴茱萸汤泡过，炒，猪脏半条，去脂洗净，装满扎定，小火煮熟，捣丸梧子大。每服五十丸，米饮下，日二服。（《普济方》）

下痢水泄：吴茱萸（泡炒）、黄连（炒）各二钱，水煎服。未止再服。（《圣惠方》）

赤白下痢：吴茱萸、黄连、白芍药各一两，同炒为末，蒸饼丸梧子大。每

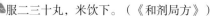
服二三十丸，米饮下。（《和剂局方》）

产后盗汗：吴茱萸一鸡子大，酒三升，渍半日，煮服。（《千金翼》）

小儿头疮：吴茱萸炒焦为末，入枯粉少许，猪油、醋调涂之。（《圣惠方》）

痈疽发背及发乳诸毒：用吴茱萸一升，捣为末，用苦酒调涂帛上，贴之。（《外台秘要》）

蛇咬毒疮：吴茱萸一两为末，冷水和，作三服，立安。（《胜金方》）

寒热怪病（寒热不止，数日四肢坚如石，出之似钟磬声，口渐瘦恶）：吴茱萸、木香各等份，煎汤饮之愈。（《夏子益方》）

叶

【气味】辛、苦，热，无毒。

【主治】霍乱下气，止心腹痛冷气。内外肾钓痛，盐碾罨之，神验，干即易。转筋者同艾捣，以醋和罨之（大明）。治大寒犯脑，头痛，以酒拌叶，袋盛蒸熟，更互枕熨之，痛止为度（时珍）。

枝

【主治】大小便卒关格不通，取南行枝，如手第二指中节，含之立下。（苏颂出《姚僧坦集验方》）。

根及白皮

【气味】辛、苦，热，无毒。

【主治】杀三虫（《本经》）。蛲虫。治喉痹咳逆，止泄注，食不消，女子经产余血，疗白癣（《别录》）。杀牙齿虫，止痛（藏器）。治中恶腹中刺痛，下痢不禁，疗漆疮（甄权）。

【附方】

寸白虫：吴茱萸东北阴细根（大如指者勿）洗去土，四寸，切，以水、酒各一升渍一宿，平旦分再服，当取虫下。（《千金方》）

肝劳生虫、眼中赤脉：吴茱萸根为末一两半，粳米半合，鸡子白三个，化蜡一两半和，丸小豆大。每米汤下三十丸，当取虫下。

肾热肢肿（拘急）：吴茱萸根一合半，桑白皮三合，酒二升，煮一升，日二服。（《普济方》）

◆ 实用指南

【单方验方】

头痛（以下午及夜间剧烈）：吴茱萸16克，生姜31克。将吴茱萸研末，生姜捣烂，共炒热，喷白酒一口在药上，包足心涌泉。

高血压：吴茱萸适量。研末，每次取18～30克，用醋调敷两足心（最好睡前敷，用布包裹）。

消化不良：吴茱萸粉2.5～3克，食醋5～6毫升。装将前2味调成糊状，加温至40℃左右，摊于2层方纱布上（约0.5厘米厚），将4周折起；贴于脐部；用胶布固定。12小时更换1次。

黄水疮：吴茱萸适量。研粉，用凡士林调制成10%软膏，局部涂擦，每日1～2次。擦药前先用温水洗净患处。

【食疗药膳】

⊙吴茱萸粥

原料：吴茱萸2克，粳米50克，生姜2片，葱白2茎。

制法：将吴茱萸研为细末，用粳米先煮粥，待米熟后下吴茱萸末及生姜、葱白，同煮为粥。

用法：每日2次，早晚温热服。

功效：补脾暖胃，温中散寒，止痛止吐。

适用：虚寒型痛经及脘腹冷痛、呕逆吐酸等。

⊙吴萸肠

原料：猪大肠1条，吴茱萸末适量。

制法：将猪大肠去脂膜洗净，填吴茱萸适量，缚定蒸熟，捣丸梧子大。

用法：每服50丸，食前米饮下，

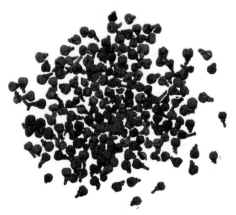

连服数日。

功效：温中健脾，祛寒止泄。

适用：脏寒泄泻、倦怠食减等。

茗（《唐本草》）

【释名】苦樣（《唐本》），槚（《尔雅》），莈，荈，茶叶。

叶

【气味】苦、甘，微寒，无毒。

【主治】瘘疮，利小便，去痰热，止渴，令人少睡，有力悦志（《神农食经》）。下气消食。作饮，加茱萸、葱、姜良（苏恭）。破热气，除瘴气，利大小肠（藏器）。清头目，治中风昏愦，多睡不醒（好古）。治伤暑，合醋，治泄痢，甚效（陈承）。炒煎饮，治热毒赤白痢。同川芎、葱白煎饮，止头痛（吴瑞）。浓煎，吐风热痰涎（时珍）。

【附方】

气虚头痛：用上春茶末调成膏，置瓦盏内覆转，以巴豆四十粒，作二次烧烟熏之，晒干研细。每服一字，另入好茶末，食后煎服，立效。（《医方大成》）

赤白下痢：以好茶一斤，炙捣末，浓煎一二盏服。久患痢者，亦宜服之。（《直指方》）用蜡茶，赤痢以蜜水煎服，白痢以连皮自然姜汁同水煎服。二三服即愈。（《经验良方》）用蜡茶二钱，汤点七分，入麻油一蚬壳和服。须臾腹痛大下即止。一少年用之有效。一方：蜡茶末，以白梅肉和丸。赤痢甘草汤下，白痢乌梅汤下，各百丸。一方：建茶合醋煎，热服，即止。

大便下血：用细茶半斤碾末，川百药煎五个烧存性。每服二钱，米饮下，日二服。（《普济方》）

产后秘塞：以葱涎调蜡茶末，丸百丸，茶服自通。不可用大黄利药，利者百无一生。（《郭稽中妇人方》）

久年心痛（十年、五年者）：煎湖茶，以头醋和匀，服之良。（《兵部手集》）

腰痛难转：煎茶五合，投醋二合，顿服。（《孟诜食疗》）

解诸中毒：芽茶、白矾各等份，碾末，冷水调下。（《简便方》）

阴囊生疮：用蜡面茶为末，先以甘草汤洗，后贴之妙。（《经验方》）

脚丫湿烂：茶叶嚼烂敷之，有效。（《摄生方》）

风痰颠疾：茶芽、栀子各一两，煎浓汁一碗服。良久探吐。（《摘玄方》）

霍乱烦闷：茶末一钱煎水，调干姜末一钱，服之即安。（《圣济总录》）

月水不通：茶清一瓶，入砂糖少许，露一夜服。虽三个月胎亦通，不可轻视。（《鲍氏》）

痰喘咳嗽（不能睡卧）：好末茶一两，白僵蚕一两，为末，放碗内盖定，倾沸汤一小盏。临卧，再添汤点服。（《瑞竹堂方》）

茶子

【气味】苦，寒，有毒。

【主治】喘急咳嗽，去痰垢，捣仁洗衣，除油腻（时珍）。

【附方】

上气喘急（时有咳嗽）：茶子、百合各等份，为末，蜜丸梧子大，每服七丸，新汲水下。（《圣惠方》）

头脑鸣响（状如虫蛀，名大白蚁）：以茶子为末，吹入鼻中，取效。（《杨拱医方摘要》）

◆ 实用指南

【单方验方】

细菌性痢疾：绿茶适量。研成细末，水泛为丸，每次 6 克，每日 3 次，连服 7 日为 1 个疗程，即可痊愈，如果肠黏膜大片糜烂，或有溃疡存在的患者，须加服 3 日。

咳嗽痰喘：好红茶 15 克，蚯蚓 3~4 条。先将蚯蚓洗净，然后用红茶煎水两茶杯，煎至半茶杯。过滤取清汁，分早晚 2 次空腹服。

腹泻不止：茶叶 30 克，红糖 50 克。

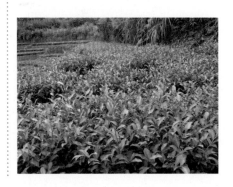

浓煎服。

（《圣惠方》）

【食疗药膳】

⊙芒果绿茶

原料：绿茶 1 克，芒果（去核）皮肉 50 克，白糖 25 克。

制法：鲜芒果洗净去核用皮肉加水 400 毫升，煮沸 3 分钟，加入绿茶和白糖即可。

用法：每日 1 剂，分 2 次温服。

功效：理气化痰。

适用：咳嗽、痰多、气促等。

⊙茶叶粥

组成：茶叶 10 克，粳米 50 克，白糖适量。

制法：先煮茶叶，煎取浓汁，然后去茶叶，加入粳米、白糖煮成稀粥。

用法：早餐食用。

功效：化痰消食，生津止渴，利尿消肿。

适用：心烦口渴、食积停滞、小便不利、泻痢及高血压和冠心病。

甜瓜（宋·《嘉祐》）

【释名】甘瓜（《唐本》），果瓜。

瓜瓤

【气味】甘，寒，滑，有小毒。

【主治】止渴，除烦热，利小便，通三焦间壅塞气，治口鼻疮（《嘉祐》）。暑月食之，永不中暑（宗奭）。

瓜子仁

【气味】甘，寒，无毒。

【主治】腹内结聚，破溃脓血，最为肠胃脾内壅要药（《别录》）。止月经太过，研末去油，水调服（藏器）。《炮炙论序》曰：血泛经过，饮调瓜子。炒食，补中宜人（孟诜）。清肺润肠，和中止渴（时珍）。

【附方】

口臭：用甜瓜子杵末，蜜和为丸。每旦漱口后含一丸。亦可贴齿。（《千金方》）

腰腿疼痛：甜瓜子三两，酒浸十日，为末。每服三钱，空心酒下，日三。（《寿域神方》）

肠痈已成：小腹肿痛，小便似淋，或大便难涩下脓。用甜瓜子一合，当归炒一两，蛇蜕皮一条，㕮咀。每服四钱，水一盏半，煎一盏，食前服，利下恶物为妙。

瓜蒂《本经上品》

【释名】瓜丁（《千金》），苦丁香（《象形》）。

【气味】苦，寒，有毒。

【主治】大水，身面四肢浮肿，下水杀蛊毒，咳逆上气，及食诸果，病在胸腹中，皆吐下之（《本经》）。去鼻中瘜肉，疗黄疸（《别录》）。治脑寒热齆，眼昏吐痰（大明）。吐风热痰涎，治风眩头痛，癫痫喉痹，头目有湿气（时珍）。得麝香、细辛，治鼻不闻香臭（好古）。

【附方】

风涎暴作，气塞倒仆：用瓜蒂为末，每用一二钱，腻粉一钱匕，以水半合调灌。良久涎自出。不出，含砂糖一块，下咽即涎出也。（《寇氏衍义》）

诸风诸痫、诸风膈痰、诸痫涎涌：用瓜蒂炒黄为末，量人以酸虀水一盏，调下取吐。风痫，加蝎梢半钱。湿气肿满，加赤小豆末一钱。有虫，加狗油五七点，雄黄一钱；甚则加芫花半钱，立吐虫出。（东垣《活法机要》）

风痫喉风（咳嗽，及遍身风疹，急中涎潮等证，不拘大人、小儿）：瓜蒂为末，壮年服一字，老少半字，早晨井华水下。一食顷，含砂糖一块。良久涎如水出，年深者出墨涎，有块布水上也。涎尽食粥一两日。如吐多，人困甚，即以麝香泡汤一盏饮之，即止。（《经验后方》）

急黄喘息(以上坚硬，欲得水吃者)：瓜蒂二小合，赤小豆一合，研末。暖浆水五合，服方寸匕。一炊久当吐，不吐

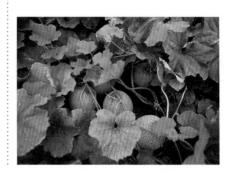

再服。吹鼻取水亦可。（《伤寒类要》）

遍身如金：瓜蒂四十九枚，丁香四十九枚，甘锅内烧存性，为末。每用一字，吹鼻取出黄水。亦可搽牙追涎。（《经验方》）

热病发黄：瓜蒂为末，以大豆许吹鼻中。轻则半日，重则一日，流取黄水乃愈。（《千金翼》）

十种蛊气：苦丁香为末，枣肉和，丸梧子大。每服三十丸，枣汤下，甚效。（《瑞竹堂方》）

疟疾寒热：瓜蒂二枚，水半盏，浸一宿，顿服，取吐愈。（《千金方》）

大便不通：瓜蒂七枚，研末，绵裹，塞入下部即通。（《必效方》）

风热牙痛：瓜蒂七枚炒研，麝香少许和之，绵裹咬定，流涎。（《圣济总录》）

蔓（阴干）

【主治】女人月经继绝，同使君子各半两，甘草六钱，为末，每酒服二钱。

花

【主治】心痛咳逆（《别录》）。

叶

【主治】人无发，捣汁涂之即生（《嘉祐》）。补中，治小儿疳，及打伤损折，为末酒服，去瘀血（孟诜）。

【附方】

面上靥子：七月七日午时，取瓜叶七枚，直入北堂中，向南立，逐枚拭靥，即灭去也。（《淮南万毕术》）

◆实用指南

【单方验方】

暑热伤阴，小便不利：甜瓜、蜂蜜各适量。将甜瓜去皮籽，用洁净纱布绞取汁液，加蜂蜜适量饮服，不拘时随意饮用。

中暑烦热胸闷，食欲不振：甜瓜、西红柿各适量。将二者洗净，去皮，用洁净纱布绞取汁液，加等量冷开水调匀，不拘时随意饮用。

肠痈（小腹肿痛、小便似淋、大便困难、下脓）：甜瓜子10克，当归（炒）30克，蛇蜕皮1条（揉碎）。混合后每取13克，加水适量煎至1碗，饭前服，泻下恶物即见效。

口臭：甜瓜子适量。捣成末，加蜜调为丸，每日早晨漱口后含1丸。亦可贴齿。

腰疼腿痛：甜瓜子90克。酒浸10克，研为末，每服9克，空腹酒下，每日3次。

月经过多：甜瓜适量。研为末，去油质，加水调服。

【食疗药膳】

⊙甜瓜芹菜汁

原料：甜瓜200克，西洋芹100克，蕃茄50克，蜂蜜适量。

制法：将西洋芹洗净，甜瓜切片后，顺序放入榨汁机内榨汁，完成后加入蜂蜜调味即可。

用法：不拘时温热饮用。

功效：预防血管硬化，除烦安神，帮助入眠，防癌症，强精，健胃。

适用：过敏、失眠患者。

⊙藕实甜瓜羹

原料：鲜嫩藕100克，甜瓜皮、莼菜各120克。

制法：将上三物切碎，以豆豉水相合作羹。

用法：调匀食用，每日1剂。

功效：补中，生津，养神。

适用：烦热口渴。

西瓜（《日用》）

【释名】寒瓜。

瓜瓤

【气味】甘、淡，寒，无毒。

【主治】消烦止渴，解暑热（吴瑞）。疗喉痹（汪颖）。宽中下气，利小水，治血痢，解酒毒（宁原）。含汁，治口疮（震亨）。

皮

【气味】甘，凉，无毒。

【主治】口、舌、唇内生疮，烧研噙之（震亨）。

【附方】

闪挫腰痛：西瓜青皮，阴干为末，盐酒调服三钱。（《摄生众妙方》）

食瓜过伤：西瓜皮煎汤解之。诸瓜皆同。（《事林广记》）

瓜子仁

【气味】甘，寒，无毒。

【主治】与甜瓜仁同（时珍）。

◆ 实用指南

【单方验方】

肾炎水肿：西瓜皮、冬瓜皮各30克。水煎服，每日2次。

慢肾炎水肿：西瓜皮若干。切碎，煮膏，每服2匙。

月经先期量多：西瓜子仁9克。研末，水调服，每日2次。

高血压：西瓜皮、钩藤各30克。水煎代茶饮。

中暑：西瓜皮500克。煎汤，分2次服用。

咽干喉痛：西瓜皮适量。加开水2碗，冲泡当茶频饮。

【食疗药膳】

⊙西瓜决明茶

原料：干西瓜翠衣、草决明各9克。

制法：将上2味清洗干净，制成粗末，沸水冲泡。夏季西瓜翠衣可用新鲜的30克。

用法：代茶频饮。

功效：清凉，平肝，降压。

适用：肝火旺盛、高血压等。

⊙盐渍三皮

原料：西瓜皮200克，冬瓜皮300克，黄瓜皮400克，盐、味精适量。

制法：将西瓜皮刮去外皮，洗净；冬瓜皮刮去绒毛、外皮，洗净；黄瓜皮洗净。将三皮分别用不同火候略煮一下，待冷切成条块，置容器中，用盐、味精腌渍12小时，即可食用。

用法：佐餐食用，每日1次。

功效：清热利湿，畅通三焦。

适用：小便不利、四肢肿者及肥胖患者。

⊙西瓜蕃茄汁

原料：西瓜1个，番茄1000克。

制法：西瓜去子，取瓤；番茄用沸水冲烫去皮及种子，用洁净纱布绞取汁液。

用法：尽量饮用。

功效：清热生津，开胃。

适用：暑热及温病发热、口渴、心烦、食欲不振、消化不良，以及小便热赤等。

⊙贝母冰西瓜

原料：西瓜1个，贝母粉10克，冰糖30克。

制法：先将西瓜切一小口，放入贝母粉、冰糖，盖上，置笼上蒸1小时许。

用法：吃瓜饮汁，每日顿服或分2次服完，连服数日。

功效：清肺去暑，止咳，生津。

适用：肺热阴虚所致的咳嗽、胸闷、少痰、口渴等。

葡萄（《本经上品》）

【释名】蒲桃，草龙珠。

实

【气味】甘，平，涩，无毒。

【主治】筋骨湿痹，益气倍力强志，令人肥健，耐饥忍风寒。久食，轻身不老延年。可作酒（《本经》）。逐水，利小便（《别录》）。除肠间水，调中治淋（甄权）。时气痘疮不出，食之，或研酒饮，甚效（苏颂）。

【附方】

除烦止渴：生葡萄捣滤取汁，以瓦器熬稠，入熟蜜少许同收。点汤饮甚良。居家必用。

热淋涩痛：葡萄捣取自然汁、生藕捣取自然汁、生地黄捣取自然汁、白沙蜜各五合。每服一盏，石器温服。（《圣惠方》）

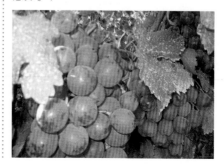

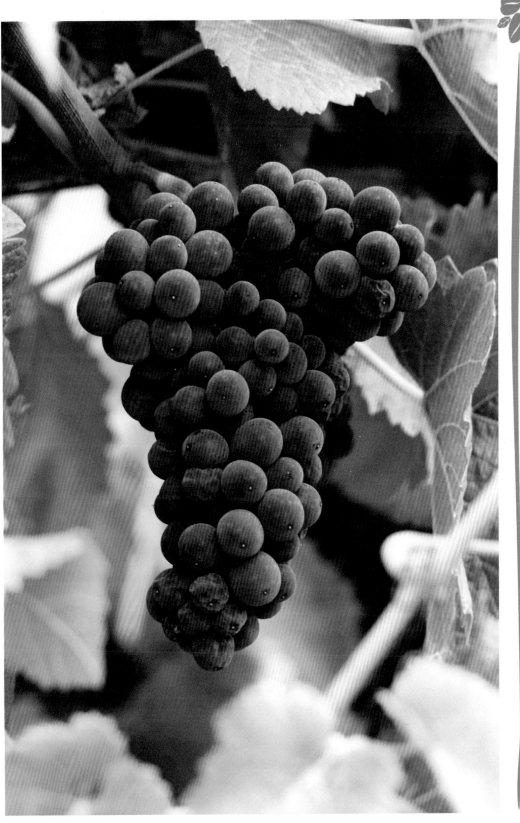

胎上冲心：葡萄煎汤饮之，即下。（《圣惠方》）

根及藤、叶

【气味】同实。

【主治】煮浓汁细饮，止呕哕及霍乱后恶心，孕妇子上冲心，饮之即下，胎安（孟诜）。治腰脚肢腿痛，煎汤淋洗之良。又饮其汁，利小便，通小肠，消肿满（时珍）。

【附方】

水肿：葡萄嫩心十四个，蝼蛄七个（去头尾），同研，露七日，曝干为末。每服半钱，淡酒调下。暑月尤佳。（《洁古保命集》）

◆ 实用指南

【单方验方】

尿血：葡萄根、白糖各 30 克。水煎服。

黄疸型肝炎：新鲜葡萄根 30 克。煎水服。

妊娠呕吐和浮肿：野葡萄根 30 克。煎水服。

胃虚呕吐：葡萄汁 1 小杯，生姜汁少许。调匀喝。

高血压：取葡萄汁、芹菜汁各 1 杯。混匀，用开水送服，每日 2 ~ 3 次，15 日为 1 个疗程。

老年人胃气虚弱，胃阴不足或患有慢性胃炎，胃口不好的人：葡萄干 6 ~ 9 克。饭前嚼食。

声音嘶哑：葡萄汁、甘蔗汁各 1 杯。混匀，慢慢咽下，每日数次。

婴儿腹泻：葡萄叶适量。洗净，煎水 2 次后去渣浓缩成糊状，加面粉和白糖各一半，拌匀后制成软粒，再烘干或晒干。1 岁以上的，每次 3 ~ 6 克，每日 2 ~ 3 次；1 岁以下的酌减。

肝肾虚弱，腰脊酸软，乏力等：葡萄 100 克，人参 15 克，白酒 500 毫升。同浸泡，每次 1 ~ 2 杯。

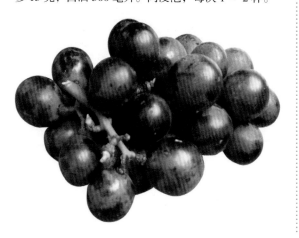

胃阴不足，咽干口渴，或热病烦渴：鲜葡萄 500 克。捣烂，绞取汁液，以小火煎熬浓稠，加等量蜂蜜煎沸备用。每次 1 匙，用沸水化服。

慢性肾炎：桑椹子 60 克，薏苡仁 40 克，葡萄 30 克，大米适量。将上 3 味加适量水，煮粥即成。每日 1 ~ 2 次。

高脂血：葡萄叶、山楂、首乌各 10 克。将上 3 味加适量水煎汤，即可。饮汤，每日 1 ~ 2 次。

【食疗药膳】

⊙山莲葡萄粥

原料：山药、莲实、葡萄干各 50 克，白糖少许。

制法：山药洗净后切成薄片，莲实用温水浸泡后去皮心，葡萄干洗净，三者同锅加水煮，先用大火煮沸后，转用小火煮至熟烂后，调入白糖即可。

用法：早晚餐温热食用。

功能：补益心脾。

适用：面色（㿠）白、走力倦怠、形体虚弱、腹胀便秘等。

⊙葡萄藕地蜜汁

原料：鲜葡萄、鲜藕、鲜生地黄各适量，蜂蜜 500 毫升。

制法：将前三种洗净，捣烂取汁3000 毫升，加入蜂蜜调匀。

用法：每次 200 毫升，每日 3 次。

功效：利尿消肿，通淋。

适用：淋症、尿路涩痛等。

⊙拔丝葡萄

原料：葡萄 250 克，鸡蛋 3 个，淀粉、面粉、白糖绵适量，花生油 500 毫升。

制法：葡萄洗净，加开水略烫后捞出，剥皮剔籽，蘸上面粉；把鸡蛋清打入碗中，改用小火，把葡萄沾上蛋糊，放入油锅炸，呈浅黄色时倒进漏勺沥油。锅上火，加水、白糖，炒到糖变色拉出丝时，倒入葡萄，搅匀，起锅装进抹上一层芝麻油的盘中。

用法：加凉开水食用。

功效：补气血，强筋骨。

适用：气血虚弱、神疲心悸、风湿痹痛、腰膝无力、神经衰弱等。

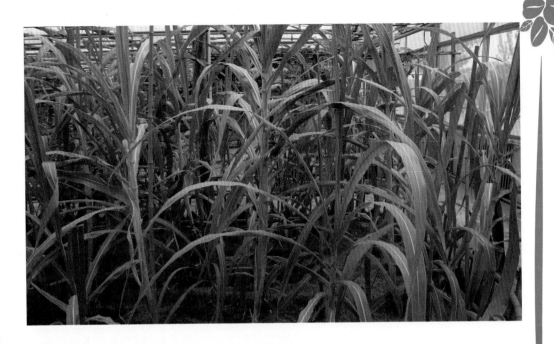

甘蔗（《别录中品》）

【释名】竿蔗（《草木状》），藷。

蔗

【气味】甘，平，涩，无毒。

【主治】下气和中，助脾气，利大肠（《别录》）。利大小肠，消痰止渴，除心胸烦热，解酒毒（大明）。止呕哕反胃，宽胸膈（时珍）。

【附方】

发热口干、小便赤涩：取甘蔗去皮，嚼汁咽之，饮浆亦可。（《外台秘要》）

反胃吐食（朝食暮吐，暮食朝吐，旋旋吐者）：用甘蔗汁七升，生姜汁一升，和匀，日日细呷之。（《梅师方》）

干呕不息：蔗汁温服半升，日三次。入姜汁更佳。（《肘后方》）

眼暴赤肿，磣涩疼痛：甘蔗汁二合，黄连半两，入铜器内慢火养浓，去滓，点之。（《普济方》）

虚热咳嗽，口干涕唾：用甘蔗汁一升半，青粱米四合，煮粥。日食二次，极润心肺。（《董氏方》）

小儿口疳：蔗皮烧研，掺之。（《简便方》）

滓

【主治】烧存性，研末，乌桕油调，涂小儿头疮白秃，频涂取瘥。烧烟勿令入人目，能使暗明（时珍）。

◆实用指南

【单方验方】

妊娠呕吐：甘蔗汁 300 毫升。加生姜汁少许，频频缓饮。

发热咽痛：甘蔗、萝卜各 500 克，金银花 10 克，竹叶 5 克，白糖适量。甘蔗和萝卜切块置砂锅内，下金银花、竹叶加水共煎。去渣取汁，饮服时加白糖，可当茶饮，每日数次。连服 3～5 日。

秋凉燥：新鲜甘蔗适量，粳米 50 克，甘蔗汁 50 毫升。去皮后榨汁，入粳米煮粥，熟后兑入甘蔗汁令沸，调匀服食，每日 2 次，连服 7 日。

慢性胃炎：新鲜甘蔗适量，葡萄酒 20 毫升。甘蔗榨汁后，取 15～20 毫升，与葡萄酒混合后服用。或甘蔗汁 30 毫升掺少许生姜汁调匀后服用，每日早、晚各服 1 次，连用 7～10 日。

慢性喉炎：甘蔗汁、萝卜汁各半杯，百合 100 克。将百合煮烂后调入两汁备用，每日临睡前服 1 杯，连服 5～7 日。

孕妇感冒：甘蔗头（5 寸长）1 个，

香菜 10 棵。甘蔗头切成 4 片，与香菜一起下锅，加入 2 碗水煎至剩下 1 碗左右服下。

小儿胎毒：甘蔗皮适量。烧存性，研末，麻油调涂患处，每日 2 次。

酒食过度、烦热面赤、呕逆、少寒：甘蔗、鲜白萝卜各 120 克。甘蔗劈开剁成小段；萝卜洗净切碎，同入锅加水煮至萝卜熟烂，去渣取汁，随量饮服。

曼陀曼中毒：甘蔗 500 克，茅根 50 克。将甘蔗、白茅根捣烂，榨取自然汁，加入适量椰子水煎服。

风热感冒：甘蔗 100 克，桑叶 18 克，枇杷叶 10 克，薄荷 6 克，大米 60 克。将上述各味洗净切碎，加水适量，煎煮取汁，加入大米煮至粥稠，趁热服。

【食疗药膳】

⊙甘蔗叶浮小麦汁

原料：甘蔗叶 100 克，浮小麦 30 克。

制法：将甘蔗叶洗净，切碎放入砂锅中，浮小麦用小火炒黄放入甘蔗叶锅中，加水适量，煎沸 15 ~ 20 分钟，去渣取汁。

用法：代茶饮用。

功效：清热养阴，生津止汗。

适用：阴虚型产后盗汗。

⊙甘蔗高粱粥

原料：甘蔗浆 500 克，高粱米 150 克。

制法：将高粱米用温开水浸泡，以涨透为度，用清水淘洗干净，待用。把煮锅刷洗干净，加清水适量，置于旺火上烧沸，倒入高粱米，锅加盖，用小火煮至粥成时，加入甘蔗浆拌匀，稍煮片刻，即可食用。

用法：每日早、晚食用。

功效：滋阴润燥，和胃止呕，下气止咳，清热解毒。

适用：病后伤津之人。

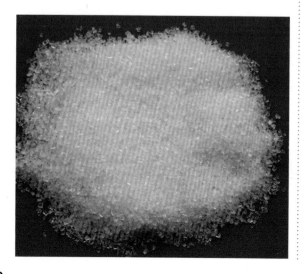

石蜜（《唐本草》）

【释名】白砂糖。

【气味】甘，寒，冷利，无毒。

【主治】心腹热胀，口干渴（《唐本》）。治目中热膜，明目。和枣肉、巨胜末为丸噙之，润肺气，助五脏，生津（孟诜）。润心肺燥热，治嗽消痰，解酒和中，助脾气，缓肝气（时珍）。

◆实用指南

【单方验方】

慢性下肢溃疡：苦参、甘草各 100 克，白糖适量。水煎后反复清洗溃疡面，随后用干棉球沾干，撒上一层厚厚的白糖，每日 1 次，连用 20 日。

甲沟炎：白糖 20 克，高度白酒 100 毫升。将白糖溶于白酒内浸泡患处，每日 3 次，每次 20 分钟，3 ~ 4 日可愈。

湿疹：白糖 60 克，黄柏 15 克，黄连 10 克。共研细末，常规消毒患处。

【食疗药膳】

⊙溃疡茶

原料：茶叶、白砂糖各 250 克。

制法：将上 2 味药加水适量，煮数沸，候冷沉淀去渣，贮于洁净的容器中加盖。于干燥处贮藏。经 6 ~ 12 日后，若色如陈酒，结面如罗皮，即可服用；若未结面，则还要经 7 ~ 14 日，就可饮服。

用法：每日 2 次，早、晚将茶蒸热后各服 1 汤匙。

功效：和中化湿，消炎敛溃。

适用：胃及十二指肠球部溃疡。

⊙白糖甘草茶

原料：生甘草、白糖各 30 克。

制法：把生甘草润透，洗净切片，和白糖同放炖杯内，注入清水 500 毫升。炖杯置大火上烧沸，再用小火煎煮 30 分钟即成。

用法：每日代茶饮用。

功效：缓急，止痛，解毒。

适用：各种药物中毒性肝炎患者饮用。

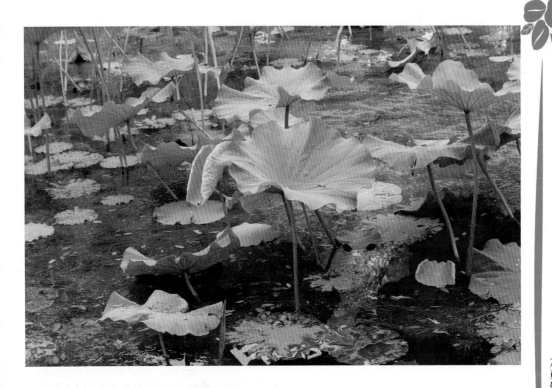

莲藕（《本经上品》）

【释名】其根藕（《尔雅》），其实莲（《尔雅》），其茎叶荷。

莲实

【释名】藕实（《本经》），石莲子（《别录》），水芝（《本经》），泽芝（《古今注》）。

【气味】甘，平，涩；无毒。

【主治】补中养神，益气力，除百疾。久服，轻身耐老，不饥延年（《本经》）。主五脏不足，伤中，益十二经脉血气（孟诜）。止渴去热，安心止痢，治腰痛及泄精。多食令人欢喜（大明）。交心肾，厚肠胃，固精气，强筋骨，补虚损，利耳目，除寒湿，止脾泄久痢，赤白浊，女人带下崩中诸血病（时珍）。捣碎和米作粥饭食，轻身益气，令人强健（苏颂）（出《诗疏》）。安靖上下君相火邪（嘉谟）。

【附方】

白浊遗精：石莲肉、龙骨、益智仁等份，为末。每服二钱，空心米饮下。（《普济方》）用莲肉、白茯苓等份，为末。白汤调服。

心虚赤浊：用石莲肉六两，炙甘草一两，为末。

每服一钱，灯心汤下。（《直指方》）

哕逆不止：石莲肉六枚，炒赤黄色，研末。冷熟水半盏和服，便止。（《苏颂图经》）

眼赤作痛：莲实去皮研末一盏，粳米半升，以水煮粥，常食。（《普济方》）

小儿热渴：莲实二十枚炒，浮萍二钱半，生姜少许，水煎，分三服。（《圣济总录》）

反胃吐食：石莲肉为末，入少肉豆蔻末，米汤调服之。（《直指方》）

藕

【气味】甘，平，无毒。

【主治】热渴，散留血，生肌。久服令人心欢（《别录》）。止怒止泄，消食解酒毒，及病后干渴（藏器）。捣汁服，止闷除烦开胃，治霍乱，破产后血闷。捣膏，罨金疮并伤折，止暴痛。蒸煮食之，大能开胃（大明）。生食，治霍乱后虚渴。蒸食，甚补五脏，实下焦。同蜜食，令人腹脏肥，不生诸虫，亦可休粮（孟诜）。汁：解射罔毒、蟹毒（徐之才）。捣浸澄粉服食，轻身益

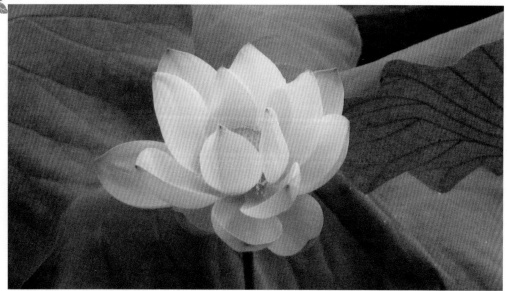

年（曜仙）。

藕蔤

【释名】藕丝菜。

【气味】甘，平，无毒。

【主治】生食，主霍乱后虚渴烦闷不能食，解酒食毒（苏颂）。功与藕同（时珍）。解烦毒，下瘀血（汪颖）。

藕节

【气味】涩，平，无毒。

【主治】捣汁饮，主吐血不止，及口鼻出血（甄权）。消瘀血，解热毒。产后血闷，和地黄研汁，入热酒、小便饮（大明）。能止咳血唾血，血淋溺血，下血血痢血崩（时珍）。

【附方】

卒暴吐血：用藕节、荷蒂各七个，以蜜少许擂烂，用水二钟，煎八分，去滓，温服。或为末丸服亦可。（《圣惠方》）

大便下血：藕节晒干研末，人参、白蜜煎汤，调服二钱，日二服。（《全幼心鉴》）

鼻渊脑泻：藕节、川芎焙研，为末。每服二钱，米饮下。（《普济方》）

莲薏（即莲子中青心也）

【释名】苦薏。

【气味】苦，寒，无毒。

【主治】血渴，产后渴，生研末，米饮服二钱，立愈（士良）。止霍乱（大明）。清心去热（时珍出《统旨》）。

【附方】

劳心吐血：莲子心七个，糯米二十一粒，为末，酒服。此临安张上舍方也。（《是斋百一方》）

小便遗精：莲子心一撮，为末，入辰砂一分。每服一钱，白汤下，日二。（《医林集要》）

莲蕊须

【释名】佛座须。

【气味】甘，涩，温，无毒。大明曰：忌地黄、葱、蒜。

【主治】清心通肾，固精气，乌须发，悦颜色，益血，止血崩，吐血（时珍）。

莲花

【释名】芙蓉（《古今注》），芙蕖（《古今注》），水华。

【气味】苦、甘、温，无毒。忌地黄、葱、蒜。

【主治】镇心益色。驻颜身轻（大明）。弘景曰：花入神仙家用，入香尤妙。

【附方】

服食驻颜：七月七日采莲花七分，八月八日采根八分，九月九日采实九分，

阴干捣筛。每服方寸匕，温酒调服。（《太清草木方》）

天泡湿疮：荷花贴之。（《简便方》）

难产催生：莲花一瓣，书人字，吞之，即易产。（《肘后方》）

坠损呕血（坠跌积血心胃，呕血不止）：用干荷花为末，每酒服方寸匕，其效如神。（杨拱《医方摘要》）

莲房

【释名】莲蓬壳。

【气味】苦、涩、温，无毒。

【主治】破血（孟诜）。治血胀腹痛，及产后胎衣不下，酒煮服之。水煮服之，解野菌毒（藏器）。止血崩、下血、溺血（时珍）。

【附方】

经血不止：用陈莲蓬壳烧存性，研末。每服二钱，热酒下。（《妇人经验方》）

血崩不止（不拘冷热）：用莲蓬壳、荆芥穗各烧存性，等份为末。每服二钱，米饮下。（《圣惠方》）

产后血崩：莲蓬壳五个，香附二两，各烧存性，为末。每服二钱，米饮下，日二。（《妇人良方》）

漏胎下血：莲房烧研，面糊丸梧子大。每服百丸，汤、酒任下，日二。（《朱氏集验方》）

小便血淋：莲房烧存性，为末，入麝香少许。每服二钱半，米饮调下，日二。（《经验方》）

天泡湿疮：莲蓬壳烧存性，研末，井泥调涂，神效。（《海上方》）

荷叶

【释名】嫩者荷钱，贴水者藕荷（生藕者），出水者芰荷（生花者），蒂名荷鼻。

【气味】苦，平，无毒。

【主治】止渴，落胞破血，治产后口干，心肺躁烦（大明）。治血胀腹痛，产后胎衣不下，酒者服之。荷鼻：安胎，去恶血，留好血，止血痢，杀菌蕈毒，并煮水服（藏器）。生发元气，裨助脾胃，涩精滑，散瘀血，消水肿痈肿，发痘疮，治吐血咯血衄血，下血溺血血淋，崩中，产后恶血，损伤败血（时珍）。

【附方】

阳水浮肿：败荷叶烧存性，研末。每服二钱，米饮调下，日三服。（《证治要诀》）

诸般痈肿（拔毒止痛）：荷叶中心蒂如钱者，不拘多少，煎汤淋洗，拭干，以飞过寒水石，同腊猪脂涂之。又治痈肿，栎木饮方中亦用之。（《本事方》）

打扑损伤（恶血攻心，闷乱疼痛者）：以干荷叶五片烧存性，为末。每服三钱，童子热尿一盏，食前调下，日三服，利下恶物为度。（《圣惠方》）

产后心痛、胎衣不下（恶血不尽也）：荷叶炒香为末。每服方寸匕，沸汤或童子小便调下。或烧灰、或煎汁皆可。（《救急方》）

孕妇伤寒（大热烦渴，恐伤胎气）：用嫩卷荷叶焙半两，蚌粉二钱半，为末。每服三钱，新汲水入蜜调服，并涂腹上。名罩胎散。（《郑氏方》）

吐血不止：嫩荷叶七个，擂水服之，甚佳。又方：干荷叶、生蒲黄等份，为末。每服三钱，桑白皮煎汤调下。（《肘后方》）用经霜败荷烧存性，研末。新水服二钱。

牙齿疼痛：青荷叶剪取钱蒂七个，以浓米醋一盏，煎半盏，去滓，熬成膏，时时抹之妙。（《经验方》）

偏头风痛：荷叶一个，升麻、苍术各一两，水二钟，煎一钟，食后温服。或烧荷叶一个，为末，以煎汁调服。（《简便方》）

阴肿痛痒：荷叶、浮萍、蛇床等份煎水，日洗之。（《医垒元戎》）

◆ 实用指南

【单方验方】

口干舌燥，内有积热等：鲜藕、白梨各等份。洗净，分别榨汁，混合后饮用，每服1杯，每日2～3次。

肾炎血尿：藕节150克，水500毫升。煮20分钟，当茶饮。

遗精、阳痿：莲须、石莲肉、芡实各300克。共为末，再以金樱子适量煎水，浓缩药汁，和药末为丸，每日2次，每次10～15克。

梦遗：莲子15克。水煎，饮汁，吃莲子，连服2周。

防暑：藕250克。洗净切片，加糖适量，煎汤代茶饮。

产后出血：鲜藕适量。榨汁，每次2匙，每日3次。

白带：藕汁半碗，红鸡冠花3朵。水煎，调红糖服，每日2次。

痔疮、肛裂：鲜藕500克，僵蚕7个，红糖120克。水煎，连汤服下，连服1周。

急性肠胃炎：鲜嫩藕1500克。捣

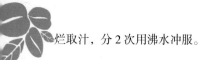

烂取汁，分2次用沸水冲服。

【食疗药膳】

⊙莲子猪肚

原料：猪肚1个，莲子50粒，香油、盐、葱、生姜、蒜各适量。

制法：猪肚洗净，内装水发莲子(去心)，用线缝合，放入锅内，加清水，炖熟透；捞出晾凉，将猪肚切成细丝，同莲子放入盘中。将香油、盐、葱、生姜、蒜调料与猪肚丝拌匀即成。

用法：可单服，也可佐餐。

功效：健脾益胃，补虚益气。

适用：食少、消瘦、泄泻、水肿等。

⊙荷叶肉丝粥

原料：鲜荷叶60克，猪瘦肉100克，大米100克。

制法：荷叶切成长条，猪肉切成丝。荷叶煎煮取汁，加入大米中煮粥，待五成熟时下猪肉煮熟成粥。

用法：每日早晚餐食用。

功效：凉血止血，清暑止泻，滋补肾阴。

适用：高脂血症、冠心病、动脉硬化等。

⊙荷叶绿豆粥

原料：小米250克，绿豆100克，鲜荷叶2张，面芡50克，白糖适量。

制法：荷叶洗净，入沸水锅中焯一下捞出，用手撕开成六瓣。绿豆下锅加水煮至七成熟时，加进小米熬开花，然后再放荷叶、白糖略煮一下，勾面芡，捞出荷叶即成。

用法：温热食用。

功效：清热解毒，清暑利水。

适用：丹毒、痈肿等。

⊙藕丁白及粥

原料：鲜藕100克，白及5克，糯米100克。

制法：鲜藕洗净切丁，白及焙干研细末，糯米淘净与藕丁同入砂锅中，加水适量，文火煮粥，至粥熟时调以白及粉拌匀，再沸，离火即成。

用法：早、晚各服1次。

功效：健脾止血，敛肺生肌。

适用：精神萎靡、食欲不振、心烦不眠、咳吐痰血，尤宜作为肺结核咳血及支气管扩张咳血及消化道出血等。

芡实（《本经上品》）

【释名】鸡头（《本经》），雁喙（《本经》），雁头（《古今注》），鸡雍（《庄子》），卯菱（《管子》）。

【气味】甘，平，涩，无毒。

【主治】湿痹，腰脊膝痛，补中，除暴疾，益精气，强志，令耳目聪明。久服，轻身不饥，耐老神仙（《本经》）。开胃助气（《日华》）。止渴益肾，治小便不禁，遗精白浊带下（时珍）。

【附方】

益精气，强志意，利耳目：鸡头实三合，煮熟去壳，粳米一合煮粥，日日空心食。（《经验方》）

色欲过度，损伤心气，小便数，遗精：用秋石、白茯苓、芡实、莲肉各二两，为末，蒸枣和，丸梧子大。每服三十丸，空心盐汤送下。（《永类方》）

浊病：用芡实粉、白茯苓粉，黄蜡化蜜和，丸梧桐子大。每服百丸，盐汤下。（《摘玄方》）

鸡头菜即莸菜（芡茎也）

【气味】咸、甘，平，无毒。

【主治】止烦渴，除虚热，生熟皆宜（时珍）。

根

【气味】（同茎）。

【主治】小腹结气痛，煮食之（士良）。

【附方】

偏坠气块：鸡头根切片煮熟，盐、醋食之。（《法天生意》）

◆实用指南

【单方验方】

脾虚泄泻：芡实、百合各60克。煮粥共食。

前列腺肥大：芡实20克，薏苡仁15克，糯米30克。共煮粥，每日1剂。

肾炎：芡实、糯米各30克，白果10枚（去芯、壳）。同煮粥，每日1剂。

糖尿病：芡实40克，猪肝1个。共煮食，每日1次，忌盐酱。

胃肠炎：芡实、百合各30克。共煮熟，多次服食。

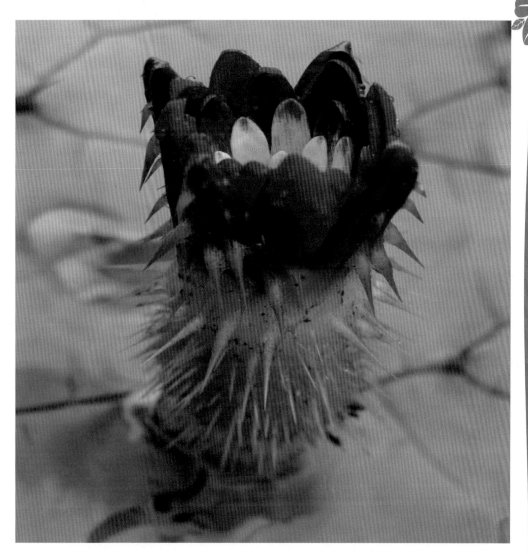

更年期综合征：芡实、莲子、核桃仁各 20 克，粳米 60 克。共煮粥，常吃。

遗精：芡实、山药各 30 克，莲子 15 克，炒枣仁 9 克，党参 3 克。上药用水适量，慢火煮，服汤，再用白糖 15 克拌入药渣中同服，连服数日。

【食疗药膳】

⊙芡实蒸蛋羹

原料：鸡蛋 2 个，芡实 3 克，骨头汤 2 碗，鸡肉或猪肉末适量，油、葱花、盐、醋、酱油、香油各少许。

制法：将鸡蛋打在碗里，用力搅散，以筷子挑不起丝为度。把芡实放入骨头汤里熬至 1 碗，趁热倒入调好的鸡蛋碗内，加盐拌匀，然后放蒸锅内蒸熟。蒸时注意不要太老，成形即可。锅内放油烧至七成热，把肉末放入锅内速炒，接着放入葱花、盐、醋、酱油、香油，随后出锅，倒入蒸好的蛋羹内。

用法：每日 1 次，早餐食用。

功效：滋阴养血，补脾止泄。

适用：脾虚泄泻。

⊙芡实烧鸭

原料：芡实 120 克，鸭子 1 只，盐、味精、酱油、料酒、葱段、姜片、胡椒粉各适量。

制法：将鸭子宰杀治净，入沸水焯一下待用；芡实去杂质洗净。将芡实装入鸭腹内，入锅注入适量清水煮沸，撇去浮沫，加入盐、味精、料酒、酱油、葱段、姜片，改用小火烧至鸭肉烂熟，撒入胡椒粉出锅即成。

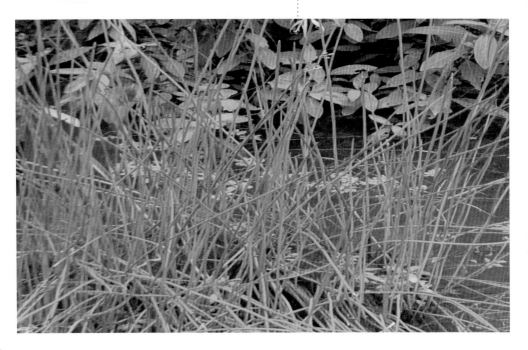

用法：佐餐食用。

功效：滋补五脏，清虚劳热，补血行水，养胃生津，补肾固津，健脾止泻，祛湿止带。

适用：糖尿病、脾虚水肿、肾虚遗精等。

⊙桂花芡实羹

原料：芡实 250 克，白糖 350 克，蜜桂花 1 克。

制法：将芡实去净渣壳淘净，放入锅内，掺清水约 900 毫升，烧开后撇净浮沫，待芡实熟时，加入白糖溶化，注入汤碗内，撒入桂花即成。

用法：每食适量。

功效：健脾止泻，固肾涩精。

适用：脾肾气虚运代力弱、泄泻、遗精、早泄、白带、小便频多等。

⊙芡实糯米粥

原料：鲜芡实 100 克（干品 50 克），糯米适量。

制法：将芡实、糯米清洗干净，加适量清水共煮粥。

用法：每日 2～3 次。

功效：健脾调中，固肾清热。

适用：尿频失禁。

乌芋（《别录中品》）

【释名】凫茈，凫茨，荸荠（《衍义》），黑三棱（《博济方》），地栗（《郑樵通志》）。

根

【气味】甘，微寒，滑，无毒。

【主治】消渴痹热，温中益气（《别录》）。下丹石，消风毒，除胸中实热气。可作粉食，明耳目，消黄疸（孟诜）。开胃下气（大明）。作粉食，厚人肠胃，不饥，能解毒，服金石人宜之（苏颂）。疗五种膈气，消宿食，饭后宜食之。治误吞铜物（汪机）。主血痢下血血崩，辟蛊毒（时珍）。

【附方】

大便下血：荸荠捣汁大半钟，好酒半钟，空心温服。三日见效。（《神秘方》）

下痢赤白：午日午时取完好荸荠，洗净拭干，勿令损破，于瓶内入好烧酒浸之，黄泥密封收贮。遇有患者，取二枚细嚼，空心用原酒送下。（《经验方》）

妇人血崩：荸荠一岁一个，烧存性，研末，酒服之。（《李氏方》）

小儿口疮：荸荠烧存性，研末，掺之。（《简便方》）

误吞铜钱：生荸荠研汁，细细呷之，自然消化成水。（《百一选方》）

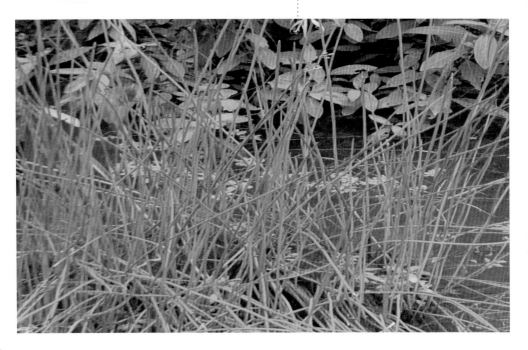

◆ 实用指南

【单方验方】

痔疮出血：荸荠 500 克，地榆 300 克，红糖 150 克。将荸荠洗净打碎，入地榆、红糖，水煎 1 小时，每日 2 次。

预防流感：鲜荸荠 250 克，甘蔗（切段）1 根。入锅煎煮，熟后食之。

痰核、肺结核：荸荠、海蜇各 100 克。煮汤服，每日 2 ～ 3 次。

咽喉肿痛：荸荠适量。绞汁冷服，每次 120 克。

麻疹透发不快：荸荠 90 克，桎柳 15 克（鲜枝叶 30 克）。水煎服。

预防流行性脑膜炎：鲜荸荠、生石膏适量。煎沸代茶饮。

【食疗药膳】

⊙荸荠海蜇汤

原料：荸荠 200 克，海蜇皮 100 克。

制法：将荸荠、海蜇皮洗净，加水煮熟即可。

用法：饮汤食荸荠、海蜇。每日 1 剂，每日 2 ～ 3 次。

功能：清热化痰，消肿散结，生津止渴，疏肝除烦。

适用：肺热咳嗽、咯痰黄稠、热病阴伤、口干作渴、大便不通、肺结核肿瘤、高血压等。

⊙荸荠梨藕汁

原料：荸荠、梨、鲜藕、白萝卜、鲜芦根各 50 克。

制法：将以上 5 味，均取鲜品，按常规方法制备鲜汁，放入大容量杯中，充分拌和均匀即成。

用法：早晚 2 次分服。

功效：清热化痰，止咳。

适用：肺癌咳嗽痰多、色黄质稠者。

⊙荸荠萝卜杏仁粥

原料：荸荠 60 克，白萝卜 30 克，北杏仁、冰糖各 15 克，大米 50 克。

制法：北杏仁去皮、尖，荸荠、白萝卜洗净，并把白萝卜切成小块。将前共入锅内，加水适量，小火煮熟。捞出荸荠剥皮后再放入，加入大米、冰糖，煮熟即可。

用法：每日分 2 次服完，连服数日。

功效：润肺化痰，降气平喘。

适用：痰多咳喘。

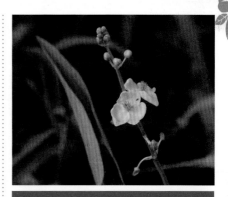

慈姑（《日华》）

【释名】借姑（《别录》），荠茨，水萍（《别录》），河凫茈（《图经》），白地栗（《图经》）。

根

【气味】苦、甘，微寒，无毒。

【主治】百毒，产后血闷，攻心欲死，产难胞衣不出，捣汁服一升。又下石淋（大明）。

叶

【主治】诸恶疮肿，小儿游瘤丹毒，捣烂涂之，即便消退，甚佳（苏颂）。治蛇、虫咬，捣烂封之（大明）。调蚌粉，涂瘫痹（时珍）。

◆ 实用指南

【单方验方】

淋浊：慈姑根块 180 克。加水适量煎服。

肺虚咳血：生慈姑数枚。去皮捣烂，蜂蜜米泔同拌匀，饭上蒸熟，热服效。

【食疗药膳】

⊙慈姑瘦肉汤

原料：慈姑、猪肉（瘦）各 320 克，土茯苓 20 克，蜜枣 50 克，姜 4 克。

制法：慈姑去皮洗净切片，瘦肉洗净。将慈姑、瘦肉、姜、土茯苓、蜜枣入煲内。加水 3 ~ 4 碗，煲 2 小时，即可饮用。

用法：每日 1 剂，每日 2 ~ 3 次。

功效：清风热，解湿毒。

适用：皮肤疮毒、湿气、面疮等。

⊙**糖鲜瘦风轮菜粥**

原料：鲜瘦风轮菜（剪刀草）、粳米各 30 克，白糖（红糖）适量。

制法：将鲜瘦风轮菜清洗干净，与白糖（红糖）、粳米入锅加水煮粥，熟烂即可。

用法：赤痢加白糖，白痢加赤糖，适量饮之。

功效：祛风清热，散瘀消肿。

适用：痢疾。

⊙**蜂蜜蒸慈姑**

原料：生慈姑数枚，蜂蜜、米泔各适量。

制法：将生慈姑去皮捣烂，用蜂蜜、米泔同拌匀，饭上蒸熟。

用法：温热服食，每日 1 剂。

功效：行血，止嗽，补虚。

适用：肺虚咳血。

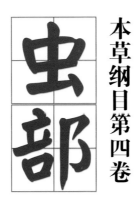

虫部

本草纲目第四卷

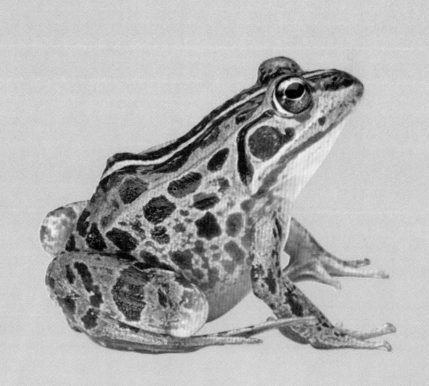

蜂蜜（《本经上品》）

【释名】蜂糖（俗名），生岩石者名石蜜（《本经》），石饴（《本经》），岩蜜。

【气味】甘，平，无毒。

【主治】心腹邪气，诸惊痫痉，安五脏诸不足，益气补中，止痛解毒，除众病，和百药。久服，强志轻身，不饥不老，延年神仙（《本经》）。养脾气，除心烦，饮食不下，止肠澼，肌中疼痛，口疮，明耳目（《别录》）。牙齿疳匿，唇口疮，目肤赤障，杀虫（藏器）。治卒心痛及赤白痢，水作蜜浆，顿服一碗止；或以姜汁同蜜各一合，水和顿服。常服，面如花红。（甄权）。治心腹血刺痛，及赤白痢，同生地黄汁各一匙服，即下（孟诜）。同薤白捣，涂汤火伤，即时痛止（宗奭）。（《肘后方》）用白蜜涂上，竹膜贴之，日三。和营卫，润脏腑，通三焦，调脾胃（时珍）。

【附方】

大便不通：用蜜二合，铜器中微火煎之，候凝如饴状，至可丸，乘热捻作挺，令头锐，大如指，长寸半许。候冷即硬，纳便道中，少顷即通也。一法，加皂角、细辛（为末）少许，尤速。（《伤寒论》）

噎不下食：取崖蜜含，微微咽下。（《广利方》）

产后口渴：用炼过蜜，不计多少，熟水调服，即止。（《产书》）

五色丹毒：蜜和干姜末敷之。（《肘后方》）

肛门生疮：白蜜一斤，猪胆汁一枚相和，微火煎令可丸，丸三寸长作挺，涂油纳下部，卧令后重，须臾通泄。（《梅师方》）

热油烧痛：以白蜜涂之。（《梅师方》）

疔肿恶毒：用生蜜与隔年葱研膏，先刺破涂之。如人行五里许，则疔出，后以热醋汤洗去。（《济急仙方》）

大风癞疮：取白蜜一斤，生姜二斤捣取汁。先秤

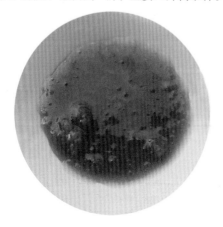

铜铛斤两，下姜汁于蜜中消之，又秤之，令知斤两。即下蜜于铛中，微火煎令姜汁尽，秤蜜斤两在，即药已成矣。患三十年癞者，平旦服枣许大一丸，一日三服，温酒下。忌生冷醋滑臭物。功用甚多，不能一一具之。（《食疗方》）

目生珠管：以生蜜涂目，仰卧半日，乃可洗之。日一次。（《肘后方》）

◆ 实用指南

【单方验方】

便秘：蜂蜜1匙，开水1杯。同和匀，早晚空腹饮用。

肠燥便秘、大便干结：蜂蜜50克，麻油25克。先将麻油倒入蜂蜜中拌匀，接着边搅拌边加入温开水，将其稀释成均匀的液体后即可服用。

嗓音病：冰片0.6克，蜂蜜30克。将冰片研末与蜂蜜同放杯中，开水冲服。

手足皲裂：猪油30克，蜂蜜70克。将猪油煎汤待冷，加蜂蜜调匀，用时将患处洗净，敷上药膏，每日2次。

胃及十二指肠溃疡：蜂蜜50克，生甘草10克，陈皮5克。水适量，先煎甘草、陈皮，去渣冲入蜂蜜，每日3次。

病毒引起的流行性感冒：蜂蜜、钩藤、绿茶1克。先将钩藤加水500毫升，煮沸3分钟，去渣，加入蜂蜜与绿茶，每日1剂，分3次温服。

习惯性便秘：蜂蜜60克，牛奶150克，葱汁少许。煮熟，早晨空腹服用。

嫩肤减皱：将蜂蜜加2～3倍水稀释后每日涂覆面部并进行按摩，可使皮肤光洁细嫩，减少皱纹。

气管炎：蜂蜜、麦芽糖、葱汁各适量。共熬后装入瓶内，每次1汤匙，每日3次。

马蜂螫伤，疼痛不止：仙人掌、蜂蜜各适量。仙人掌捣烂绞汁，调蜂蜜涂患部。

虚喘症：蜂蜜1000毫升，核桃肉1000克。核桃肉捣烂，调入蜂蜜，和匀。每次服1匙，每日2次，温开水送服。

妊娠小便不通：蜂蜜与冬瓜汁各1杯。共调服。

⊙蜂蜜鸡蛋羹

原料：蜂蜜35克，鸡蛋1个。

制法：将鸡蛋打入瓷碗内，放锅内蒸15分钟熟后稍凉后再加入蜂蜜。

用法：每日早晨空腹各服1剂，长期服用。

功效：轻身，健脑，强体。

适用：记忆力减退、身体羸弱者。

⊙木瓜生姜蜂蜜粥

原料：木瓜、生姜各10克，蜂蜜30克，粳米100克。

制法：将木瓜片装入布袋，与淘净的粳米、洗净的生姜片同入锅中，加水适量，煮成稠粥，粥将成取出药袋，趁温兑入蜂蜜，调匀即成。

用法：上、下午分服。

功效：祛湿舒筋，散寒止痛。

适用：风寒湿型老年类风湿性关节炎。

⊙蜂蜜杏仁粥

原料：蜂蜜15克，杏仁10克，粳米100克。

制法：将杏仁用开水焯一下，去皮、尖；粳米淘洗干净，同放炖锅内，加水800毫升，置大火烧沸，再用小火炖煮30分钟，加入蜂蜜，搅匀即成。

用法：每日1次，每次食100克粥。

功效：润肺止咳。

适用：咳嗽、咽喉疼痛、口干烦渴等。

⊙菊花蜂蜜粥

原料：鲜菊花50克，大米100克，蜂蜜30克。

制法：菊花用纱布包扎成袋，与大米同入锅中煮粥，待粥熟后拣去菊花袋，调入蜂蜜即成。

用法：温热服食。

功效：清热祛风，益气补中，清热润燥。

适用：风热感冒，症见发热怕风、咽干疼痛等。

⊙蜂蜜生姜汁

原料：生蜂蜜1000克，生姜250克（捣烂），枇杷叶5克（去毛）。

制法：先将枇杷叶煎汁，再加入蜂蜜与生姜，用小火熬成膏。

用法：每次服30～40克，每日3次。

功效：清热润燥，消炎。

适用：老年人支气管炎。

⊙蜂蜜土豆粥

原料：土豆（不去皮）300克，蜂蜜适量。

制法：土豆洗净、切块，用水煮成粥状，服时加蜂蜜调匀。

用法：每日2次。

功效：养胃益阴。

适用：慢性胃炎胃阴不足者。

⊙蜂蜜黑木耳

原料：蜂蜜、黑木耳各250克，核桃仁、红枣各10颗，生姜20克，白酒100毫升。

制法：先将红枣去核；核桃仁及生姜分别捣烂；黑木耳泡发，切碎。将以上各味与酒、蜂蜜拌和在一起，静置10小时，然后放笼内蒸熟。

用法：每日服3～4次，每次15～20克。

功效：补虚滋阴。

适用：孕产妇贫血。

五倍子（《开宝》）

【释名】文蛤（《开宝》），百虫仓（《拾遗》）。

【气味】酸，平，无毒。

【主治】肠虚泄痢，为末，熟汤服之（藏器）。生津液，消酒毒，治中蛊毒、毒药（日华）。敛肺降火，化痰饮，止咳嗽、消渴、盗汗、呕吐、失血、久痢、黄病、心腹痛、小儿夜啼，乌须发，治眼赤湿烂，消肿毒、喉痹，敛溃疮，金疮，收脱肛、子肠坠下（时珍）。

【附方】

寐中盗汗：五倍子末、荞麦面等份，水和作饼，煨熟。夜卧待饥时，干吃二三个，勿饮茶水，甚妙（集灵）。自汗盗汗，常出为自汗，睡中出为盗汗。用五倍子末，津调填脐中，缚定，一夜即止也。（《和剂方》）

心疼腹痛：五倍子生研末。每服一钱，铁杓内炒，起烟黑色者为度。以好酒一盏，倾入杓内，服之立止。（《邵真人经验方》）

消渴饮水：五倍子为末，水服方寸匕，日三服。（《危氏得效方》）

小儿呕吐（不定）：用五倍子二个（一生一熟），甘草一握（湿纸，煨过），同研为末。每服半钱，米泔调下，立瘥。（《经验方》）

热泻下痢：五倍子一两，枯矾五钱，

为末，糊丸梧子大。每服五十丸，米汤送下。（《邓笔峰杂兴方》）

粪后下血，不拘大人、小儿：五倍子末，艾汤服一钱。（《全幼心鉴》）

肠风脏毒，下血不止：五倍子半生半烧，为末，陈米饭和，丸如梧子大。每服二十丸，食前粥饮送下，日三服。（《圣惠方》）

孕妇漏胎：五倍子末，酒服二钱，神效。（《朱氏集验方》）

小便尿血：五倍子末，盐梅捣和，丸梧子大。每空心酒服五十丸。（《集简方》）

天行口疮：五倍子末掺之，吐涎即愈。（《庞氏伤寒论》）

白口恶疮（状似木耳，不拘大人、小儿）：并用五倍子、青黛等份，为末。以筒吹之。（《端效方》）

疳蚀口鼻：五倍子烧存性，研末，掺之。（《普济方》）

小儿口疮：白矾装入五倍子内，烧过同研，掺之。（《简便方》）

一切诸疮：五倍子、黄檗等份，为末，敷之。（《普济方》）

一切癣疮：五倍子（去虫）、白矾（烧过）各等份，为末，搽之。干则油调。（《简便方》）

百药煎

【气味】酸、咸、微甘，无毒。

【主治】清肺化痰定嗽，解热生津止渴，收湿消酒，乌须发，止下血，久痢脱肛，牙齿宣蠚，面鼻疳蚀，口舌糜烂，风湿诸疮（时珍）。

【附方】

染乌须发：川百药煎一两，针砂（醋炒）、荞麦面各半两。先洗须发，以荷叶熬醋调刷，荷叶包一夜，洗去即黑，妙。（《普济方》）

风热牙痛：百药煎泡汤噙漱。（《圣济总录》）

牙龈疳蚀：百药煎、五倍子、青盐（煅）各一钱半，铜绿一钱，为末。日掺二三次，神效。（《普济方》）

脚肚生疮：百药煎末唾调，逐疮四围涂之，自外入内（先以贯众煎汤洗之），日一次。（《医林集要》）

乳结硬痛：百药煎末。每服三钱，酒一盏，煎数沸，服之取效。（《经验方》）

肠痈内痛：大枣（连核烧存性）、百药煎等份，为末。每服一钱，温酒服，日一，取效。（《直指方》）

大肠便血：百药煎、荆芥穗（烧存性）等份为末，糊丸梧子大。每服五十丸，米饮下。（《圣惠方》）

大肠气痔（作痛下血）：百药煎末，每服三钱，稀粥调服，日二次。（《集简方》）

酒痢下血：百药煎、五倍子、陈槐花等份，焙研末，

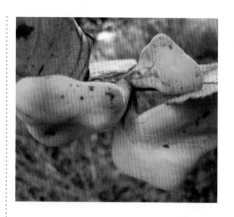

酒糊丸梧子大。每服五十丸，米饮送下。（《本事方》）

下痢脱肛：百药煎一块，陈白梅三个，木瓜一握，以水一碗，煎半碗。日二服。（《圣济总录》）

◆ 实用指南

【单方验方】

牙痛：五倍子15克。煎浓汁含漱。

阳痿早泄：五倍子、白芷各等份。研细，醋调，敷脐，胶布固定。

脚湿疹、脚癣：五倍子300克。煎水浸泡双脚30分钟，每日1～2次。

小儿湿疹：五倍子300克。煎水去渣，浓缩至300毫升，加米醋50毫升，涂擦患处。

水田皮炎：五倍子500克。研成细末，放入4000克白醋中溶解即成。在下水田前，涂抹四肢受水浸泡处，使呈一黑色保护层，可防止水田皮炎发生。

【食疗药膳】

⊙五倍子绿茶

原料：五倍子500克，绿茶30克，醪糟120克。

制法：五倍子捣碎，研末，与余药同拌匀，作成10克重的块饼，待发酵至表面长白霜时晒干，贮于干燥处。

用法：白开水冲泡代茶饮。

功效：祛痰止咳。

适用：久咳痰多。

螳螂、桑螵蛸
（《本经上品》）

【释名】刀螂（《纲目》），拒斧（《说文》），不过（《尔雅》），蚀疣，其子房名螵蛸。

螳螂

【主治】小儿急惊风搐搦，又出箭镞。生者能食疣目（时珍）。

桑螵蛸

【气味】咸、甘、平，无毒。

【主治】伤中疝瘕阴痿，益精生子，女子血闭腰痛，通五淋，利小便小道（《本经》）。疗男子虚损，五脏气微，梦寐失精遗溺。久服益气养神（《别录》）。炮熟空心食之，止小便利（甄权）。

【附方】

遗精白浊（盗汗虚劳）：桑螵蛸（炙）、白龙骨等份，为细末。每服二钱，空心用盐汤送下。（《外台秘要》）

小便不通：桑螵蛸（炙黄）三十枚；黄芩二两，水煎。分二服。（《圣惠方》）

妇人胞转（小便不通）：用桑螵蛸炙为末，饮服方寸匕，日用二。（《产书》）

妇人遗尿：桑螵蛸酒炒为末，姜汤服二钱。（《千金翼》）

妊娠遗尿（不禁）：桑螵蛸十二枚，为末。分二服，米饮下。（《产乳书》）

产后遗尿（或尿数）：桑螵蛸（炙）半两，龙骨一两，为末。每米饮服二钱。（《徐氏胎产方》）

咽喉肿塞：桑上螳螂窠一两（烧灰），马勃半两，研匀，蜜丸梧子大。煎犀角汤，每服三五丸。（《总病论》）

咽喉骨硬：桑螵蛸醋煎，呷之。（《经验良方》）

底耳疼痛：桑螵蛸一个（烧存性），麝香一字，研末。每用半字，掺入神效。有脓先缴净。（《经验方》）

小儿软疖：桑螵蛸烧存性，研末，油调敷之。（《危氏得效方》）

◆实用指南

【单方验方】

遗精：桑螵蛸、白石脂各20克，龙骨、牡蛎各30克，菟丝子、韭菜子、茯苓各10克，五味子12克。水煎服。

近视：桑螵蛸、党参、白术各9克，覆盆子、菟丝子、山药（淮）、焦神曲各12克。水煎服。

肾虚遗精：桑螵蛸、锁阳、茯苓各10克，龙骨15克。共研细粉，每次6克，每日3次，开水送服。

肺脾气虚遗尿：桑螵蛸、黄芪各25克，党参、白术、当归各20克，陈皮、柴胡、益智仁、五味子、补骨脂各15克，升麻、甘草各10克。水煎服。

糖尿病尿多、口渴：桑螵蛸60克。研粉末，用开水冲服，每次6克，每日3次，至愈为度。

【食疗药膳】

⊙桑螵蛸高粱米粥

原料：桑螵蛸20克，高粱米50～100克。

制法：将桑螵蛸用清水煎熬3次，过滤后收集液500毫升，将高粱米淘洗干净，放入锅内，掺入桑螵蛸的汁，置火上煮成粥，至高粱米煮烂即成。

用法：每日2次，早晚温服。

功效：健脾补肾，止遗尿。

适用：肾气不足、营养失调、小儿遗尿、小便频数等。

⊙益智桑螵猪脬汤

原料：益智仁30克，桑螵蛸15克，猪脬1个，味精、盐各少许。

制法：先将猪脬用清水清洗干净；益智仁、桑螵蛸用纱布袋装好，扎紧口备用。将药袋与猪脬一同放入砂锅中，加入适量的清水，先用大火烧开，再以小火慢炖，至猪脬熟烂后除去药袋，加入味精、盐调味即成。

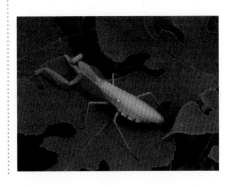

用法：佐餐食用。

功效：补肾固精，缩尿止带。

适用：肾气不固所致的遗精早泄、小便频数、遗尿、夜尿多，或小便淋沥不尽、失禁、妇女带下不止等。

蚕（《本经中品》）

【释名】自死者名白僵蚕。

白僵蚕

【气味】咸、辛、平，无毒。

【主治】小儿惊痫夜啼，去三虫，灭黑黯，令人面色好，男子阴痒病（《本经》）。妇子崩中赤白，产后腹痛，灭诸疮瘢痕。为末，封疔肿，拔根极效（《别录》）。治口噤发汗。同白鱼、鹰屎白等份，治疮灭痕（《药性》），以七枚为末，酒服，治中风失音，并一切风疰，小儿客忤，男子阴痒痛，妇子带下（《日华》）。焙研姜汁调灌，治中风，喉痹欲绝，下喉立愈（《苏颂》）。散风痰结核瘰疬，头风，风虫齿痛，皮肤风疮，丹毒作痒，痰疟癥结，妇人乳汁不通，崩中下血，小儿疳蚀鳞体，一切金疮，疔肿风痔（时珍）。

【附方】

一切风痰：白僵蚕七个（直者），细研，姜汁，调灌之。（《胜金方》）

撮口噤风：用直僵蚕二枚，去嘴，略炒为末。蜜调敷唇中，甚效。（《圣惠方》）

牙齿疼痛：白僵蚕（直者）、生姜同炒赤黄色，去姜为末。以皂角水调擦之，即止。（《普济方》）

面上黑黯：白僵蚕末，水和擦之。（《圣惠方》）

瘾疹风疮（疼痛）：白僵蚕焙研，酒服一钱，立瘥。（《圣惠方》）

项上瘰疬：白僵蚕为末。水服五分，日三服。十日瘥。（《外台秘要》）

风痔肿痛（发、歇不定者，是也）：白僵蚕二两，洗剉，炒黄为末，乌梅肉和，丸梧桐子大。每姜蜜汤空心下五丸，妙。（《胜金方》）

乳汁不通：白僵蚕末二钱，酒服。少顷，以脂麻茶一盏投之，梳头数十遍，奶汁如泉也。（《经验方》）

崩中下血（不止）：用白僵蚕、衣中白鱼等份，为末。井华水服之，日二。（《千金方》）

乌烂死蚕《拾遗》

【气味】有小毒。

【主治】蚀疮有根者，及外野鸡病，并敷之。白死者主白游疹，赤死者主赤游疹（藏器）。

蚕蛹

【主治】为末饮服，治小儿疳瘦，长肌退热，除蛔虫。煎汁饮，止消渴（时珍）。

【附方】

消渴烦乱：蚕蛹二两，以无灰酒一中盏，水一大盏，同煮一中盏，温服。（《圣惠方》）

茧卤汁

【主治】百虫入肉，蜇蚀痛疥，及牛马虫疮。为汤浴小儿，疮疥，杀虫。以竹筒盛之，浸山蛩、山蛭入肉，蚊子诸虫咬毒。亦可预带一筒，取一蛭入中，并持干海苔一片，亦辟诸蛭（藏器）。

蚕茧（已出蛾者）

【气味】甘、温，无毒。

【主治】烧灰酒服，治痈肿无头，次日即破。又疗诸疳疮，及下血血淋血崩。煮汁饮，止消渴反胃，除蛔虫（时珍）。弘景曰：茧瓮入术用。

【附方】

痘疮疳蚀（脓水不绝）：用出了蚕蛾茧，以生白矾末填满，煅枯为末，擦之甚效。（《陈文中小儿方》）

大小便血、妇人血崩：用茧黄、蚕蜕纸（并烧存性）、晚蚕沙、白僵蚕（并炒）等份为末，入麝香少许，每服二钱，用米饮送下，日三服，甚效。（《圣惠方》）

反胃吐食：蚕茧十个煮汁，烹鸡子三枚食之，以无灰酒下，日二服，神效。

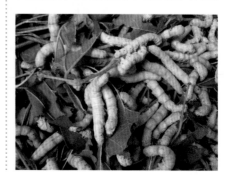

或以缫丝汤煮粟米粥食之。（《普济方》）

蚕蜕

【释名】马明退（《嘉祐》），佛退。

【气味】甘，平，无毒。

【主治】血病，益妇人（嘉祐）。妇人血风（宗奭）。治目中翳障及疳疮（时珍）。

蚕连

【主治】吐血鼻洪，肠风泻血，崩中带下，赤白痢。敷疔肿疮（日华）。治妇人血露（宗奭）。牙宣牙痛，牙痈牙疳，头疮喉痹，风癫狂祟，蛊毒药毒，沙证腹痛，妇人难产及吹乳疼痛（时珍）。

【附方】

吐血不止：蚕蜕纸烧存性，蜜和，丸如芡实大。含化咽津。（《集验方》）

牙宣牙痛（及口疮）：并用蚕蜕纸烧灰，干敷之。（《集验方》）

风虫牙痛：蚕纸烧灰擦之。良久，盐汤漱口。（《直指方》）

小儿头疮：蚕蜕纸烧存性，入轻粉少许，麻油调敷。（《圣惠方》）

缠喉风疾：用蚕蜕纸烧存性，炼蜜和，丸如芡实大。含化咽津。（《集验方》）

癫狂邪祟：以蚕纸烧灰，酒、水任下方寸匕。亦治风癫。（《肘后方》）

崩中不止：蚕故纸一张（剪碎炒焦）、槐子（炒黄）各等份，为末。酒服立愈。（《卫生易简方》）

吹奶疼痛：马明退烧灰一钱五分，轻粉五分，麝香少许，酒服。（《儒门事亲》）

◆ 实用指南

【单方验方】

消渴症：蚕茧、红枣各17个。水煎服，当茶频饮。

肺结核，消瘦，慢性胃炎，胃下垂：蚕蛹适量。焙燥研粉，每服1.5～3克，每日2次（此粉须干燥保存，最好装入胶囊）。

风湿筋骨痛，神经痛，肢体麻木感：晚蚕砂90克。炒燥，盛入布袋，浸泡于500毫升黄酒中7～10日后，适量饮酒，每日2次。

血友病，牙龈出血，紫斑，鼻衄：蚕茧适量。烧存性，研细，每服3克，每日2次。

荨麻疹，皮肤瘙痒症：白僵蚕、荆芥穗各6克，蝉蜕3克。水煎服。

风疹块：僵蚕、蝉衣、大黄、姜黄各等份。研为细末，每服6克，以蜜调黄酒送下。

中风：白僵蚕、红花、荆芥穗、棕榈叶各3克。水煎服。

【食疗药膳】

⊙僵蚕红糖藕

原料：莲藕500克，僵蚕7个，红糖120克。

制法：将藕洗净，切厚片，加僵蚕、红糖一起水煎煮。

用法：吃藕喝汤，每日1次，连服7日。

功效：补血活血。

适用：血虚型痔疮。

⊙白僵蚕茶

原料：白僵蚕、甘草各5克，绿茶0.5克，蜂蜜25克。

制法：先将白僵蚕与甘草加入400毫升，煮沸10分钟，加入绿茶与蜂蜜即可。

用法：每日1剂，分3～4次，徐徐饮下，可加开水冲泡再饮。

功效：镇静安神。

适用：小儿急慢性惊风。

⊙蚕蛹酒

原料：蚕蛹100克，米酒500毫升。

制法：蚕蛹浸米酒中，一个月后即成。

用法：每日2次，每次20毫升。

功效：安神助眠。

适用：失眠心烦。

⊙蚕蛹炖核桃

原料：蚕蛹25克，核桃仁50克。

制法：蚕蛹入锅略炒，同核桃仁加水适量共炖熟。

用法：每日1剂，连用7～10日为1个疗程。

功效：开胃健脾。

适用：小儿厌食。

⊙蚕蛹益肾粥

原料：带茧蚕蛹10个，大米适量。

制法：用带茧蚕蛹煎水，取汁去茧，然后加入大米共煮成粥。

用法：早、晚餐服食。

功效：益肾补虚，生津止渴。

适用：各种类型的糖尿病患者。

⊙羊肉蚕蛹粥

原料：羊肉（筋膜、洗净切片）100克，蚕蛹50克，粳米100克。

制法：将羊肉与淘洗净的粳米一同放入砂锅内，加入适量清水，置大火上，水沸后，改小火继续煮至7成熟时，再入剁碎的蚕蛹及葱段，继续煮至肉烂粥稠时，加盐调味即成。

用法：每日1剂，分次于空腹时食用。

功效：益阴助阳，健脾补肾，退热生津。

适用：脾肾不足、阴亏阳虚之腰膝酸软、肢体瘦弱无力、烦热消渴、阳痿滑泻、夜尿频多等。

九香虫（《纲目》）

【释名】黑兜虫。

【气味】咸，温，无毒。

【主治】膈脘滞气，脾肾亏损，壮元阳（时珍）。

【发明】时珍曰：摄生方：乌龙凡：治上证，久服益人，四川何卿总兵常服有效。其方：用九香虫一两（半生、焙），车前子（微炒）、陈橘皮各四钱，白术（焙）五钱，杜仲（酥炙）八钱。右为末，炼蜜丸梧桐子大。每服一钱五分，以盐白汤或盐酒服，早晚各一服。此方妙在此虫。

【附方】

胃脘滞痛、胸膈胀满：九香虫、丁香各三钱，佛手片、厚扑花各五钱，水煎服。（《千金方》）

◆实用指南

【单方验方】

肝气痛：九香虫10克，车前子、陈皮、白芍、杜仲各15克。水煎服。

肾气亏损，腰膝酸痛：九香虫10克，杜仲、牛膝、益智仁各15克。水煎服。

顽固性风湿痛：九香虫、全蝎、蜈蚣、土鳖虫各等份。焙干，杀研为末，每次6克，每日2次，用黄芪60克，制附片15克（先煎）煎汤送服。

神经性皮炎：九香虫5个。用酒精150毫升浸泡7日，用时以此酒涂患处，待患处起水池后，用针刺破，使水流出，待结痂脱落。

肾虚腰痛：九香虫45克。浸泡在500毫升白酒中，

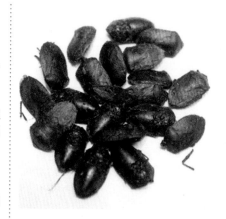

7日后服用，每次20毫升，每日2次，早晚空腹服。

口腔溃疡：九香虫6只，芝麻油适量。将芝麻油煮沸，再将九香虫炸至焦黑后捞出弃之，待油凉后装入瓶勺备用。用时取香油潦于溃病处，每日2次。

【食疗药膳】

⊙九香虫酒

原料：九香虫40克，白酒400毫升。

制法：将九香虫拍碎，装入纱布袋内；放入干净的器皿中，倒入白酒浸泡，密封；3～7日后开封，去掉药袋，即可饮用。

用法：每次10～20毫升，每日2次，将酒温热空腹服用。

功效：补肾壮阳，理气止痛。

适用：因肾虚所致的阳痿，以及胸隔气滞等。

斑蝥（《本经下品》）

【释名】斑猫（《本经》），盤蝥虫（《拾遗》），龙蚝。

【气味】辛，寒，有毒。

【主治】寒热，鬼疰蛊毒，鼠瘘，疮疽，蚀死肌，破石癃（《本经》）。血积，伤人肌。治疥癣，堕胎（《别录》）。治瘰疬，通利水道（甄权）。疗淋疾，敷恶疮瘘烂（日华）。治疝瘕，解疔毒、猘犬毒、沙虱毒、蛊毒、轻粉毒（时珍）。

【附方】

痈疽拔脓(痈疽不破,或破而肿硬无脓）斑蝥为末,以蒜捣膏,和水一豆许,贴之。少顷脓出,即去药。(《直指方》)

疗肿拔根：斑蝥一枚捻破,以针划疮上,作米字形样,封之,即出根也。(《外台秘要》)

积年癣疮:(《外台秘要》)用斑蝥半两,微炒为末,蜜调敷之。(《永类》)用斑蝥七个,醋浸,露一夜,搽之。

中沙虱毒：斑蝥二枚,一枚末服;一枚烧至烟尽,研末,敷疮中,立瘥。(《肘后方》)

塞耳治聋：斑蝥(炒) 二枚,生巴豆(去皮、心) 二枚,杵丸枣核大,绵裹塞之。(《圣惠方》)妊娠胎死:斑蝥一枚,烧研水服,即下。(《广利方》)

◆实用指南

【单方验方】

食管癌：斑蝥 1 只、蜈蚣 2 条、红娘 30 克、乌梅、土鳖虫、木香、轻粉各 10 克、山豆根 15 克、大枣 10 枚、黄连 6 克。将上药共研细,口服,每次 6 克,每日 2 次。

斑秃：斑蝥 40 只、闹羊花 40 朵、骨碎补 40 片。浸于 95% 酒精 500 毫升内,5 日后取澄清液涂擦患处,每日 1 次。擦药前,先用土大黄、一枝黄花煎液洗患处。

传染性疣：斑蝥 12.5 克、雄黄 2 克。研粉,加蜂蜜适量,调制成膏。同时先将疣之角化层削去,以碘酒消毒,然后取相当疣大小之斑蝥膏,用手指搓成扁圆状置于疣面,以胶布固定。经 10 ~ 15 小时,患部即起水泡,疣便浮离皮肤。

【食疗药膳】

⊙斑蝥煨大枣

原料：斑蝥 1 个,大枣 1 枚。

制法：将斑蝥去头足并翅,入枣中,线系,湿纸包,置慢火中煨,令香熟,去斑蝥。

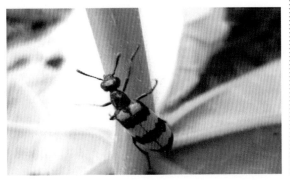

用法：空腹食枣,以桂心荜澄茄煎汤送下。

功效：散结,止痛。

适用：小肠气痛不可忍。

蝎（《开宝》）

【释名】主簿虫（《开宝》),杜白（《广雅》),虿尾虫。

【气味】甘、辛,平,有毒。

【主治】诸风瘾疹,及中风半身不遂,口眼㖞斜,语涩,手足抽掣(《开宝》)。小儿惊痫风搐,大人痎疟,耳聋疝气,诸风疮,女人带下阴脱（时珍）。

【附方】

小儿脐风（宣风散,治初生断脐后伤风湿,唇青口撮,出白沫,不乳）：用全蝎二十一个,无灰酒涂炙为末,入麝香少许。每用金、银煎汤,调半字服之。(《全幼心鉴》)

小儿惊风：用蝎一个(头尾全者),以薄荷四叶裹定,火上炙焦,同研为末。分四服,白汤下。(《经验方》)

风淫湿痹(手足不举,筋节挛疼)：先与通关,次以全蝎七个瓦炒,入麝香一字研匀,酒三盏,空心调服。如觉已透则止,未透再服。如病未尽除,自后专以婆蒿根洗净,酒煎,日二服。(《直指方》)

破伤中风：(《普济方》)用干蝎、麝香各一分,为末。敷患处,令风速愈。(《圣惠方》)用干蝎(酒炒)、天麻各半两为末,以蟾酥二钱,汤化为糊和捣,丸绿豆大。每服一丸至二丸,豆淋酒下(甚者加至三丸),取汗。

耳暴聋闭：全蝎去毒为末,酒服一钱,以耳中闻水声即效。(《周密志雅堂杂钞》)

脓耳疼痛：蝎梢七枚,去毒焙,入麝香半钱为末。挑少许入耳中,日夜三四次,以愈为度。(《杨氏家藏》)

风牙疼痛：全蝎三个,蜂房二钱,炒研,擦之。(《直指方》)

肠风下血：干蝎(炒)、白矾(烧)

各二两，为末。每服半钱，米饮下。（《圣惠方》）

诸痔发痒：用全蝎不以多少，烧烟熏之，即效，秘法也。（《袖珍方》）

诸疮毒肿：全蝎七枚，栀子七个，麻油煎黑，去滓，入黄蜡，化成膏，敷之。（《澹寮方》）

◆ 实用指南

【单方验方】

热毒蕴结型乳腺癌：全蝎 160 克，瓜蒌 25 个。将全蝎晒干或烘干，碾成细粉，均匀地纳入瓜蒌焙干存性，碾成细粉，瓶装备用。口服，每日 3 次，每次 3 克，连服 1 个月。

关节疼痛，手足不举，筋节挛疼：全蝎 7 个（炒），麝香 0.2 克。研匀，空腹温酒调服。

偏头痛：全蝎、藿香、麻黄、细辛各等份。共研细末，每次 3 克，开水送服。

乳腺小叶增生：全蝎 2 克。夹于馒头或糕点中食之，每日 1 次，7 日为 1 个疗程。

化疗后肠胃反应：全蝎 2 克，伏龙肝（灶心土）30 克，白胡椒 3 粒，炮姜 5 克，炙甘草 6 克。将伏龙肝研成细末，水煎，待沉淀后，取其上清液与众药合煎，去渣后，少量多次饮服。

耳鸣：全蝎 3 克，蝉蜕 10 克，石菖蒲、荷叶各 5 克。水煎服，每日 1 剂。

【食疗药膳】

⊙ 全蝎酒
原料：鲜活蝎子 25 克，500 毫升低度白酒。
制法：先将蝎子用清水洗净，然后放入白酒中，密封浸泡 1 个月左右即可饮用。
用法：每日 2 次，每次 10 毫升。
功效：抗风湿，抗癌。
适用：风湿疼痛。

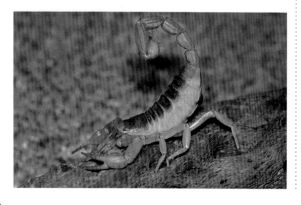

土茯苓薏苡仁煲蝎子

原料：土茯苓 50 克（鲜品 300 克），薏苡仁 30 克，生地黄 25 克，活蝎子 30 克，蜜枣 3 个，猪瘦肉 50 克，生姜 3 片。
制法：先将以上各类分别洗净，蝎子用开水烫死，洗净；蜜枣去核。一起下瓦煲，加水 2500 毫升（10 碗量），大火滚沸后改小火煲 2 小时，入盐拌匀便可，为 3 ~ 4 人用。
用法：任意食用。
功效：解毒，利湿，健美肌肤。
适用：皮肤美容。

水蛭（《本经下品》）

【释名】至掌（《别录》），马蛭（《唐本》），马蟥（《衍义》），马鳖（《衍义》）。

【气味】咸、苦，平，有毒。

【主治】逐恶血瘀血月闭，破血癥积聚，无子，利水道（《本经》）。堕胎（《别录》）。治女子月闭，欲成血劳（《药性》）。咂赤白游疹，及痈肿毒肿（藏器）。治折伤坠扑畜血有功（寇宗奭）。

【附方】

漏血不止：水蛭炒为末，酒服一钱，日二服，恶血消即愈。（《千金方》）

产后血运（血结聚于胸中，或偏于少腹，或连于胁肋）：用水蛭（炒）、虻虫（去翅、足，炒）、没药、麝香各一钱，为末，以四物汤调下。血下痛止，仍服四物汤。（《保命集》）

折伤疼痛：水蛭，新瓦焙为细末，酒服二钱。食顷作痛，可更一服。痛止，便将折骨药封，以物夹定，调理。（《经验方》）

跌仆损伤（瘀血凝滞，心腹胀痛，大小便不通，欲死）：用红蛭（石灰炒黄）半两，大黄、牵牛头末各二两，为末。每服二钱，热酒调下。当下恶血，以尽为度。名夺命散。（《济生方》）

坠跌打击：水蛭、麝香各一两锉碎，

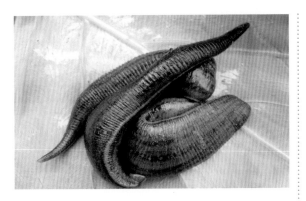

烧令烟出，为末。酒服一钱，当下畜血。未止再服，其效如神。（《古今录验方》）

杖疮肿痛：水蛭炒研，同朴消等份，研末，水调敷之。（《周密志雅堂抄》）

◆ 实用指南

【单方验方】

相火旺盛遗精：水蛭3克，朱砂、琥珀各0.3克。研细，白开水送服。

因外伤或强力震波致耳聋：水蛭5克，丹参50克。水煎服。

偏头痛：水蛭12克，当归、仙鹤草各15克。水煎服，每日2次。

高血压脑出血急性期：水蛭、红花各10克，三七粉6克（冲），丹参20克，桃仁12克，鸡血藤、地龙各15克。水煎取药汁，每日1剂，每日2次。

食管癌：水蛭3条，黄芪45克，七叶一枝花30克，黄药子15克，土鳖虫、穿山甲各12克，天竺黄、莱菔子各10克，甘草9克。水煎服。

辅助治疗慢性肺源性心脏病：水蛭适量。研粉，每日3次，每次1克。

【食疗药膳】

⊙水蛭粥
原料：生水蛭30克，生山药250克，红糖适量。
制法：水蛭研粉，山药研末，每次用山药末20克调匀煮粥，加红糖，送服水蛭粉1～2克。
用法：每日2次。
功效：破血逐瘀，通经止痛。
适用：妇女青春期体壮血瘀闭经、癥瘕积聚、跌打损伤等。

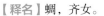

蚱蝉（《本经中品》）

【释名】蜩，齐女。

蚱蝉

【气味】咸，甘，寒，无毒。

【主治】小儿惊痫夜啼，癫病寒热（《本经》）。惊悸，妇人乳难，胞衣不出，能堕胎（《别录》）。小儿痫绝不能言（苏恭）。小儿惊哭不止，杀疳虫，去壮热，治肠中幽幽作声（《药性》）。

蝉蜕

【释名】蝉壳、枯蝉、腹螖并（《别录》），金牛儿。

【气味】咸、甘，寒，无毒。

【主治】小儿惊痫，妇人生子不下。烧灰水服，治久痢（《别录》）。小儿壮热惊痫，止渴（《药性》）。研末一钱，井华水服，治哑病（藏器）。除目昏障翳，以水煎汁服，治小儿疮疹出不快，甚良（宗奭）。治头风眩运，皮肤风热，痘疹作痒，破伤风及疔肿毒疮，大人失音，小儿噤风天吊，惊哭夜啼，阴肿（时珍）。

【附方】

小儿夜啼：（《心鉴》）治小儿一百二十日内夜啼。用蝉蜕四十九个，去前截，用后截，为末，分四服。钩藤汤调灌之。（《普济方》）蝉花散，治小儿夜啼不止，状若鬼祟。用蝉蜕下半截，为末。一字，薄荷汤入酒少许调下。或者不信，将上半截为末，煎汤调下，即复啼也。

小儿惊啼：用蝉蜕二七枚，去翅、足为末，入朱砂末一字，蜜调与吮之。

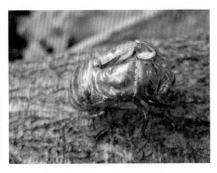

《活幼口议》）

小儿天吊（头目仰视，疾塞内热）：用金牛儿（即蝉蜕）以浆水煮一日，晒干为末。每服一字，冷水调下。（《卫生易简方》）

小儿噤风（初生口噤不乳）：用蝉蜕二七枚，全蝎（去毒）二七枚，为末。入轻粉末少许，乳汁调灌。（《全幼心鉴》）

头风旋运：蝉壳一两，微炒为末。非时酒下一钱，白汤亦可。（《圣惠方》）

皮肤风痒：蝉蜕、薄荷叶等份，为末。酒服一钱，日三。（《集验方》）

痘疮作痒：蝉蜕三七枚，甘草（炙）各一钱，水煎服之。（《心鉴》）

胃热吐食：清膈散，用蝉蜕五十个（去泥），谓石一两，为末。每服二钱，水一盏，入蜜调服。（《卫生家宝方》）

疔疮毒肿（不破则毒入腹）：（《青囊杂纂》）用蝉蜕炒为末。蜜水调服一钱。外以津和，涂之。（《医方大成》）用蝉蜕、僵蚕等份、为末。醋调，涂疮四围。候根出，拔去再涂。

◆ 实用指南

【单方验方】

热翻胃吐食：蝉蜕50个（去尽土用），滑石50克。上药为末，以水半盏，调药一盏，去水，不拘时用密一匙调服。

痘发热发痒抓破：蝉蜕50克，地骨皮50克。为末，每服2～3匙，白酒服2～3次。

感冒、咳嗽失音：蝉蜕、甘草、桔梗各5克，牛蒡子15克。煎汤服。

三叉神经痛：蝉蜕、川芎、元胡、菊花、地龙、蔓荆子各15克，炙甘草、全蝎、皂角刺各10克，僵蚕12克，土鳖虫6克，蜈蚣（焙干研末冲服）2条。水煎2次兑匀，早、晚分服，每日1剂。

耳鸣：蝉蜕、菊花、沙参、白蒺藜各15克，葛根、赤勺、丹皮、栀子10克。水煎服。

【食疗药膳】

⊙ 蝉蜕酒

配方：蝉蜕45克，米酒800毫升。

制法：将蝉蜕研细末，入锅中，加米酒同煮，小火煎数沸，取下待凉后，装瓶，密封放置每日，即可服用。

服法：每日2次，每次30～50毫升。

功效：疏风，透疹，解痉。

适用：荨麻疹。

⊙ 冬瓜薏苡仁蝉蜕汤

原料：鲜冬瓜1000克（有白灰的老冬瓜更好），生薏苡仁50克，蝉蜕6克，灯芯草4扎。

做法：冬瓜洗净连皮切成块，生薏苡仁、蝉蜕用水浸泡片刻，灯芯草用清水洗净，然后用四种汤料一同放进砂锅内，加进适量水煲汤。煮开后用小火煲约1小时，调味即可。

用法：佐餐食用。

功效：清热利水，生津除烦。

适用：暑热烦恼、汗多尿黄、咽喉干热者。

蜣螂（《本经下品》）

【释名】推车客（《纲目》），黑牛儿（《纲目》），铁甲将军（《纲目》），夜游将军。

【气味】咸，寒，有毒。

【主治】小儿惊痫瘈疭，腹胀寒热，大人癫疾狂阳（《本经》）。手足端寒，肢满贲豚。捣丸塞下部，引痔虫出尽，永瘥（《别录》）。治小儿疳蚀（《药性》）。能堕胎，治疰忤。和干姜敷恶疮，出箭头（《日华》）。烧末，和醋敷蜂瘘（《藏器》）。去大肠风热（《权度》）。治大小便不通，下痢赤白，脱肛，一切痔瘘疔肿，附骨疽疮，疬疡风，灸疮出血不止，鼻中瘜肉，小儿重舌（时珍）。

【附方】

小儿疳疾：土裹蜣螂煨熟，与食之。（《韩氏医通》）

小儿重舌：蜣螂烧末，唾和，敷舌上。

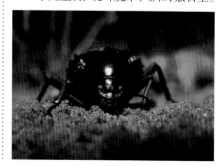

（《子母秘录》）

膈气吐食：用地牛儿二个，推屎虫一公一母，同入罐中，待虫食尽牛儿，以泥裹煨存性；用去白陈皮二钱，以巴豆同炒过，去豆，将陈皮及虫为末。每用一二分，吹入咽中。吐痰三四次即愈。（《孙氏集效方》）

一切漏疮（不拘蜂瘘、鼠瘘）：蜣螂烧末，醋和敷。（《千金方》）

附骨疽漏：蜣螂七枚，同大麦捣敷。（《刘涓子方》）

一切恶疮（及沙虱、水弩、恶疽）：五月五日取蜣螂蒸过，阴干为末，油和敷之。（《圣惠方》）

灸疮血出（不止）：用死蜣螂烧研，猪脂和涂。（《千金方》）

病疡风病：取涂中死蜣螂杵烂，揩疮令热，封之。一宿瘥。（《外台秘要》）

沙尘入目：取生蜣螂一枚，以其背，于眼上影之，自出。（《肘后方》）

心

【主治】疔疮：颂曰，按《刘禹锡纂柳州救三死方》云：元和十一年得疔疮，凡十四日益笃，善药敷之莫效。长庆贾方伯教用蜣螂心，一夕百苦皆已。明年正月食羊肉，又大作，再用如神验。其法：用蜣螂心，在腹下度取之，其肉稍白是也。贴疮半日许，再易，血尽根出即愈。蜣螂畏羊肉，故食之即发。其法盖出葛洪（《肘后方》）。

◆ 实用指南

【单方验方】

关格：蜣螂、蝼蛄各6个。去翅足，研末冲服，1～2日量。

膀胱、尿道结石：蜣螂10克。去头，置于新瓦上焙干，研成粉末，每次1.5～3克，每日2次。

麻痹性肠梗阻：蜣螂7只，黑白丑15克，石菖蒲9克。水煎，每日2次早晚分服。

疔毒：蜣螂3个（肚白者佳），黄麻虫10个。捣匀，拨破患处贴之。

蝼蛄（《本经下品》）

【释名】蟪蛄（《本经》），天蝼（《本经》），蝼蝈（《月令》），土狗（俗名）。

【气味】咸，寒，无毒。

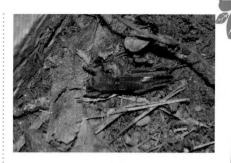

【主治】产难，出肉中刺，溃痈肿，下哽噎，解毒，除恶疮（《本经》）。水肿，头面肿（《日华》）。利大小便，通石淋，治瘰疬骨哽（时珍）。治口疮甚效（震亨）。

【附方】

大腹水病：（《肘后方》）用蝼蛄炙热，日食十个。（《普济方》）半边散，治水病。用大戟、芫花、甘遂、大黄各三钱，为末。以土狗七枚（五月能飞者），捣葱铺新瓦上焙之，待干去翅、足，每个剪作两半边，分左右记收。欲退左即以左边七片焙研，入前末二钱，以淡竹叶、天门冬煎汤，五更调服。候左退三日后，服右边如前法。

小便不通：（《葛洪方》）用大蝼蛄二枚，取小体，以水一升渍饮，须臾退通。（《寿域方》）用土狗下截焙研，调服半钱。生研亦可。（《谈野翁方》）加车前草，同捣汁服。（《唐氏经验方》）用土狗后截，和麝捣，纳脐中，缚定，即通。（《医方摘要》）用土狗一个炙研，入冰片、麝香少许，翎管吹入茎内。

大小便闭：用土狗、蜣螂各七枚，并男用头，女用身，瓦焙焦为末。以向南樗皮煎汁饮，一服神效。（《普济方》）

胞衣不下（困极腹胀则杀人）：蝼蛄一枚，水，煮二十沸，灌入，下喉即出也。（《延年方》）

脐风出汁：蝼蛄、甘草等份，并炙为末，敷之立止。（《圣济总录》）

牙齿疼痛：土狗一个，旧糟裹定，湿纸包，煨焦，去糟研末，敷之立止。（《本事》）

紧唇裂痛：蝼蛄烧灰，敷之。（《千金方》）

颈项瘰疬：用带壳蝼蛄七枚生取肉，

入丁香七粒于壳内，烧过，与肉同研，用纸花贴之。(《救急方》)

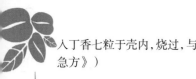

◆**实用指南**

【单方验方】

尿闭：蝼蛄 6 克。焙干，研细，黄酒下。

腹水：蝼蛄 3 个。用香油炸，共为细末，黄酒 1 次冲服，每日 1 次。

阴、阳水肿：蝼蛄焙干。研末，每服 2～3 条，每日 1～2 次。

经期浮肿：蝼蛄粉、蟋蟀粉各 1 克。水冲服。

小便不通，水肿：蝼蛄 5 个，大蒜 3 片。共捣烂如泥，贴脐中。

【食疗药膳】

⊙炒蝼蛄

原料：活蝼蛄 150 克，料酒、盐、酱油、葱花、姜末、素油各适量。

制法：将活的蝼蛄下沸水锅烫死，捞出去头、肢、内脏、翅，洗净待用。油锅烧热，下葱花、姜末煸香，投入蝼蛄偏煸，烹入料酒，加入盐、酱油，煸炒至蝼蛄熟而入味，即可出锅。

用法：任意食用。

功效：利水通便。

适用：恶疮、水肿、头面肿、水病肿满喘促、小便不通等。

⊙油炸蝼蛄

原料：活蝼蛄 150 克，盐水、素油各适量。

制法：将活蝼蛄放通气的容器内停 3 日，等其排光粪便，下沸水锅烫死，捞出，丢掉头、肢、翅、内脏洗净待用。油锅烧至四成热，下蝼蛄炸至金黄色捞出装盘即成。

用法：任意食用。

功效：利大小便，通石淋。

适用：水肿、石淋、大小便不利、瘰疬、痈肿恶疮等。

蟾蜍（《别录下品》）

【释名】蚵蚾（何皮），癞蛤蟆。

【气味】辛，凉，微毒。

【主治】阴蚀，疽疠恶疮；猘犬伤疮，能合玉石(《别录》)。烧灰敷疮，立验。又治温病发斑困笃者，去肠，

生捣食一二枚，无不瘥者（弘景）。（藏器）曰：捣烂绞汁饮，或烧末服。杀疳虫，治鼠漏恶疮。烧灰，敷一切有虫恶痒滋胤疮（《药性》）。治疳气，小儿面黄癖气，破癥结。烧灰油调，敷恶疮（《日华》）。主小儿劳瘦疳疾，最良（苏颂）。治一切五疳八痢，肿毒，破伤风病，脱肛（时珍）。

【附方】

小儿口疮：五月五日蛤蟆炙研末，敷之即瘥。（《子母秘录》）

一切疳䘌：蛤蟆烧灰，醋和敷，一日三五度。（《梅师方》）

阴蚀欲尽：蛤蟆灰、兔屎等份为末，敷之。（《肘后方》）

月蚀耳疮：五月五日蛤蟆烧末，猪膏和敷。（《外台方》）

小儿脐疮（出汁，久不瘥）：蛤蟆烧末敷之，日三，甚验。一加牡蛎等份。（《外台秘要》）

一切湿疮：蟾蜍烧灰，猪脂和敷。（《千金方》）

小儿癣疮：蟾蜍烧灰，猪脂和敷。（《外台方》）

肠头挺出：蟾蜍皮一片，瓶内烧烟熏之，并敷之。（孙真人）

折伤接骨：大蛤蟆生研如泥，劈竹裹缚其骨，自痊。（《奚囊备急方》）

蟾酥

【气味】甘、辛，温，有毒。

【主治】小儿疳疾、脑疳。甄权曰：端午日取眉脂，以朱砂、麝香为丸，如麻子大，治小孩子疳瘦，空心服一丸。如脑疳，以奶汁调，滴鼻中，甚妙。酥同牛酥，或吴茱萸苗汁调，摩腰眼、阴囊，治腰肾冷，并助阳气。又疗虫牙(《日华》)。治齿缝出血及牙疼，以纸纴少许按之，立止(宗奭)。发背、疔疮，一切恶肿(时珍)。

【附方】

拔取疔黄：蟾蜍，以面丸梧子大。每用一丸安舌下，即黄出也。（《青囊杂纂》）

诸疮肿硬：针头散，用蟾酥、麝香各一钱，研匀，乳汁调和，入罐中待干。

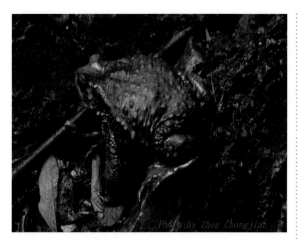
Photo by Zhou Chongjian

每用少许，津调敷之。外以膏护住，毒气自出，不能为害也。（《保命集》）

风虫牙痛：（《圣惠方》）用蟾酥一片，水浸软，入麝香少许研匀。以粟米大，绵裹咬定，吐涎愈。一方：用胡椒代麝香。一方：用蟾酥染丝绵上，剪一分，纤入齿缝根里。忌热物，半日效。干者，以热汤化开。

破伤风病：蟾酥二钱，汤化为糊；干蝎（酒炒）、天麻各半两，为末，合捣，丸绿豆大。每服一丸至二丸，豆淋酒下。（《圣惠方》）

◆实用指南

【单方验方】

丘疹性荨麻疹：活蟾蜍 3～4 只。去内脏洗净后放入砂锅内煮极烂，用炒布过滤去潭渣，留汤备用。搽洗患处，每日 3～4 次。

【食疗药膳】

⊙蟾蜍鸡蛋

用料：蟾蜍 1 只，鸡蛋 1 个。

制法：先将蟾蜍口部剪开并将鸡蛋塞进肚内，用棉线将已剪开的口部缝好（以防鸡蛋滑出），外用湿泥裹严，用火烧烤至黄泥开裂为止，将干裂的黄泥及蟾蜍弃去，取已烧熟的鸡蛋去壳趁热吃下。

用法：每日 1 个，连吃 3～5 个。

功效：消炎止痛。

适用：慢性支气管炎、咳嗽气喘、胸部憋闷、呼吸困难等。

⊙猪肚煮蟾蜍

原料：雄猪肚 1 枚，蟾蜍 1 只，白胡椒（每岁 1 粒），砂仁 6 克。

制法：将猪肚洗净，把药装入肚内，用线扎紧肚口，以黄酒煮化，去蟾及药。

用法：食肚及酒。

功效：健脾益胃，理气宽中，除臌胀。

适用：水臌、气臌等。

⊙蟾蜍酒

原料：活蟾蜍 5 只，黄酒 500 毫升。

制法：将蟾蜍置容器中，加入黄酒，隔水蒸煮 1 小时，去蟾蜍取酒，冷藏备用。

用法：口服，每次 10 毫升，每日 3 次。

功效：解毒，止痛，消肿。

适用：阴茎痛、肿痛明显者等。

⊙蟾蜍糯米粥

原料：蟾蜍 1 只，砂仁 10 克，糯米粉、白糖各 30 克，胡桃仁 15 克（微炒黄）。

制法：蟾蜍焙干，为细末，砂仁为末，上药与糯米粉、胡桃仁、白糖拌匀。每取适量，熬粥。

用法：每食适量，每日 2 次，可常食。

功效：消积除胀，补虚软坚。

适用：小儿疳积、肝脾肿大、腹胀纳少、身体羸瘦者。

蛙（《别录下品》）

【释名】长股（《别录》），田鸡（《纲目》），青鸡（《纲目》），坐鱼（《纲目》），蛤鱼。

【气味】甘，寒，无毒。

【主治】小儿赤气，肌疮脐伤，止痛，气不足（《别录》）。小儿热疮，杀尸疰病虫，去劳劣，解热毒（《日华》）。食之解劳热（宗奭）。利水消肿。烧灰，涂月蚀疮（时珍）。馔食，调疳瘦，补虚损，尤宜产妇。捣汁服，治蛤蟆瘟病（嘉谟）。

【附方】

水肿：用活蛙三个，每个口内安铜钱一个，上着胡黄连末少许。以雄猪肚一个，茶油洗净，包蛙扎定，煮一宿。取出，去皮、肠，食肉并猪肚，以酒送下。忌酸、咸、鱼、面、鸡、鹅、羊肉、宜食猪、鸭。（《寿域神方》）

水蛊腹大：用干青蛙二枚（以酥炒），干蝼蛄七枚（炒），苦壶芦半两（炒），

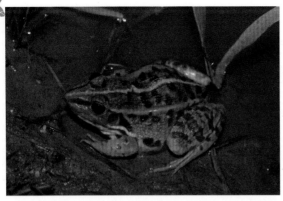

上为末。每空心温酒服二钱，不过三服。（《圣惠方》）

诸痔疼痛：青蛙丸，用青色蛙长脚者一个，烧存性，为末，雪糕和，丸如梧子大。每空心先吃饭二匙，次以枳壳汤下十五丸。（《直指方》）

虫蚀肛门：用青蛙一枚，鸡骨一分，烧灰吹入，数用大效。（《外台秘要》）

癌疮如眼：用生青蛙皮，烧存性为末，蜜水调敷之。（《直指方》）

◆ 实用指南

【单方验方】

体虚头晕目花、手足麻木：青蛙2只（约100克），北芪、熟地黄各30克，枸杞子20克。炖熟饮汤吃蛙肉，每日1次，连服7日。

食欲不振、夜卧不安、日渐消瘦之疳积症：青蛙2只（约150克），独脚金、粳米各30克，淮山60克，太子参15克，砂仁6克。同煮成粥，调味食用。

肺脓疡、支气管扩张、肺气肿痰浊壅肺者：青蛙

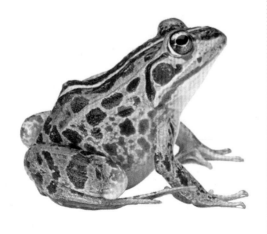

250克，南瓜500克，大蒜60克。将青蛙去内脏，剥皮，切块；大蒜去衣洗净，南瓜洗净切块。把青蛙、南瓜、大蒜放入开水锅内，大火煮沸后，小火煲半小时，调味膳食用。

慢性细菌性痢疾、过敏性结肠炎、肠结核：青蛙3只（约250克），苋菜（鲜）500克，大蒜100克，粳米60克。将青蛙剥皮，去内脏；其余各用料洗净。把苋菜放入锅内，加清水适量，小火煲半小时，去渣取汁，放入粳米、大蒜、青蛙煲1小时，调味食用。

虚劳发热、脾虚水肿、食欲不振：青蛙500克，党参60克，淮山30克，红枣5枚。一同煎水煮服，每日1次。

脾虚泄泻、面色萎黄：青蛙600克，莲子肉60克，黄芪30克，生姜4片。将青蛙剥净（去内脏，皮及蛙头），和生姜一同下油锅爆香，加少许米酒。黄芪、莲子肉洗净一齐放入锅内，加清水适量，大火煮沸后，小火煲1小时，调味食用。

燥热伤肺、咳嗽咽干、咳喘气短：青蛙500克，猪瘦肉100克，太子参60克，百合30克，罗汉果半个。一同煎汤食用。

【食疗药膳】

⊙南瓜炒田鸡

原料：南瓜250克，田鸡90克，大蒜60克，猪油10克，盐、味精各少许。

制法：将田鸡宰杀，去内脏及外皮，放入沸水锅里烫一下，捞出，过凉水洗净，切成小块，待用。把南瓜去皮，清水洗净，切成小块，待用。将大蒜用刀面拍几下，去外衣，洗净，捣烂，待用。把炒锅洗净，置于旺火上，起油锅，放入大蒜炒香，再放入南瓜炒熟。加清水适量，放入田鸡肉，用小火煮半小时，点入盐。味精少许调味即可。

用法：佐餐食用。

功效：补气益阴，化痰排脓。

适用：糖尿病并发肺脓疡属气阴两虚，正虚邪实者。

⊙煮青蛙

原料：青蛙1只。

制法：将青蛙去内脏，煮熟。

用法：加白糖，每次1个，每日1次，连续服用。

功效：解毒，补虚，利水消肿。

适用：浮肿。

⊙田鸡米饭

原料：田鸡5～8只，大米100克，花生油、盐少许。

制法：田鸡去皮及内脏，切块，用花生油、盐拌匀。大米煮成软饭，待米锅滚沸时放入田鸡，以小火盖严锅盖焖熟后食用。

用法：随意食用。

功效：补虚赢，利小便，解毒热。

适用：小儿疳积及湿热所致的水臌。

⊙百部煮青蛙

原料：青蛙1个，百部9克，红糖、白酒各60克。

制法：将青蛙加红糖、白酒、百部共煮熟。

用法：1次食之，每日1次。

功效：清热解毒。

适用：骨结核。

蜈蚣（《本经下品》）

【释名】蝍蛆（《尔雅》），天龙。

【气味】辛，温，有毒。

【主治】鬼疰蛊毒，啖诸蛇、虫、鱼毒，杀鬼物老精温疟，去三虫（《本经》）。疗心腹寒热积聚，堕胎，去恶血（《别录》）。治癥癖（《日华》）。小儿惊痫风搐，脐风口噤，丹毒秃疮瘰疬，便毒痔漏，蛇瘕蛇瘴蛇伤（时珍）。

【附方】

小儿急惊：万金散，蜈蚣一条全者，去足，炙为末，丹砂、轻粉等份研匀，阴阳乳汁和，丸绿豆大。每岁一丸，

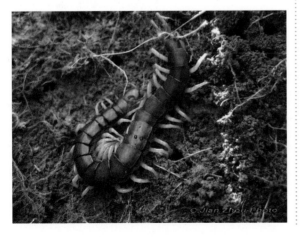

乳汁下。（《圣惠方》）

腹内蛇症（误食菜中蛇精，成蛇瘕，或食蛇肉成瘕，腹内常饥，食物即吐）：以赤足蜈蚣一条炙，研末，酒服。（《卫生易简方》）

射工毒疮：大蜈蚣一枚，炙研，和酢敷之。（《千金方》）

丹毒瘤肿：用蜈蚣一条，白矾一皂子大，擂丸一个，百部二钱，研末，醋调敷之。（《本草衍义》）

瘰疬溃疮：茶、蜈蚣二味，炙至香熟，捣筛为末。先以甘草汤洗净，敷之。（《枕中方》）

小儿秃疮：大蜈蚣一条，盐一分，入油内浸七日。取油搽之，极效。（《海上方》）

腹大如箕：用蜈蚣三五条，酒炙研末。每服一钱，以鸡子二个，打开入末在内，搅匀纸糊，沸汤煮熟食之。日一服，连进三服瘥。（《活人心统》）

脚肚转筋：蜈蚣烧，猪脂和敷。（《肘后方》）

◆实用指南

【单方验方】

痛证：蜈蚣、全蝎各1条。共研细末，每晚小米汤冲服。

生殖器疱疹：蜈蚣2条，黄芩、栀子、延胡索各10克，茵陈、板蓝根、生薏苡仁各30克，制乳香、制没药、生甘草各6克，赤芍、泽泻各15克。每日1剂，分2次服用，7剂为1个疗程。

食管癌咽下困难：蜈蚣2条，土鳖虫15克，山慈菇、半枝莲、党参各20克，半夏10克。水煎取药汁，每日1剂，分2次服用，7剂为1个疗程。

风湿性关节炎：蜈蚣6克，全蝎、土鳖虫各9克。共研细粉，分16包，每个鸡蛋内放1包，蒸熟吃。每日早晚各吃1个鸡蛋。

三叉神经痛：蜈蚣、全蝎各等份。研细末，每次2克，每日2～3次，以温黄酒送服。

【食疗药膳】

⊙蜈蚣炖泥鳅

原料：蜈蚣2条，泥鳅4条，豆腐干300克，黄酒、醋、葱末、味精、盐、姜各适量。

制法：将泥鳅洗净，除去内脏，切成段。将豆腐干切成块状，与泥鳅、蜈蚣共放在砂锅内，投入适量盐、醋和少许姜片，加盖，置于小火上炖。待泥鳅炖酥后，放入黄酒稍煨，即下葱末、味精，起锅上桌，即可食用。

用法：佐餐食用。

功效：补肾壮阳。

适用：肾炎、阳痿者。

蚯蚓（《本经下品》）

【释名】螼螾，坚蚕，曲蟮、土蟮（《纲目》），土龙（《别录》），地龙子（《药性》）。

白颈蚯蚓

【气味】咸，寒，无毒。（权曰）有小毒。（之才曰）畏葱、盐。

【主治】蛇瘕，去三虫伏尸，鬼疰蛊毒，杀长虫（《本经》）。化为水，疗伤寒，伏热狂谬，大腹黄疸（《别录》）。温病，大热狂言，饮汁皆瘥。炒作屑，去蛔虫。去泥，盐化为水，主大行诸热，小儿热病癫痫，涂丹毒，敷漆疮（藏器）。葱化为汁，疗耳聋（苏恭）。治中风、痫疾、喉痹（《日华》）。解射罔毒（《蜀本》）。炒为末，主蛇伤毒（《药性》）。治脚风（苏颂）。主伤寒疟疾，大热狂烦，及大人、小儿小便不通，急慢惊风、历节风痛，肾脏风注，头风齿痛，风热赤眼，

木舌喉痹，鼻息聤耳，秃疮瘰疬，卵肿脱肛，解蜘蛛毒，疗蚰蜒入耳（时珍）。

【附方】

伤寒热结（六七日狂乱，见鬼欲走）：以大蚓半斤去泥，用人溺煮汁饮。或生绞汁亦可。（《肘后方》）

惊风闷乱：用乳香半钱，胡粉一钱，研匀，以白颈蚯蚓（生，捏去土）捣烂和，丸麻子大。每服七丸至至十五丸，葱白煎汤下。（《普济方》）

慢惊虚风：用平正附子去皮脐，生研为末，以白颈蚯蚓于末内滚之，候定，刮蚓上附末，丸黄米大。每服十丸，米饮下。（《百一方》）

急慢惊风：五月五日取蚯蚓，竹刀截作两段，急跳者作一处，慢跳者作一处，各研烂，入朱砂末和作丸，记明急惊用急跳者，慢惊用慢跳者。每服五七丸，薄荷汤下。（《应验方》）

手足肿痛（欲断）：取蚓三升，以水五升，绞汁二升半，服之。（《肘后方》）

风热头痛：地龙（炒研）、姜汁半夏饼、赤茯苓等份为末。一字至半钱，生姜、荆芥汤下。（《普济方》）

头风疼痛：用五月五取蚯蚓，和脑、麝杵，丸梧子大。每以一丸纳鼻中，随左右。先涂姜汁在鼻，立愈。（《圣济总录》）

风赤眼痛：地龙十条，炙为末，茶服三钱。（《圣惠方》）

风虫牙痛：盐化地龙水，和面纳齿上，又以皂荚去皮，研末涂上，虫即出。又同玄胡索、荜茇末塞耳。（《普济方》）

牙齿裂痛：死曲蟮为末，敷之即止。（《千金翼》）

齿缝出血（不止）：用地龙末、枯矾各一钱，麝香少许，研匀，擦之。（《圣惠方》）

咽喉卒肿（不下食）：地龙十四条，捣涂喉外；又以一条，着盐化水，入蜜少许，服之。（《圣惠方》）

喉痹塞口：（《普济方》）用韭地红小蚯蚓数条，醋擂取食之，即吐出痰血二三碗，神效。（《圣惠方》）用地龙一条研烂，以鸡子白搅和，灌入即通。

鼻中息肉：地龙炒一分，牙皂一挺，

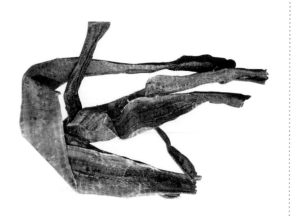

食用本草纲目彩色图鉴

为末。蜜调涂之，清水滴尽即除。(《圣惠方》)

白秃头疮：干地龙为末，入轻粉，麻油调搽。(《普济方》)

◆ 实用指南

【单方验方】

头痛：蚯蚓、野菊花各15克，白僵蚕10克。水煎服，每日2次。

婴幼儿抽搐：蚯蚓5～10条。捣烂如泥，加少许盐，涂囟门。

神经性皮炎：地龙、乌梢蛇、苦参、当归各15克，刺蒺藜、冬凌草、生地黄、制首乌、焦山楂各30克，川芎、红花、苍术各10克，黄芩20克。水煎取药汁，每日1剂，分2次服用。

【食疗药膳】

⊙地龙韭菜酒

原料：地龙10条，韭菜30克，黄酒30毫升。

制法：将地龙剖开洗净，和韭菜一起捣烂，冲入烧开的黄酒，并加适量开水搅拌，过滤，取汁服。

用法：每日1次，连服3～5日。

功效：益肾壮阳。

适用：早泄。

⊙鸡蛋炒地龙

原料：地龙(蚯蚓)3～5条，鸡蛋2～3个。

制法：活蚯蚓放盆内排出污泥后切碎，同鸡蛋炒熟吃。

用法：隔日吃1次，至血压降至正常为止。

功效：清热平肝，通络。

适用：高血压。

⊙地龙桃花饼

原料：干地龙30克，红花、赤芍各20克，当归50克，黄芪、小麦面各100克，川芎10克，玉米面400克，桃仁、白糖各适量。

制法：将干地龙以酒浸泡去其气味，然后烘干研为细面；红花、赤芍、当归、黄芪、川芎等入砂锅加水煎成浓汁去渣，再把地龙粉、玉米面、小麦面、白糖倒入药汁中调匀，做圆饼20个，将桃仁去皮尖略炒，匀布饼上，入笼蒸熟或烤熟即可。

用法：每次1～2个，每日2次。

功效：益气活血，通经。

适用：中风后遗症。

⊙蚯蚓煨黄豆

原料：蚯蚓干60克，黄豆500克，白胡椒30克。

制法：将上物放入锅内，加清水2000毫升，以小火煨至水干，取出黄豆晒干，存于瓶内。

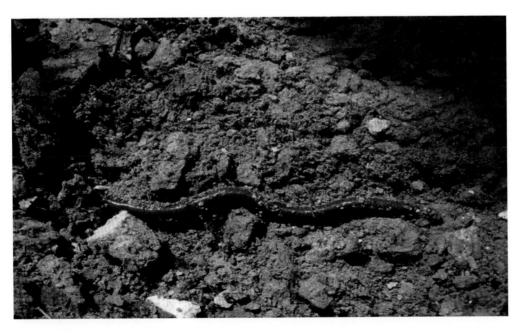

用法：每次吃黄豆30粒，每日2次。

功效：祛风，镇静，止痉。

适用：癫痫病的辅助治疗。

⊙红糖蚯蚓水

原料：蚯蚓20条，红糖适量，金银花20克。

制法：活蚯蚓用水洗净，放入小盆里，再将红糖放入搅拌，待化成水后即成，金银花加水煎。用法：用时先以金银花洗净患部，再用棉球蘸上红糖蚯蚓水涂擦患部，每日数次。

功效：散寒驱风，活血消肿。

适用：丹毒。

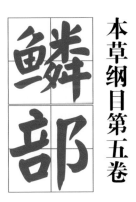

鳞部

本草纲目第五卷

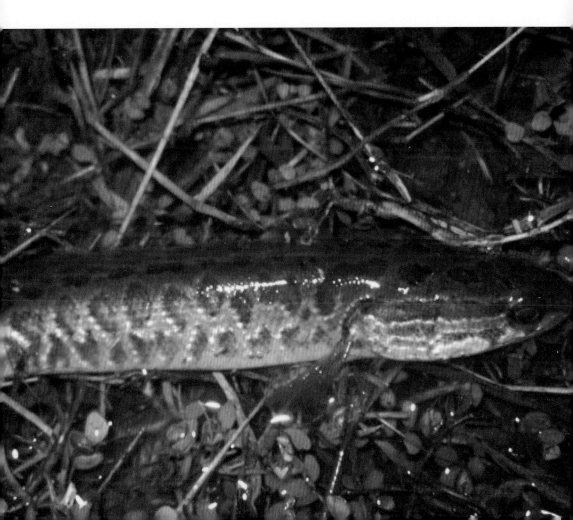

守宫（《纲目》）

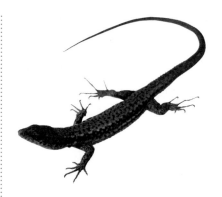

【释名】壁宫（苏恭），壁虎（时珍），蝎虎（苏恭），蝘蜒。

【气味】咸，寒，有小毒。

【主治】中风瘫痪，手足不举，或历节风痛，及风瘲惊痫，小儿疳痢，血积成痞，疬风瘰疬，疗蝎螫（时珍）。

【附方】

久年惊痫：守宫膏，用守宫一个，剪去四足，连血研烂，入珍珠、麝香、龙脑香各一字，研匀，以薄荷汤调服。仍先或吐或下去痰涎，而后用此，大有神效。（《奇效方》）

瘫痪走痛：用蝎虎（即蝘蜒）一枚（炙黄），陈皮五分，罂粟壳一钱，甘草、乳香、没药各二钱半，为末。每服三钱，水煎服。（《医学正传》）

破伤中风：守宫（炙干去足）七枚，天南星（酒浸三日晒干）一两，腻粉半钱，为末，以薄面糊丸绿豆大。每以七丸，酒灌下，少顷汗出得解，更与一服，再汗即瘥。或加白附子一两，以蜜丸。（《圣惠方》）

瘰疬初起：用壁虎一枚，焙研。每日服半分，酒服。（《青囊》）

反胃膈气：地塘虫（即壁虎也）七个（砂锅炒焦），大香、人参、朱砂各一钱半，乳香一钱，为末，蜜丸梧子大。每服十丸，木香汤下，早晚各一服。（《丹溪摘玄》）

痛疮大痛：壁虎焙干研末，油调敷之，即止。（《医方摘要》）

粪

【主治】烂赤眼（时珍）。

【附方】

胎赤烂眼（昏暗）：用蝎虎数枚，以罐盛黄土按实，入蝎虎在内，勿令损伤。以纸封口，穿数孔出气。候有粪数粒，去粪上一点黑者，只取一头白者，唾津研成膏，涂眼睫周回，不得揩拭。来早以温浆水洗三次，甚效。（《圣济总录》）

◆ 实用指南

【单方验方】

辅助治疗食管癌：用壁虎50克（夏季用活壁虎10条），泽漆100克，锡块50克，黄酒100毫升浸泡5～7日，滤去药渣，制成壁虎酒。每日3次，口服，

每次25～50毫升。

寻常狼疮：壁虎10条。取壁虎裹入泥中，火煅存性，去泥研末，瓶装备用，口服，每次0.2～0.5克，陈酒或温开水送下，每日2次。

【食疗药膳】

⊙ 壁虎酒

原料：活壁虎5～10条，60度白酒500毫升。

制法：将壁虎放入盛酒的棕色瓶内，置阴凉处，7日后饮用。

用法：每日1次，每次10毫升。

功效：祛风定惊，消瘀散结。

适用：常发于颈、背、腰及足跟等处缠绵难愈的骨质增生症。

蛤蚧（宋《开宝》）

【释名】蛤蟹（《日华》），仙蟾。

【气味】咸，平，有小毒。

【主治】久咳嗽，肺劳传尸，杀鬼物邪气，下淋沥，通水道（《开宝》）。下石淋，通月经，治肺气，疗咳血（《日华》）。肺痿咯血，咳嗽上气，治折伤（《海药》）。补肺气，益精血，定喘止嗽，疗肺痈消渴，助阳道（时珍）。

【附方】

久嗽肺痈：用蛤蚧、阿胶、鹿角胶、生犀角、羚羊角各二钱半，用河水三升，银石器内小火熬至半升，滤汁。时时仰卧细呷。日一服。（宗奭）

喘嗽面浮（并四肢浮者）：蛤蚧一

雌一雄，头尾全者，法酒和蜜涂之，炙熟，紫团人参似人形者，半两为末，化蜡四两，和作六饼。每煮糯米薄粥一盏，投入一饼搅化，细细热呷之。（《普济方》）

◆实用指南

【单方验方】

咳嗽气喘：蛤蚧 1 ~ 2 只，党参、北黄芪各 30 克。浸米酒 1500 毫升中，每日 10 ~ 20 毫升。

阳痿：蛤蚧尾 10 克，鹿茸 5 克。共研细末，分 10 包，每次半包，空腹服。

哮喘：蛤蚧（去头足研粉）50 克，冬虫夏草 5 克，贝母、黄精各 30 克，陈皮 15 克。研为细末，装瓶服用，每日 2 次，每次 5 克，开水冲服。

久咳肺痨：蛤蚧（焙干）10 克，党参、山药、麦冬、百合各 30 克。共研末蜜丸，每服 3 克，每日 2 次，温开水送服。

【食疗药膳】

⊙蛤蚧煨乌鸡

原料：蛤蚧 2 只，乌鸡 1 只，高汤 1000 克，姜、葱、盐、绍酒各适量。

制法：死蛤蚧，去皮、内脏、眼睛、脑浆，放入沸水中烫去血污；乌鸡宰杀治净，也入沸水中烫去血污；姜切块，葱切段。砂锅置火上，放入蛤蚧、乌鸡、高汤，加入姜块、葱段、绍酒、盐，用旺火烧沸，撇去浮沫，然后改用小火煨至乌鸡肉烂骨酥即可。

用法：佐餐食用，每日 1 次。

功效：补气益血，定喘止咳。

适用：虚喘。

⊙人参蛤蚧酒

原料：蛤蚧 2 只，放火上烤熟，人参（或红参）10 ~ 20 克。

制法：将上两味同浸泡于 2000 毫升米酒中，7 日后即可饮用。

用法：每日 20 ~ 50 毫升。

功效：补肾壮阳，益气安神。

适用：身体虚弱、食欲不振、失眠健忘、阳痿早泄、肺虚咳喘、夜多小便等。

⊙蛤蚧参芪酒

原料：蛤蚧数只，党参、北黄芪各 30 克，米酒 1500 毫升。

制法：将上几味同浸酒中，浸泡数日。

用法：每日饮用 10 ~ 20 毫升。

功效：止咳平喘。

适用：气虚咳嗽、气喘。

⊙人参蛤蚧淮山粥

原料：人参 10 克，蛤蚧 1 对，淮山药 30 克，粳米 100 克。

制法：同放锅内加适量水，小火煮熟服食。

用法：早餐温热食用。

功效：益气健脾，止咳平喘。

适用：咳嗽气短、纳差、汗多等。

⊙参蛤粥

原料：人参 5 克，蛤蚧 1 对，大枣 5 个，粳米 100 克。

制法：人参、蛤蚧共碾细末和匀，大枣去核，与粳米同煮为稀粥。或先将大枣、人参煎汁去渣，再与粳米煮粥，粥成后分次调入蛤蚧粉。

用法：空腹食用，每日 1 次。

功效：健脾益肾，纳肺止咳平喘。

适用：久咳出现的咳嗽气短、头晕乏力等。

⊙蛤蚧参龙瘦肉汤

原料：活蛤蚧 1 条，猪瘦肉 100 克，党参、龙眼肉各 15 克，红枣 5 枚，调料适量。

制法：活蛤蚧刮鳞，剖腹，洗净切块；猪瘦肉切片，党参切段，龙眼肉洗净，红枣洗净去核。将以上诸料一同放入锅中，加适量水，烧开后加入黄酒、姜片、盐，小火炖至酥烂，调入味精，麻油即可。

用法：趁热食用。

功效：补肾壮阳。

适用：神经衰弱、肾虚阳痿、夜卧不宁等。

⊙蛤蚧炖羊肉

原料：蛤蚧 1 对，羊肉、白萝卜各 500 克，味精、胡椒粉各 3 克，盐、姜各 5 克，葱 15 克，料酒 10 克，香菜 30 克。

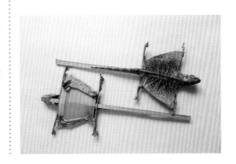

制法：蛤蚧用酒浸泡，除去头、鳞，切成3厘米见方的小块。羊肉洗净，用开水氽去血水，切成4厘米见方的块；姜拍松；葱切段；白萝卜去皮，切4厘米见方的块。羊肉、蛤蚧、白萝卜、姜、葱、料酒一同放入炖锅内，加水适量。锅置大火上烧沸，撇去浮沫，再用小火炖45分钟，加入盐、味精、胡椒粉、香菜搅匀即成。

用法：佐餐食用。

功效：益精助阳，补肺益肾。

适用：阳痿、体弱、肌肤不润、贫血等。

⊙蛤蚧菟丝酒

原料：蛤蚧1对，菟丝子、仙灵脾各30克，龙骨、金樱子各20克，沉香3克，白酒2000毫升。

制法：将蛤蚧去掉头、足，粗碎，其余5味药加工细碎，与蛤蚧一同装入布袋扎紧，置容器中，加入白酒密封。每日振摇数下。浸泡20日，过滤去渣即成。

用法：每日2次，每次10毫升。

功效：补肾壮阳，固精。

适用：阳痿、遗精、早泄、腰膝酸困、精神萎靡等。

蛇蜕（《本经下品》）

【释名】蛇皮（甄权），蛇壳（俗名），龙退（《纲目》），龙子衣（《本经》），弓皮（《本经》）。

【气味】咸、甘，平，无毒。火熬之良。

【主治】小儿百二十种惊痫蛇痫，癫疾瘛疭，弄舌摇头，寒热肠痔，蛊毒（《本经》）。大人五邪，言语僻越，止呕逆，明目。烧之疗诸恶疮（《别录》）。喉痹，百鬼魅（甄权）。炙用辟恶，止小儿惊悸客忤。煎汁敷痂疡，白癜风。催生（《日华》）。安胎（孟诜）。止疟。藏器曰：正发日取塞两耳，又以手持少许，并服盐醋汁令吐。辟恶去风杀虫。烧末服，治妇人吹奶，大人喉风，退目翳，消木舌。敷小儿重舌重腭，唇紧解颅，面疮月蚀，天泡疮，大人疔肿，漏疮肿毒。煮汤，洗诸恶虫伤（时珍）。

【附方】

小儿木舌：蛇蜕烧灰，乳和服少许。（《千金方》）

小儿重腭：蛇蜕灰，醋调敷之。（《圣惠方》）

小儿口紧（不能开合饮食，不语即死）：蛇蜕烧灰，拭净敷之。（《千金方》）

小儿解颅：蛇蜕熬末，以猪颊车髓和，涂之，日三四易。（《千金方》）

小儿月蚀：蛇蜕烧灰，腊猪脂和，敷之。（《肘后方》）

卒生翳膜：蛇蜕皮一条，洗晒细剪，以白面和作饼，

炙焦黑色，为末。食后温水服一钱，日二次。（《圣惠方》）

胎痛欲产（日月未足者）：以全蜕一条，绢袋盛，绕腰系之。（《千金方》）

肿毒无头：蛇蜕灰，猪脂和涂。（《肘后方》）

诸漏有脓：蛇蜕灰，水和，敷上，即虫出。（《千金方》）

◆ 实用指南

【单方验方】

慢性化脓性中耳炎：蛇蜕30克，铅丹15克，白矾10克，冰片2克。共研为细末，涂患处，每日2～3次。

热毒蕴结型乳腺癌：蛇蜕、全蝎、蜂蜜各30克。取以上3味晒干或烘干，碾成细粉，混合均匀，瓶装备用，口服，每日3次，每次6克。

扁桃体炎：蛇蜕3～5克，猪瘦肉100克。置锅中加水煎取汁200～250毫升，饭后1次服下，每日1剂，可连服2～3剂。

荨麻疹：蛇蜕6克，鸡蛋2个。先煎蛇蜕，煮沸后打入鸡蛋，待鸡蛋熟后，吃蛋喝汤。

慢性肾炎、脾肾阳虚，畏寒肢凉，大便滴薄：蛇蜕1条，核桃仁9克，黄酒适量。前二味焙干研末，黄酒冲服，每日1次，连服15～20日。

蛲虫：蛇蜕（焙黄）6克，冰片0.3克。共研细末，临睡前抹肛门处。

淋巴腺结核：蛇蜕（剪碎）3～6克，鸡蛋3个。先将鸡蛋打一小孔，流去蛋白，留下蛋黄，然后于每个鸡蛋内装入

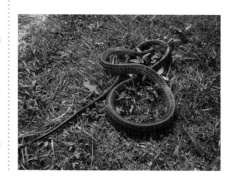

食用本草纲目彩色图鉴

蛇蜕 1 ~ 2 克，用纸糊口。置火中烤熟，去壳内服。每服 1 个，每日 3 次。

中耳炎：将蛇蜕烧灰研末，调以麻油。用时先以双氧水洗净患耳，擦干后用棉棒蘸药涂于患部，每日或隔日 1 次。

【食疗药膳】

⊙蛇蜕酒

原料：蛇蜕 15 克，好酒 50 毫升。

制法：将蛇蜕烧令黑，细研，以好酒一盏调匀。

用法：微温顿服，未甚效更服。

功效：清热解毒，祛风消肿。

适用：儿吹奶疼肿。

⊙蛇蜕醋汁

原料：蛇蜕、醋各适量。

制法：将蛇蜕烧灰研细，备用。

用法：以醋调敷涂肿处，干即换药。

功效：清热解毒。

适用：痈肿。

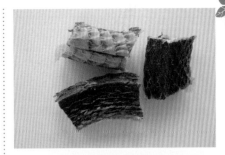

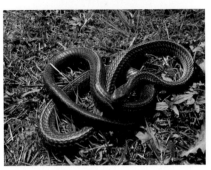

乌蛇（宋《开宝》）

【释名】乌梢蛇（《纲目》），黑花蛇（《纲目》）。

肉

【气味】甘，平，无毒。

【主治】诸风顽痹，皮肤不仁，风瘙瘾疹，疥癣（《开宝》）。热毒风，皮肌生癞，眉髭脱落，瘑疥等疮（甄权）。功与白花蛇同，而性善无毒（时珍）。

【附方】

紫白癜风：乌蛇肉（酒炙）六两，枳壳（麸炒）、牛膝、天麻各二两，熟地黄四两，白蒺藜（炒）、五加皮、防风、桂心各二两，剉片，以绢袋盛，于无灰酒二斗中浸之，密封七日。每温服一小盏。忌鸡、鹅、鱼肉、发物。（《圣惠方》）

面疮䵟疱：乌蛇肉二两，烧灰，腊猪脂调敷。（《圣惠方》）

婴儿撮口（不能乳者）：乌蛇（酒浸，去皮骨，炙）半两，麝香一分，为末。每用半分，荆芥煎汤调灌之。（《圣惠方》）

破伤中风（项强身直，定命散主之）：用白花蛇、乌蛇，并取项后二寸，酒洗润取肉，蜈蚣一条全者，炙，上为末。每服三钱，温酒调服。（《普济方》）

膏

【主治】耳聋。绵裹豆许塞之，神效（时珍出《圣惠方》）。

胆

【主治】大风疬疾，木舌胀塞（时珍）。

【附方】

大风：用冬瓜一个，截去五寸长，去瓤，掘地坑深三尺，令净，安瓜于内。以乌蛇胆一个，消梨一个，置于瓜上，以土隔盖之。至三七日，看一度，瓜未甚坏，候七七日，三物俱化为水，在瓜皮内，取出。每用一茶脚，以酒和服之，三两次立愈。小可风疾，每服一匙头。（《王氏博济方》）

木舌塞胀（不治杀人）：用蛇胆一枚，焙干为末，敷舌上，有涎吐去。（《圣惠方》）

皮

【主治】风毒气，眼生翳，唇紧唇疮（时珍）。

【附方】

小儿紧唇（脾热唇疮）：乌蛇皮烧灰，酥和敷之。（《圣惠方》）

卵

【主治】大风癞疾。时珍曰：圣济总录治癞风，用乌蛇卵和诸药为丸服，云与蛇肉同功。

◆实用指南

【单方验方】

类风湿性关节炎肝肾不足，风寒湿阻证：乌梢蛇、黄芪、知母各15克，蜈蚣、川乌、草乌2.5克，炙地龙、摇竹消、仙灵脾、威灵仙各10克，三七5克，鹿角片1.5克，生地黄20克，甘草3克。用上药每次加水500毫升，煎取药汁2次，将2煎混合，每日1剂，分2次服用。

产后风湿：乌梢蛇、防风、威灵仙各30克，细辛10克，当归、姜黄、丝瓜络各20克，桂枝15克。水煎服，每日3次，3个月为1个疗程。

风湿性心脏病：乌梢蛇30克，丹参50克，五味子10克，石菖蒲20克。水煎3次，混合，小白花蛇1条（研细）冲服，每日3次。

骨质增生：乌梢蛇60克，威灵仙72克，当归、防风、土鳖虫、全蝎各36克。将上药共研细末，每次3克，每日2次，温开水送服。

腰椎间盘突出症：乌梢蛇30克，独活20克，川牛膝、汉防己、伸筋草、豨莶草各15克。水煎3次，分3次服，同时取土鳖虫3克分3次（研末冲服），每日1剂。

【食疗药膳】

⊙乌蛇酒

原料：乌蛇30克，防风、桂心、牛膝、白蒺藜各10克，天麻、羌活、枳壳各15克，熟地黄20克，五加皮5克。

制法：上诸味药细锉，以生绢袋盛，以好酒1000毫升，于瓷瓶中浸，密封7日后。

用法：每日3次，每次10毫升。

功效：补肾祛风，通经活络。

适用：白癜、紫癜。

⊙辣椒炖蛇肉

原料：尖头辣椒20克，乌梢蛇肉250克，调味料适量。

制法：将乌梢蛇宰杀，洗净，切段，与洗净、切段的辣椒同入锅中，加葱段、姜片、料酒、白糖、酱油、清水适量，用大火烧沸后，改用小火将炖蛇肉煨至八成熟，放入盐，煨炖至蛇肉熟烂即成。

用法：佐餐当菜，随量服食。

功效：祛风散寒，舒筋通络。

适用：风寒阻络型老年颈椎病。

⊙乌梢蛇汤

原料：乌梢蛇2条。

制法：将乌梢蛇按常法宰杀，烹作菜，装盘即成。

用法：每日1剂，吃肉饮汤，连吃4～5次。

功效：祛风除湿，止痒。

适用：湿疹。

⊙茄子炖乌蛇

原料：茄子100克，乌梢蛇1条，黄酒50克，盐、味精、湿淀粉各适量。

制法：把蛇宰杀，去杂，洗净，入锅，加水，用小火炖20分钟后捞出，剥下蛇肉，切成丝，回锅，用小火炖60分钟。茄子切成丝线，与蛇肉丝同入锅，加入煮蛇的原汤、黄酒，用小火炖30分钟，加盐、味精，拿湿淀粉勾芡。

用法：随餐食用。

功效：凉血祛风，消肿止痛。

适用：高血压病、冠心病、心绞痛、风湿性关节炎。

⊙清炖乌蛇

原料：乌蛇1条，盐、葱、生姜、绍酒各适量。

制法：将乌蛇去皮、头、尾和内脏，洗净，切成3厘米的节。取砂锅一个，将乌蛇肉放入锅内，加水适量，置大火上烧沸，再改用小火炖至熟透，加盐、味精即成。

用法：佐餐食肉饮汤，每日1次。

功效：祛风湿，通经络。

适用：风湿性腰腿痛、肩周炎。

鲤鱼（《本经上品》）

【释名】时珍曰：鲤鳞有十字文理，故名鲤。虽困死，鳞不反白。

肉

【气味】甘，平，无毒。

【主治】煮食，治咳逆上气，黄疸，止渴。治水肿脚满，下气（《别录》）。

治怀妊身肿，及胎气不安（《日华》）。煮食，下水气，利小便（时珍）。作鲙，温补，去冷气，痃癖气块，横关伏梁，结在心腹（藏器）。治上气，咳嗽喘促（《心镜》）。烧末，能发汗，定气喘咳嗽，下乳汁，消肿。米饮调服，治大人小儿暴痢。用童便浸煨，止反胃及恶风入腹（时珍）。

【附方】

水肿胀满：赤尾鲤鱼（一斤）破开，不见水及盐，以生矾五钱研末，入腹内，火纸包裹，外以黄土泥包，放灶内煨熟取出，去纸、泥，送粥。食头者上消，食身、尾者下消，一日用尽。屡试经验。（《杨拱医方摘要》）

妊娠感寒：用鲤鱼一头烧末，酒服方寸匕，令汗出。（《子母秘录》）

胎气不长：用鲤鱼肉同盐、枣煮汁，饮之。（《集验方》）

胎动不安（及妇人数伤胎，下血不止）鲤鱼一个（治净），阿胶（炒）一两，糯米二合，水二升，入葱、姜、橘皮、盐各少许，煮臛食。五七日效。（《圣惠方》）

乳汁不通：用鲤鱼一头烧末。每服一钱，酒调下。（《产宝》）

咳嗽气喘：用鲤鱼一头去鳞，纸裹炮熟，去刺研末，同糯米煮粥，空心食。（《食医心镜》）

恶风入腹（久肿恶风入腹，及女人新产，风入产户内，如马鞭，嘘吸短气咳嗽者）：用鲤鱼长一尺五寸，以尿浸一宿，平旦以木筅从头贯至尾，小火炙熟，去皮，空心顿食。勿用盐、醋。（《外台秘要》）

一切肿毒（已溃未溃者）：用鲤鱼烧灰，醋和涂之，以愈为度。（《外台秘要》）

鲊

【气味】咸，平，无毒。

【主治】杀虫（藏器）。

【附方】

聤耳有虫（脓血日夜不止）：用鲤鱼鲊三斤，鲤

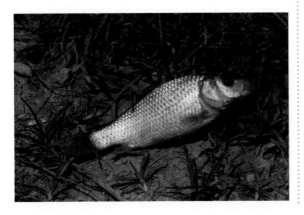

鱼脑一枚，鲤鱼肠一具（洗切），乌麻子（炒研）一升，同捣，入器中，微火炙暖，布裹贴耳。两食顷，有白虫出，尽则愈。慎风寒。（《千金方》）

胆

【气味】苦，寒，无毒。

【主治】目热赤痛，青盲，明目。久服强悍，益志气（《本经》）。点眼，治赤肿翳痛。涂小儿热肿（甄权）。点雀目，燥痛即明（《肘后方》）。滴耳，治聋。（藏器）。

【附方】

小儿咽肿（痹痛者）：用鲤鱼胆二七枚，和灶底土，以涂咽外，立效。（《千金方》）

大人阴痿：鲤鱼胆、雄鸡肝各一枚为末，雀卵和，丸小豆大。每吞一丸。（《千金方》）

睛上生晕（不问久新）：鲤鱼长一尺二寸者，取胆滴铜镜上，阴干，竹刀刮下。每点少许。（《圣济总录》）

赤眼肿痛：（《圣济总录》）用鲤鱼胆十枚，腻粉一钱，和匀瓶收，日点。（《十便良方》）用鲤胆五枚，黄连末半两，和匀，入蜂蜜少许，瓶盛，安饭上蒸熟。每用贴目眦，日五七度。亦治飞血赤脉。

脂

【主治】食之，治小儿惊忤诸痫（大明）。

脑髓

【主治】诸痫（苏恭）。煮粥食，治暴聋，大明。和胆等份，频点目眦，治青盲（时珍）。

【附方】

耳卒聋：竹筒盛鲤鱼脑，于饭上蒸过，注入耳中。（《千金方》）

耳脓有虫：鲤鱼脑和桂末捣匀，绵裹塞之。（《千金方》）

血

【主治】小儿火疮，丹肿疮毒，涂

之立瘥（苏恭）。

肠

【主治】小儿肌疮（苏恭）。聤耳有虫，同酢捣烂，帛裹塞之。痔瘘有虫，切断炙熟，帛裹坐之。俱以虫尽为度（时珍）。

目

【主治】刺疮伤风、伤水作肿，烧灰敷之，汁出即愈（藏器）。

齿

【主治】石淋（《别录》）颂曰：古今录验，治石淋。用齿一升研末，以三岁醋和。分三服，一日服尽。外台：治卒淋，用酒服。时珍曰：古方治石淋多用之，未详其义。

骨

【主治】女子赤白带下（《别录》）。阴疮，鱼鲠不出（苏恭）。

皮

【主治】瘾疹（苏恭）。烧灰水服，治鱼鲠六七日不出者。日二服（《录验》）。

鳞

【主治】产妇滞血腹痛，烧灰酒服。亦治血气（苏恭）。烧灰，治吐血，崩中漏下，带下痔瘘，鱼鲠（时珍）。

【附方】
痔漏疼痛：鲤鱼鳞二三片，绵裹如枣形，纳入坐之，其痛即止。（《儒门事亲》）

诸鱼骨鲠：鲤脊三十六鳞，焙研，凉水服之，其刺自跳出，神妙。（《笔峰杂兴》）

鼻衄不止：鲤鱼鳞炒成灰。每冷水服二钱。（《普济方》）

◆ 实用指南

【单方验方】

病后或产后调补：鲤鱼500克。加水煮汤至鱼烂熟，用胡椒、盐少许调味，饮汤吃肉。

肝硬化伴浮肿或腹水，慢性肾炎水肿，妊娠水肿：鲤鱼500克，赤小豆50克。将赤小豆用水煮开后，放入鲤鱼，一同煮熟，不加任何调料，每日早饭时趁热1次服完。

黄疸病后期：赤尾鲤鱼500克，白矾15克。将白矾研末，装入鱼腹内，草纸包裹，黄泥封固，置火灰中煨热，去纸和泥，淡食。每日分2次服食。

产后气血虚亏，乳汁不足：大鲤鱼1尾，当归15克，黄芪50克。煎汤服，每日1剂。

【食疗药膳】

⊙鳞甲酒

原料：鲤鱼鳞500克，米酒2500毫升。

制法：将鱼鳞用小火熬成鱼鳞胶备用。

用法：每日1剂，取鳞胶30克，温100毫升米酒冲服。连服30日为1个疗程。

功效：疏肝理气，解郁。

适用：子宫颈癌引起的心情忧郁、胸胁或小腹胀痛、心烦易怒、周身串痛、口干不欲饮、白带增多、宫颈糜烂等。

⊙安胎鲤鱼粥

原料：苎麻根10克，活鲤血1条（500克左右），糯米50克。

制法：先将苎麻根煎煮去渣取汁。鲤鱼去鳞及肠杂，洗净切块煎汤。用苎麻根汁、鲤鱼汤和糯米共煮粥，待食。

用法：每日2次，空腹温食，5日为1个疗程。

功效：清热，止血，安胎。

适用：阴虚血热之胎漏，症见妊娠期阴道下血鲜红、五心烦热、口干咽燥而有流产先兆者。

⊙黄芪烧鲤鱼

原料：鲤鱼500克，黄芪50克，生姜10克，味精、盐各适量。

制法：鲤鱼去鳞去内脏洗净；黄芪、生姜洗净，将生姜拍破，与黄芪用纱布包好。锅置火上，注入清水，放进鲤鱼、黄芪生姜包，用大火烧沸，撇去浮沫，改用小火烧至鱼肉熟且汤浓时，捞出黄芪生姜包不用，调入调料即成。

用法：每日1次，温热食用。

功效：补气健脾，利水消肿。

适用：慢性肾炎伴随气短、尿频者。

⊙鲤鱼脑髓粥

原料：鲤鱼脑髓 60 克，粳米 250 克，姜末、盐、味精、葱花各适量。

制法：将鲤鱼取出，洗净，与粳米同煮粥。待粥快熟时，再下鱼脑及调料，咸淡适中。

用法：每食适量。

功效：填精益脑，聪耳。

适用：老人耳聋。

⊙鲤鱼豆豉汤

原料：鲤鱼 100 克，豆豉 30 克，生姜 9 克，陈皮 6 克，胡椒粉 0.5 克。

制法：将以上材料一同放砂锅内煮汤调味服食。

用法：每日或隔日 1 次，连服 4 ～ 5 日。

功效：健脾化湿。

适用：小儿脾胃湿困厌食。

⊙鲤鱼糯米粥

原料：鲤鱼 500 克，糯米 100 克，调料适量。

制法：将鲤鱼剖肚，洗净，用干净的湿吸水纸包好，放入柴禾灶余灰中煨熟，然后用煨熟的鱼肉与糯米一起放入锅中加水慢熬成粥，调入姜丝、盐、味精、麻油即可。

用法：每日 2 次，连服 5 ～ 7 日。

功效：止咳平喘。

适用：肺虚、咳嗽气喘等。

⊙催乳鲤鱼汤

原料：鲤鱼 1 尾，猪蹄 1 只，通草 10 克，葱白少许。

制法：将鲤鱼去鳞、鳃及内脏，洗净粗切；猪蹄去毛，洗净，剖开备用。将鲤鱼、猪蹄、通草和葱白一起放入锅内，加水适量，上火煮至肉熟汤浓即可。

用法：饮汤，食肉。每日 2 次，每次喝汤 1 小碗，连用 2 ～ 3 日。

功效：通窍催乳。

适用：产后乳汁不下或乳少。

鲫鱼（《别录上品》）

【释名】鲋鱼。

肉

【气味】甘，温，无毒。

【主治】合五味煮食，主虚羸（藏器）。温中下气（大明）。止下痢肠痔（保升）。夏月热痢有益，冬月不宜。合莼作羹，主胃弱不下食，调中益五脏。合茭首作羹，主丹石发热（孟诜）。合小豆煮汁服，消水肿。

炙油，涂妇人阴疮诸疮，杀虫止痛。酿白矾烧研服，治肠风血痢。酿硫黄煅研，酿五倍子煅研，酒服，并治下血。酿茗叶煨服，治消渴。酿胡蒜煨研饮服，治膈气。酿绿矾煅研饮服，治反胃。酿盐花烧研，掺齿疼。酿当归烧研，揩牙乌髭止血。酿砒烧研，治急疳疮。酿白盐煨研，搽骨疽。酿附子炙焦，同油涂头疮白秃（时珍）。

【附方】

卒病水肿：用鲫鱼三尾，去肠留鳞，以商陆、赤小豆等份，填满扎定，水三升，煮糜去鱼，食豆饮汁。二日一作，不过三次，小便利，愈。（《肘后方》）

酒积下血：酒煮鲫鱼，常食最效。（《便民疗方》）

肠痔滴血：常以鲫鱼作羹食。（《外台秘要》）

肠风血痔：用活鲫鱼，翅侧穿孔，去肠留鳞，入白矾末二钱，以棕包纸裹煨存性，研末。每服二钱，米饮下，每日二服。（《直指方》）

膈气吐食：用大鲫鱼去肠留鳞，切大蒜片填满，纸包十重，泥封，晒半干，炭火煨熟，取肉和平胃散末一两杵，丸悟子大，密收。每服三十丸，米饮下。（《经验方》）

妊娠感寒（时行者）：用大鲫一头烧灰，酒服方寸匕（无汗腹中缓痛者，以醋服），取汗。（《产乳》）

小儿舌肿：鲜鲫鱼切片贴之，频换。（《总微论》）

小儿丹毒（从髀起，流下，阴头赤肿出血）：用鲫鱼肉（切）五合，赤小豆末二合，捣匀，入水和，敷之。（《千金方》）

小儿秃疮：（《千金方》）用鲫鱼烧灰，酱汁和涂。一用鲫鱼去肠，入皂矾烧研搽。（《危氏得效方》）用大鲫去肠，入乱发填满，烧研，入雄黄末二钱。先以齑水洗拭，生油调搽。

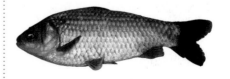

小儿头疮（昼开出脓，夜即复合）：用鲫鱼（长四寸）一枚，去肠，大附子一枚，去皮研末填入，炙焦研敷，捣蒜封之，效。（《圣惠方》）

恶疮似癞（十余年者）：鲫鱼烧研，和酱清敷之。（《千金方》）

浸淫毒疮（凡卒得毒气攻身，或肿痛，或赤痒，上下周匝，烦毒欲死，此浸淫毒疮也）：生鲫鱼切片，和盐捣贴，频易之。（《圣惠方》）

手足瘭疽（累累如赤豆，剥之汁出）：大鲫鱼长三四寸者，乱发一鸡子大，猪脂一升，同煎膏，涂之。（《千金方》）

鲙

【主治】久痢赤白，肠澼痔疾，大人小儿丹毒风眩（藏器）。治脚风及上气（思邈）。温脾胃，去寒结气（时珍）。

鲊

【主治】瘑疮。批片贴之，或同桃叶捣敷，杀其虫（时珍）。

【附方】

赤痢不止：鲫鱼鲊二脔（切），秫米一把，薤白一虎口（切），合煮粥，食之。（《圣惠方》）

头

【主治】小儿头疮口疮，重舌目翳（苏恭）。烧研饮服，疗咳嗽（藏器）。烧研饮服，治下痢。酒服，治脱肛及女人阴脱，仍以油调搽之。酱汁和，涂小儿面上黄水疮（时珍）。

子（忌猪肝）

【主治】调中，益肝气（张鼎）。

骨

【主治】䘌疮。烧灰敷，数次即愈（张鼎）。

胆

【主治】取汁，涂疳疮、阴蚀疮，杀虫止痛。点喉中，治骨鲠竹刺不出（时珍）。

【附方】

小儿脑疳（鼻痒，毛发作穗，黄瘦）：用鲫鱼胆滴鼻中，三五日甚效。（《圣惠方》）

消渴饮水：用浮石、蛤蚧、蝉蜕等份，为末。以鲫鱼胆七枚，调服三钱，神效。（《本事方》）

滴耳治聋：鲫鱼胆一枚，乌驴脂少许，生麻油半两，和匀，纳入楼葱管中，七日取滴耳中，日二次。（《圣惠方》）

脑

【主治】耳聋。以竹筒蒸过，滴之（《圣惠》）。

◆ 实用指南

【单方验方】

脾胃虚寒，食欲不振，饮食不化，虚弱无力等：大鲫鱼1条，草豆蔻6克，生姜、陈皮各10克，胡椒0.5克。研末，撒入鱼肚肉，用线扎定，再加生姜、陈皮、胡椒，用水煮熟食。也可酌加适量盐。

久泻久痢，不思饮食：鲫鱼1条。不去鳞、鳃，腹下作一孔，去内脏，装入白矾2克，用草纸或荷叶包裹，以线扎定，放火灰中煨至香熟。取出，随意食之，亦可蘸油盐调味食。

水肿：鲫鱼3条，商陆10克，赤小豆50克。将商陆和赤小豆一起填入鱼腹，扎定，用水煮至烂熟，去渣，食豆饮汤。

产后气血不足，乳汁减少：鲫鱼250克，猪油100克，漏芦30克，钟乳石15克。用水和米酒各半共煮至烂熟，去渣取汁，时时饮服。

【食疗药膳】

⊙鲫鱼紫苑汤

原料：大鲫鱼1条，紫菀3粒，胡椒、陈皮、生姜各适量。

制法：鲫鱼去鳞、鳃及内脏，洗净；紫菀研末，纳入鱼腹内，下锅，加水、胡椒、陈皮、生姜，煮熟。

用法：食鱼饮汤。

功效：健脾和胃，行气宽中。

适用：脾胃虚弱、不思饮食、纳少乏力，或湿阻脾胃、脘腹胀满、恶心呕吐等。

⊙鲫鱼炖蛋

原料：鲫鱼两条（约500克），鸡蛋3个。

制法：将鲜活鲫鱼剖腹、洗净。锅

放炉火上，放入清水 200 毫升及盐 5 克烧开，下鲫鱼，烧 1 分钟左右，连汤盛出。再将鸡蛋打入碗内，加入清水 125 毫升，盐 1 克，上笼蒸至凝固时取出，随即将鱼放上，浇上煮鱼原汤，撒上葱末、姜末，淋入食油，再放笼内，用大火蒸 5 分钟即可。

用法：温热食用。

功效：生精养血，补益脏腑，下乳催奶。

适用：乳汁分泌不畅者。

⊙鲫鱼黄芪汤

原料：鲫鱼 1 尾（约 400 克），黄芪 30 克，生姜 5 片，油适量。

制法：鲫鱼去鱼鳞、鳃和内脏，用植物油煎至鱼皮成金黄色，加入黄芪、生姜，再加适量水共煮成汤，调味后即成。

用法：食肉喝汤，每日 1 次。

功效：益气升举。

适用：老年性脾胃虚弱型脏器下垂出现的腹胀纳差、气短乏力等。

⊙鲫鱼糯米粥

原料：鲫鱼 150 克，糯米 50 克，姜粒 5 克，盐适量。

制法：将糯米淘洗干净，鲫鱼剖开，去掉内脏，洗净。将锅内水烧开之后，放入糯米和鱼，同煮成粥后加姜粒、盐调味即成。

用法：早餐食用。

功效：除热毒，散恶血，消胀满，利小便。

适用：脉络热毒型血栓闭塞性脉管炎。

鲈鱼（宋·《嘉定》）

【释名】四鳃鱼。

肉

【气味】甘，平，有小毒。

【主治】补五脏，益筋骨，和肠胃，治水气。多食宜人，作鲊尤良。曝干甚香美（《嘉祐》）。益肝肾（宗奭）。安胎补中。作鲙尤佳（孟诜）。

◆实用指南

【单方验方】

小儿消化不良：鲈鱼、葱、生姜各适量。煎汤服。

脾胃虚弱，消化不良，少食腹泻：鲈鱼 50 克，白术 10 克，陈皮 5 克，胡椒 0.5 克。煎汤服。

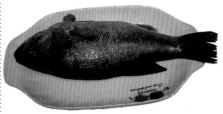

手术后促进伤口愈合：鲈鱼 1 尾（250～500 克），黄芪 60 克。隔水炖熟，饮汤食肉。

脾虚气滞，脘闷呕逆，胎动不安：鲈鱼 250 克，砂仁 6 克，生姜 10 克。将砂仁捣碎，生姜切成细粒，装入鱼腹，放碗中，加水和盐少许，置锅内蒸熟，食肉饮汤。

【食疗药膳】

⊙黄芪炖鲈鱼

原料：黄芪 30 克，鲈鱼 1 条，盐、黄酒、味精、花椒、鸡汤、葱段、姜片、素油各适量。

制法：将黄芪浸润后洗净，切片；鲈鱼去鳞、鳃和内脏后洗净，入热油锅煎至色金黄，放入黄芪、盐、黄酒、味精、花椒、鸡汤、葱段、姜片，用大火烧沸后转用小火炖至鱼肉熟烂，拣去葱段、姜片、黄芪即成。

用法：佐餐食用，每日 1 次。

功效：补气养血，健脾行水。

适用：气血两虚、眩晕、心悸健忘、面色无华，以及用作手术后促进伤口生肌愈合等。

⊙鲈鱼健脾汤

原料：鲈鱼 500 克，白术 20 克，陈皮 5 克，胡椒粉 3 克。

制法：将鲈鱼去鳞，剖开去肠杂，洗净切块，白术、陈皮洗净，与鲈鱼一齐放入锅内，加清水适量，旺火煮沸后，小火煲 2 小时，调味使用。

用法：佐餐服食，喝汤吃鱼。

功效：补气健脾，和中开胃。

适用：慢性肾炎、糖尿病、心脏病水肿等。

鳢鱼（《本经上品》）

【释名】蠡鱼（《本经》），黑鳢（《图经》），乌鳢（《纲目》）。

肉

【气味】甘，寒，无毒。有疮者不可食，令人瘢白（《别录》）。

【主治】疗五痔，治湿痹，面目浮肿，下大水（《本经》）。弘景曰：合小豆白煮，疗肿满甚效。下大小便，壅塞气。作脍，与脚气、风气人食，良（孟诜）。主妊娠有水气（苏颂）。

【附方】

十种水气（垂死）：鳢鱼（一斤重者）煮汁，和冬瓜、葱白作羹食。（《食医心镜》）

肠痔下血：鳢鱼作脍，以蒜齑食之。忌冷、毒物。（《外台秘要》）

一切风疮（顽癣疥癞，年久不愈者，不过二三服必愈）：用黑火柴头鱼一个（即乌鳢也）。去肠肚，以苍耳叶填满。外以苍耳置锅底，置鱼于上，少少着水，慢火煨熟，去皮骨淡食，勿入盐酱，功效甚大。（《医林集要》）

浴儿免痘：除夕黄昏时，用大乌鱼一尾，小者二三尾，煮汤浴儿，遍身七窍俱到。不可嫌腥，以清水洗去也。若不信，但留一手或一足不洗，遇出痘时，则未洗处偏多也。此乃异人所传，不可轻易。（《杨拱医方摘要》）

肠及肝

【主治】冷败疮中生虫（《别录》）。肠以五味炙香，贴痔瘘及蛀骭疮，引虫尽为度（《日华》）。

胆

【气味】甘，平。

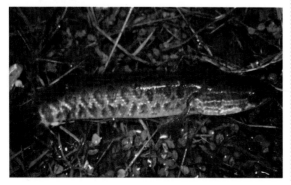

【主治】喉痹将死者，点入少许即瘥，病深者水调灌之（《灵苑方》）。

◆ 实用指南

【单方验方】

水肿：鳢鱼1条（约500克）。煮汁，和冬瓜、葱白煮汤吃。

肠痔下血：鳢鱼适量。切成细片，拌蒜泥吃。

一切风疮（包括顽癣疥癞）：鳢鱼1条，苍耳叶适量。将鱼去肠肚，填入苍耳叶；另以苍耳放在锅底，上面放少量的水，慢火煨熟，去掉皮骨淡食，勿入盐酱。

【食疗药膳】

⊙二豆炖黑鱼

原料：赤小豆、绿豆各50克，黑鱼1条（500克），绍酒、姜、葱、盐、大蒜各适量。

制法：把赤小豆、绿豆洗净，去杂质，用清水浸泡2小时；黑鱼宰杀后，去鳃、内脏；姜切片，葱切段；大蒜去皮，切片。把黑鱼抹上绍酒、盐，放入炖锅内，注入清水600毫升，加入赤小豆、绿豆、姜、葱、盐、大蒜，炖1小时即成。

用法：每日1次，每次吃黑鱼50克，随意吃赤小豆、绿豆，喝汤。

功效：除湿健脾，利水疏肝。

适用：肝病腹水患者食用。

⊙小茴香大蒜蒸黑鱼

原料：小茴香15克，大蒜30克，黑鱼1条（300克），绍酒、姜、葱、大蒜、盐、酱油、白糖各适量。

制法：把小茴香洗净；黑鱼宰杀后，去鳃及内脏；大蒜去皮，切片；姜切片，葱切段。把黑鱼放入蒸盆内，注入清水300毫升，加入小茴香、大蒜、绍酒、姜、葱、盐、酱油、白糖。把蒸盆放入蒸笼内，用大火大汽蒸30分钟即成。

用法：每日2次，每次吃黑鱼50克。

功效：温化利水。

适用：肝病水肿患者食用。

⊙黑鱼苍耳叶粥

原料：黑鱼1条，苍耳叶12克，大米100克。

制法：将黑鱼剖杀治净，切块，与大米、苍耳叶同煮成粥。

用法：温热服食。

功效：凉血，散风。

适用：疥癞。

⊙炙鳢鱼大蒜

原料：鳢鱼1条，独头大蒜适量。

制法：将鱼去鳞、腮、肠洗净，腹中装满大蒜，外涂湿黄泥，炭火炙熟。

用法：分次温食。

功效：健脾，利水。

适用：水肿、腹水等。

⊙鳢鱼冬瓜汤

原料：鳢鱼1条，冬瓜500克，葱白3～5茎。

制法：鱼去鳞、腮、肠，与冬瓜（不去皮）葱白炖熟即可。

用法：每食适量。

功效：健脾，利水。

适用：水肿、腹水。

⊙鳢鱼赤小豆汤

原料：鳢鱼约500克，赤小豆100克。

制法：鳢鱼洗净，去鳞、腮、肠，加水适量，小火煮至豆烂。

用法：每日分2次空腹食用。

功效：健脾利水。

适用：水肿、腹水。

鳝鱼（《别录上品》）

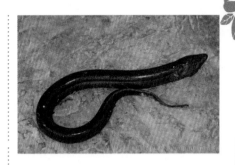

肉

【气味】甘，大温，无毒。

【主治】补中益血，疗沈唇（《别录》）。补虚损，妇人产后恶露淋沥，血气不调，羸瘦，止血，除腹中冷气肠鸣，及湿痹气（藏器）。善补气，妇人产后宜食（震亨）。补五脏，逐十二风邪。患湿风、恶气人，作臛空腹饱食，暖卧取汗出如胶，从腰脚中出，候汗干，暖五枝汤浴之，避风。三五日一作，甚妙（孟诜）。专贴一切冷漏、痔瘘、臁疮引虫（时珍）。

【附方】

臁疮蛀烂：用黄鳝鱼数条打死，香油抹腹，蟠疮上系定，顷则痛不可忍，然后取下看，腹有针眼皆虫也。

未尽更作，后以人胫骨炙，油调搽之。（《奇效方》）

肉痔出血：鳝鱼煮食，其性凉也。（《便民食疗》）

血

【主治】涂癣及瘘（藏器）。疗口眼㖞斜，同麝香少许，左㖞涂右，右㖞涂左，正即洗去。治耳痛，滴数点入耳。治鼻衄，滴数点入鼻。治痘后生翳，点少许入目。治赤疵，同蒜汁、墨汁频涂之。又涂赤游风（时珍）。

头

【气味】甘，平，无毒。

【主治】烧服，止痢，主消渴，去冷气，除痞癥，食不消（《别录》）。同蛇头、地龙头烧灰酒服，治小肠痈有效（《集成》）。百虫入耳，烧研，绵裹塞之，立出（时珍）。

皮

【主治】妇人乳核硬疼，烧灰空心温酒服（《圣惠》）。

◆ **实用指南**

【单方验方】

湿疹顽癣：黄鳝血适量。涂患处。

虚劳咳嗽、身体消瘦：黄鳝250克，冬虫夏草6克。炖汤，连服7日。

风寒湿痹所致之骨节疼痛：黄鳝1条（去内脏），桂枝9克，秦艽10克。加适量调料，炖熟后去药，喝汤吃肉。

鼻血、外伤出血：黄鳝血适量。焙干研末，吹入鼻中治鼻血，敷于伤口外伤出血。

小儿疳积：黄鳝1条（去内脏），鸡内金6克。加水炖熟，用适量酱油调味食用。

妇女产后气虚血弱、恶露淋沥、贫血：黄鳝500克，黄芪30克，生姜1片，红枣5枚。同煮汤，调味食用。

头晕眼花、全身无力、心悸气短：黄鳝1大条（去内脏），猪瘦肉100克，黄芪15克。同煮汤，用适量盐调味食用。

【食疗药膳】

⊙清蒸鳝鱼羹

原料：活鳝鱼1000克，玉兰片40克，猪板油10克，葱白、豌豆苗各适量。

制法：将鳝鱼处死，去头、骨及内脏，用清水洗去污血，放入沸水锅中烫一下，用清水漂洗干净，切成二寸长段，背面剖十字花刀，摆在盘中，将葱白切段，玉兰片均切成片，猪板油切成小丁，都撒布在鳝鱼上，然后加入高汤、盐、料酒、味精上蒸锅蒸15分钟，将原汤滗入锅中，再加高汤煮沸勾芡浇在鱼身上，撒豌豆苗作点缀即可食用。

用法：佐餐食用。

功能：滋补壮阳，养血通络。

适用：体虚、久痢、痔出血、肝肾虚损、腰膝酸痛者。

⊙鳝丝羹

原料：鳝鱼250克，酒、油、金针菜、冬瓜、长葱各适量。

制法：将鳝鱼煮半熟，划丝去骨，加酒、油煨之，微用芡粉，加用金针菜、冬瓜、长葱为羹。

用法：温热食用，每日1次。

功效：补虚损，强筋骨。

适用：虚劳、产后淋沥、臁疮等。

⊙蒸鳝鱼猪肉

原料：黄膳250克，猪肉100克，调料适量。

制法：将黄膳去肚肠后切段，肉切片，用调料煨浸，上屉蒸熟即可。

用法：食肉饮汁。

功效：补中，益气，血虚。

适用：妇女产后失血较多、血气亏损，或大手术及大病后，体质受损而五脏虚衰所引起的气少乏力、动则喘息、面色苍白、多汗心悸、腰膝酸软等。

⊙鳝鱼粥

原料：活鳝鱼1条，粳米100克，盐、料酒、味精、葱姜蒜、胡椒粉、麻油各适量。

制法：鳝鱼宰杀洗净，切成丝。粳米入开水锅中熬至米粒要烂时，加进鳝鱼、葱姜、料酒、盐煮成粥。食用时调入味精、胡椒粉、麻油、蒜末即可。

用法：温热服食。

功效：补虚损，除风湿，强筋骨。

适用：足痿无力、内痔下血等。

虾（《别录下品》）

【释名】时珍曰：鰕音霞（俗作虾），入汤则红色如霞也。

【气味】甘，温。

【主治】五野鸡病，小儿赤白游肿，捣碎敷之（孟诜）。作羹，治鳖瘕，托痘疮，下乳汁。法制，壮阳道；煮汁，吐风痰；捣膏，敷虫疽（时珍）。

【附方】

臁疮生虫：用小虾三十尾，去头、足、壳，同糯米饭研烂，隔纱贴疮上，别以纱罩之。一夜解下，挂看皆是小赤虫。即从葱、椒汤洗净，用旧茶笼内白竹叶，随大小剪贴，一日二换。待汁出尽，逐日煎苦楝根汤洗之，以好膏贴之。将生肉，勿换膏药。忌发物。（《直指方》）

血风臁疮：生虾、黄丹捣和贴之，日一换。（《集简方》）

◆实用指南

【单方验方】

肾虚月经过多：鲜虾仁30克，核桃仁50克，猪肾（切好漂洗干净）2只。炒熟食，每日1~2次。

肾虚阳痿：鲜虾100克，韭菜200克。

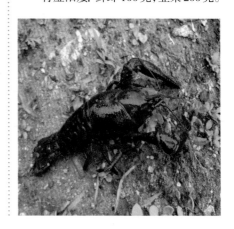

加少量油盐炒熟食，每日2次，连续服用。

乳汁不通：鲜虾50克。炒熟，用米酒拌食，每日2次，连吃几日。若加猪蹄100克，当归15克，黄芪30克同煎，效果更佳。

手足颤动：鲜虾肉30克，补骨脂10克。水煎服，每日1次。

神经衰弱：虾壳15克，酸枣仁、远志各9克。水煎服，每日1次。

阳痿、腰冷腿软：鲜虾250克，米酒150毫升。将鲜虾放入米酒中浸泡半小时后，取出炒熟用。盐、味精调味食用。

【食疗药膳】

⊙虾米羊肉汤

原料：羊肉150～200克，大蒜40～50克，虾米30克，葱适量。

制法：羊肉洗净，切成薄片；先水煮虾米、大蒜、葱，熟后放入羊肉片，待肉熟即可。

用法：饮汤食羊肉、虾。

功效：补肾壮阳，利小便。

适用：阳虚所致的阳痿、腰冷痛、畏寒、夜尿多等。

⊙虾仁泥鳅汤

原料：泥鳅250克，鲜虾仁150克，调料适量。

制法：将泥鳅放入清水中静养2～3日，让其吐尽体内泥沙，洗净；活虾去壳，取肉洗净，与泥鳅一同放入砂锅中，加水适量，水烧开后，加入姜丝、盐，转为小火煮30分钟，调入味精、麻油即可。

用法：趁热食肉，喝汤。

功效：补肾壮阳。

适用：肾阳亏虚、阳痿、腰膝酸软、头晕目眩等。

⊙虾仁粳米粥

原料：粳米100克，虾仁米50克。

制法：粳米用水淘洗干净；虾米用温水泡发，洗净。锅内加适量清水，放入粳米，旺火煮沸后，加入虾米，再改用小火煮成粥，然后调入姜、葱花、味精、猪油即可。

用法：空腹趁热食用。

功效：通乳，补肾壮阳，开胃。

适用：产后乳汁不下、肾虚阳痿、虚寒怕冷等。

⊙冬瓜虾仁鸡肉汤

原料：冬瓜150克，鸡肉、桃花（鲜品）各15克，虾仁10克，调料适量。

制法：将冬瓜洗净，连皮切块，虾仁洗净，鸡肉洗净后切丁，桃花洗净，用水泡2小时，将姜、葱切碎。冬瓜、虾仁、鸡丁、料酒、姜、葱一同放入锅内，加入适量的清水，置大火上烧沸，再用小火炖煮半小时左右，加入桃花以及调料即可。

用法：佐餐食用。

功效：祛风止痛，健脾益气。

适用：脾胃虚弱、面色无华、身肥体胖等。

海马（《拾遗》）

【释名】水马。

【气味】甘，温、平，无毒。

【主治】妇人难产，带之于身，甚验。临时烧末饮服，并手握之，即易产（藏器）。主产难及血气痛（苏颂）。暖水脏，壮阳道，消瘕块，治疗疮肿毒（时珍）。

【附方】

远年虚实积聚癥块：用海马雌雄各一枚，木香一两，大黄（炒）、白牵牛（炒）各二两，巴豆四十九粒，青皮二两，童子小便浸软，包巴豆扎定，入小便内再浸七日，取出麸炒黄色，去豆不用，取皮同众药为末。每服二钱，水一盏，煎三五沸，临卧温服。（《圣济录》）

疗疮发背恶疮：用海马（炙黄）一对，穿山甲（黄土炒）、朱砂、水银各一钱，雄黄三钱，龙脑、麝香各少许为末，入水银研不见星。每以少许点之，一日三点，毒自出也。（《秘传外科》）

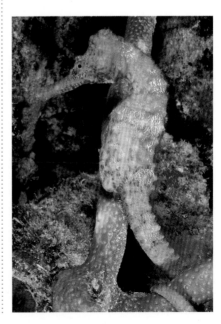

【单方验方】

难产：海马1对。水煎取汁冲米酒半杯温服，每日2次。

内伤疼痛：海马9克，田七（打碎）6克。水煎服，每日2次。

辅助治疗乳腺癌：海马、炮山甲各10克，蜈蚣6克，黄酒适量。将前三味共研细末，混合。每次3克，每日3次，黄酒冲服，连服15～20日为1个疗程。

腰痛、肾气虚弱阳痿：海马1对，杜仲15克，巴戟12克，熟地黄、黄芪、桑寄生各30克。水煎服，每日2次，每日1剂。

肾虚白带量多：海马1对，杜仲15克，黄芪、土茯苓各30克，当归12克，白果、白芷各10克。水煎服，每日2次，每日1～2剂。

乳腺癌：海马1只，蜈蚣6只，穿山甲5克。焙干研末，每次1克，米酒冲服，每日2次。

跌打损伤：海马、桑白皮、海龙各60克，田七30克，五加皮、黄芪各120克。共研细末，每日3次，每次3克，温开水送服。

肾阳亏虚所致的阳痿不举，或举而不坚、腰部酸痛、精液稀少、小便频数、夜尿多等：海马8克，九香虫10克，熟地15克，菟丝子12克。水煎服，每日2次。

【食疗药膳】

⊙海马酒

原料：海马2只，白酒500毫升。

制法：将海马浸入白酒内，封固14日后即可饮用。

用法：每晚临睡前饮服15～20毫升。

功效：补肾助阳。

适用：肾之精气久亏、以命火衰微而引起阳痿、腰膝酸软等。

⊙海马童子鸡

原料：童子鸡1只，海马10克，虾仁100克，料酒、盐、味精、葱、姜等各适量。

制法：童子鸡去毛及内脏，将鸡放入蒸钵内，虾仁放在鸡周围，加葱、姜、料酒、盐、味精等，上笼蒸熟即可。

用法：吃鸡肉、虾仁，饮汤。

功效：补精益气，温中壮阳。

适用：气虚、阳虚、体质虚弱、乏力怕冷、早泄等。

⊙龙马蒸鸡

原料：海龙、海马各10克，虾仁15克，子公鸡1只，料酒、味精、盐、生姜、葱、清汤各适量。

制法：将子公鸡宰杀后，去毛和内脏后洗净，装入大盆内备用。将海马、海龙、虾仁用温水洗净，泡10分钟，分放在鸡肉上，加葱段、姜块（配料用半块）、清汤适量，上笼蒸至烂熟。将子公鸡出笼后，拣去葱段和姜块，放入味精、盐即成。

用法：食海马、海龙、虾仁和鸡肉。

功效：温肾壮阳，益气补精。

适用：阳痿早泄、小便频数、崩漏带下等。

⊙海马核桃炖瘦肉

原料：海马10克，猪瘦肉250克，核桃肉30克，红枣4枚。

制法：先将猪瘦肉洗干净，切成块；将海马、核桃（去壳、衣）、红枣（去核）洗净。把全部用料放入锅内，加入清水适量，大火煮沸后，小火炖3小时，调味即可用。

用法：佐餐食用，每日1次。

功效：温肾壮阳。

适用：阳痿早泄、举而不坚。

⊙海马蛤蚧酒

原料：海马5克，蛤蚧1对，低度白酒500毫升。

制法：将蛤蚧去头足及鳞，与海马一起晒干或烘干，研成细粉状，同入白酒中，加盖。封固，每日振摇1次，15日即可饮用。

用法：每日2次，每次1小盅（约15毫升）。

功效：补肾壮阳。

适用：肾阳亏虚、精血不足型阳痿。

⊙海马小米粥

原料：海马粉5克，小米100克，红糖适量。

制法：将小米煮粥，粥成加入红糖即可，将海马粉用小米粥送下。

用法：每日1～2次。

功效：调经，催产。

适用：胎产不下、妇女血崩等。

鲍鱼（《别录上品》）

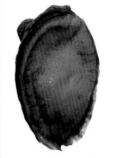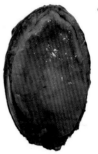

【释名】鳆鱼(《礼记》)，萧折鱼(《魏武食制》)，干鱼。

肉

【气味】辛，臭，温，无毒。

【主治】坠堕骻（与腿同）。蹶（厥）跆折，瘀血、血痹在四肢不散者，女子崩中血不止（《别录》）煮汁，治女子血枯病伤肝，利肠。同麻仁、葱、豉煮羹，通乳汁（时珍）。

【附方】

妊娠感寒（腹痛）：干鱼一枚烧灰，酒服方寸匕，取汗瘥。（《子母秘录》）

头

【主治】煮汁，治眯目。烧灰，疗疔肿瘟气（时珍）。

【附方】

杂物眯目：鲍鱼头二枚，地肤子半合，水煮烂，取汁注目中，即出。（《圣惠方》）

鱼脐疔疮：用腊月鱼头灰、发灰等份，以鸡溏屎和，涂之。（《千金方》）

预辟瘟疫：鲍鱼头烧灰方寸匕，合小豆末七枚，米饮服之，令瘟疫气不相染也。（《肘后方》）

鱼

【气味】咸，温，无毒。

【主治】小儿头疮出脓水。以麻油煎熟，取油频涂（时珍）。

穿鲍绳

【主治】眯目去刺，煮汁洗之，大良（苏恭）。

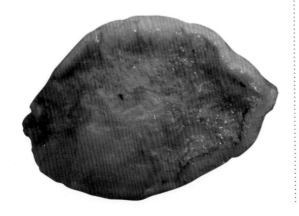

◆ 实用指南

【单方验方】

肺结核低烧不退：生石决明 12 克，地骨皮、银柴胡各 10 克。水煎服。

高血压眼底出血：生石决明、菊花、草决明各 12 克。水煎服。

肝虚目暗，雀目夜盲：生石决明 12 克，枸杞子 10 克，木贼 6 克。水煎服。

【食疗药膳】

⊙野山人参炖鲍翅

原料：野山人参 3 克，红花、桃仁各 6 克，红枣 6 枚，鲍鱼、鱼翅各 50 克，鸡汤、绍酒、葱、姜、冬菇、盐、菜心各适量。

制法：把野山人参润透，切片，桃仁去皮尖，红枣去核，红花洗净，鱼翅发透，撕丝，鲍鱼切成薄片，冬菇发透，一切两半，菜心洗净，切段，姜切丝，葱切段，把鱼翅、鲍鱼放入蒸杯内，加入绍酒、盐、姜、葱，腌渍 30 分钟，放入冬菇、菜心、野山人参、红花、桃仁、红枣，加入鸡汤 200 毫升；把蒸杯置蒸笼内，用大火、大汽蒸 40 分钟即成。

用法：佐餐食用。每日 1 次，每次吃 1/2，吃鱼翅、鲍鱼、菜心，喝汤。

功效：化瘀阻，通经络，养气血。

适用：气血不足、心络瘀阻型心脏疾病患者。

⊙鲍鱼汤

原料：鲍鱼 60～120 克。

制法：将鲍鱼加水煮汤，放盐少许调味。

用法：每日 2 次。

功效：滋阴清热作用。

适用：虚劳或肺结核潮热、盗汗或咳嗽等。

⊙**鲍鱼鸡肉粥**

原料：鲍鱼罐头 1 个，粳米 300 克，鸡肉 250 克，调料适量。

制法：鲍鱼切丝；鸡肉洗净，切块，用生粉、盐、糖、酱油、植物油拌匀。粳米淘洗干净，加入沸水中煮熟，然后改用小火煮。粥快煮好时，放入鸡块，待水再开时调味，最后鲍鱼丝搅匀，撒上香菜末、葱花即成。

用法：空腹食用。

功效：平肝，养阴，固肾。

适用：月经不调、大便干燥等。

⊙**鲍鱼芦笋汤**

原料：鲍鱼 150 克，芦笋 100 克，鸡骨汤 500 毫升，豌豆苗 10 克，麻油、盐、味精各适量。

制法：鲍鱼、芦笋加鸡骨汤烧开后，加入豌豆苗和盐，煮熟，下味精，淋麻油。

用法：分 1 ~ 2 次趁热服用。

功效：补血，助眠。

适用：血虚体弱、头晕目眩、夜卧不宁等。

⊙**鲍鱼萝卜汤**

原料：鲍鱼 30 克，萝卜 250 克，味精、盐、麻油各适量。

制法：鲍鱼，水发透，洗净，切块，加水 400 毫升，烧开后，再将萝卜洗净切块放入，小火炖至酥烂，下盐、味精，淋麻油，调匀。

用法：分 1 ~ 2 次趁热服用。

功效：强身健体。

适用：糖尿病肾阴不足、腰膝酸软、头晕、倦怠乏力。

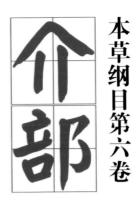

本草纲目第六卷

介部

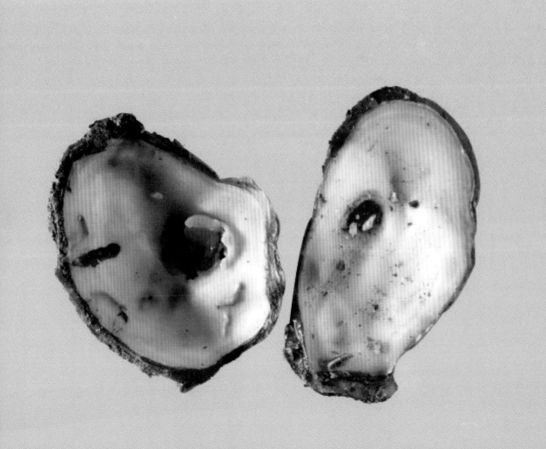

水龟（《本经上品》）

【释名】玄衣督邮。

龟甲

【释名】神屋（《本经》），败龟版（《日华》），败将（《日华》），漏天机（《图经》）。

【集解】时珍曰：龟有龟王、龟相、龟将之分，主要通过它腹部、背部的纹理加以区分。龟的背部中间有直纹的，名叫千里。头部的第一条横向纹理两边有斜纹理，其他地方都近似千里的，就是龟王。其他的龟没有这些特征。传说在占卜时，帝王用龟王，文臣用龟相，武将用龟将，各依等级。这种传说与《逸礼》中所记载的"天子一尺二寸、诸侯八寸、大夫六寸、士庶四寸"相吻合。若说神龟、宝龟，世间更加难得。

【气味】甘，平。

【主治】甲：治漏下赤白，破癥瘕痎疟，五痔阴蚀，湿痹四肢重弱，小儿囟不合。久服，轻身不饥（《本经》）。惊恚气，心腹痛，不可久立，骨中寒热，伤寒劳复，或饥体寒热欲死，以作汤，良久服，益气资智，使人能食。烧灰，治小儿头疮难燥，女子阴疮（《别录》）。溺：主久嗽，断疟（弘景）。壳：炙末酒服，主风脚弱（萧炳）。版：治血麻痹（《日华》）。烧灰，治脱肛（甄权）。下甲：补阴，主阴血不足，去瘀血，止血痢，续筋骨，治劳倦，四肢无力（震亨）。治腰脚酸痛，补心肾，益大肠，止儿痢久泄，主难产，消痈肿。烧灰，敷臁疮（时珍）。

【附方】

补阴丸：（《丹溪方》）用龟下甲（酒炙）、熟地黄（九蒸九晒）各六两，黄檗（盐水浸炒）、知母（酒炒）各四两，石器为末，以猪脊髓和，丸梧子大。每服百丸，温酒下。一方：去地黄，加五味子（炒）一两。

疟疾不止：龟版烧存性，研末。酒服方寸匕。（《海上名方》）

抑结不散：用龟下甲（酒炙）五两，侧柏叶（炒）一两半，香附（童便浸，炒）三两，为末，酒糊丸梧子大。每空心温酒服一百丸。

胎产下痢：用龟甲一枚，醋炙为末。米饮服一钱，

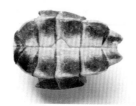

日二。（《经验方》）

难产催生：（《子母秘录》）用龟甲烧末，酒服方寸匕。（《摘玄方》）治产三五日不下，垂死，及矮小女子交骨不开者。用干龟壳一个（酥炙），妇人头发一握（烧灰），川芎、当归各一两。每服秤七钱，水煎服。如人行五里许，再一服。生胎、死胎俱下。

肿毒初起、妇人乳毒、月蚀耳疮、口吻生疮：败龟版一枚，烧研，酒服四钱。（小山）

小儿头疮：龟甲烧灰敷之。（《圣惠方》）

臁疮朽臭：生龟一枚取壳，醋炙黄，更煅存性，出火气，入轻粉、麝香。葱汤洗净，搽敷之。（《急救方》）

人咬伤疮：龟版骨、鳖肚骨各一片，烧研，油调搽之。（《摘玄方》）

血

【气味】咸，寒，无毒。

【主治】涂脱肛（甄权）。治打扑伤损，和酒饮之，仍捣生龟肉涂之（时珍）。

胆汁

【气味】苦，寒，无毒。

【主治】痘后目肿，经月不开，取点之，良（时珍）。

溺

【主治】滴耳，治聋（藏器）。点舌下，治大人中风舌暗，小儿惊风不语。摩胸、背，治龟胸、龟背（时珍）。

【附方】

小儿龟背：以龟尿摩其胸背，久久即瘥。（孙真人）

中风不语：乌龟尿点少许于舌下，神妙。（《寿城》）

须发早白：以龟尿调水蛭细末，日日搽之，自黑。末忌粗。（《谈野翁方》）

◆实用指南

【单方验方】

肝肾阴虚：龟板、大腹皮、翠衣各25克，鳖甲、生地黄、茯苓、泽泻、茅根、泽兰、白芍各15克，阿胶、枇杷叶各10克。水煎服，每日1次，每日2次。

鼻咽癌的辅助食疗：乌龟1只，柴胡、桃仁各9克，白术15克，白花蛇舌草30克。将乌龟治净，其他药物煎汤去渣，入乌龟炖熟后，吃龟喝汤。2~3日1剂，常服。

滋阴益胃：龟板数块，黑枣肉适量。将龟板炙黄研成末，黑枣肉捣碎，两者混合后制成丸即成。每日1次，每次10克，用白开水送下。

脑积水（先天不足、脾肾两虚者）：龟板、何首乌各15克，潞党参、黄精、白术、生地黄各9克，甘草3克，陈皮5克。先煎龟板1小时，后下余药，煎3沸，去渣，混合后稍浓缩，分6次服用，每日3次。

小儿佝偻病：龟板12克，乌贼骨10克，茜草根6克，红糖适量。先将乌贼骨、龟板、茜草根加水煎汤，待温加入适量红糖饮服，每日3次。

房劳过度、损伤阴血、潮热盗汗、头晕目眩等：炙龟板18克，阿胶6克。先水煎龟板，水沸50分钟后取汤，放入阿胶烊化，每日1剂，空腹饮服。

【食疗药膳】

⊙淡菜龟板瘦肉粥

原料：淡菜50克，龟板20克，猪瘦肉50克。

做法：将龟板放入砂锅内加水煮20分钟后入淡菜、猪瘦肉煮熟后调味食用。

用法：每日1次。

功效：调经止痛。

适用：肾阴虚型功能性子宫出血，症状表现为月经量多色鲜血、头晕耳鸣、腰膝酸软、心烦、舌质红、苔少、脉细数等。

⊙灵龟大枣汤

原料：灵芝30克，乌龟1只，大枣15枚，调料适量。

制法：将乌龟放入沸水中烫死，捞出，剁去头、爪，揭去龟甲，剖腹除去内脏，洗净，切成小块，放入炒锅中，加麻油、盐炒片刻，加清水适量，与灵芝、大枣同煮汤，待汤沸后用小火炖至肉烂熟，加味精调味即可。

用法：每日1剂，一次食完，每周2~3剂。

功效：养心安神，滋阴补肾，防癌抗癌。

适用：癌症患者辅助食疗。

⊙清炖乌龟

原料：乌龟1只，姜片、葱段、料酒、味精各适量。

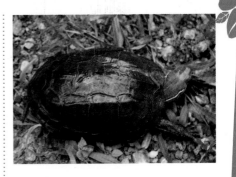

制法：将乌龟宰杀，去内脏，洗净切块后放砂锅中，加姜片、葱段、料酒、味精和水适量，煮至熟烂即可。

用法：佐餐经常食用。

功效：利小便。

适用：小儿遗尿。

⊙红烧龟肉

原料：乌龟1只（250~500克），黄酒适量，姜、葱、花椒、冰糖、酱油少许。

制法：将乌龟去头、内脏，洗净，切块。先以素油煸炒，加姜、葱、花椒、冰糖等调料。再烹酱油、黄酒后放入龟肉块，翻炒，加水以小火煨炖，至熟烂即可。

用法：分顿服用。

功效：止血。

适用：低热、咯血、便血者。

⊙乌龟炖鸡汤

原料：乌龟1只，母鸡1只（约750克），生姜12克，白胡椒10克，红糖50克，白糖500克。

制法：将鸡宰杀后，去毛及肠杂；龟去甲，洗净。将龟、胡椒、生姜（切片）及红糖纳入鸡腹内，置于砂锅中，加白酒，加盖（不再加水），用泥封固，小火煨炖，至肉烂为度。

用法：2~3日内服完，隔半个月后如法炮制再服。

功效：滋肾填精，益虚健体。

适用：肾精亏虚少精子。

⊙龟板海参汤

原料：龟板（炙酥）、白及各15克，海参60克。

制法：将龟板、白及洗净，海参用温水浸软，去内脏，用清水漂洗干净，切块。把用料一齐放入砂锅内，加清水适量，大火煮沸，改小火煮 1.5 ～ 2 小时，调味即可饮用。

用法：每日 1 剂，每日 2 次。

功效：益气滋阴，敛肺止血。

适用：肺结核咯血者。

⊙龟肉炖枳壳

原料：龟肉 250 克，炒枳壳 15 克，盐、味精各适量。

制法：将龟肉洗净，切成小块；枳壳用纱布袋装好，与龟肉同入砂锅，加水适量，先以大火烧开，后用小火慢炖，至龟肉熟烂时，除去药袋，加入味精、盐调味即成。

用法：每日 1 剂，每日 2 次。

功效：滋阴血，升内脏。

适用：胃下垂、子宫下垂而属阴虚亏虚者。

鳖（《本经中品》）

【释名】团鱼（俗名），神守。

鳖甲

【气味】咸，平，无毒。

【主治】心腹癥瘕，坚积寒热，去痞疾息肉，阴蚀痔核恶肉（《本经》）。疗温疟，血瘕腰痛，小儿胁下坚（《别录》）。宿食，癥块痃癖，冷瘕劳瘦，除骨热，骨节间劳热，结实壅塞，下气，妇人漏下五色，下瘀血（甄权）。去血气，破癥结恶血，堕胎，消疮肿肠痈，并扑损瘀血（《日华》）。补阴补气（震亨）。除老疟疟母，阴毒腹痛，劳复食复，斑痘烦喘，小儿惊痫，妇人经脉不通，难产，产后阴脱，丈夫阴疮石淋，敛溃痈（时珍）。

【附方】

老疟劳疟：用鳖甲醋炙研末，酒服方寸匕。隔夜一服，清早一服，临时一服，无不断者。入雄黄少许，更佳。（《肘后方》）

妇人难产：鳖甲烧存性，研末。酒服方寸匕，立出。（《梅师方》）

卒得腰痛（不可俯仰）：用鳖甲炙研末，酒服方寸匕，日二。（《肘后方》）

砂石淋痛：用九肋鳖甲醋炙研末，酒服方寸匕，日三服。石出瘥。（《肘后方》）

吐血不止：鳖甲、蛤粉各一两（同炒色黄），熟地黄一两半（晒干），为末。每服二钱，食后茶下。（《圣济录》）

癥痘烦喘（小便不利者）：用鳖甲二两，灯心一把，水一升半，煎六合，分二服。（《庞安时伤寒论》）

阴头生疮（人不能治者）：鳖甲一枚烧研，鸡子白和敷。（《千金翼》）

涕唇紧裂：用鳖甲及头，烧研敷之。（《类要》）

人咬指烂（久欲脱者）：鳖甲烧灰敷之。（《摘玄方》）

肉

【气味】甘，平，无毒。

【主治】伤中益气，补不足（《别录》）。热气湿痹，腹中激热，五味煮食，当微泄（藏器）。妇人漏下五色，羸瘦，宜常食之（孟选）。妇人带下，血瘕腰痛（《日华》）。去血热，补虚。久食，性冷（苏颂）。补阴（震亨）。作臛食，治久痢，长髭须。作丸服，治虚劳痃癖脚气（时珍）。

【附方】

痃癖气块：用大鳖一枚，以蚕砂一斗，桑柴灰一斗，淋汁五度，同煮如泥，去骨再煮成膏，捣丸梧子大。每服十丸，日三。（《圣惠方》）

寒湿脚气（疼不可忍）：用团鱼二个，水二斗，煮一斗，去鱼取汁，加苍耳、苍术、寻风藤各半斤，煎至七升，去渣，以盆盛熏蒸，待温浸洗，神效。（《乾坤生意》）

骨蒸咳嗽（潮热）：用团鱼一个，柴胡、前胡、贝母、知母、杏仁各五钱，同煮，待熟去骨、甲、裙、再煮。食肉饮汁，将药焙研为末，仍以骨、甲、裙煮汁，和丸梧子大。每空心黄芪汤下

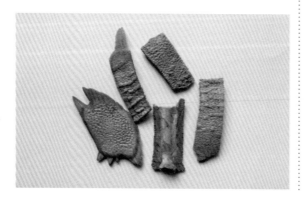

食用本草纲目彩色图鉴

三十丸,日二服。服尽,仍治参、芪药调之。(《奇效方》)

脂

【主治】除日拔白发,取脂涂孔中,即不生。欲再生者,白犬乳汁涂之(藏器)。

【附方】

小儿尸疰(劳瘦,或时寒热):用鳖头一枚烧灰,新汲水服半钱,日一服。(《圣惠方》)

产后阴脱:(《千金方》)用鳖头五枚烧研,井华水服方寸匕,日三。(《录验》)加葛根二两,酒服。

大肠脱肛(久积虚冷):以鳖头炙研,米饮服方寸匕,日二服。仍以末涂肠头上。(《千金方》)

头血

【主治】涂脱肛(出甄权)。风中血脉,口眼㖞僻,小儿疳劳潮热(时珍)。

【附方】

中风口㖞:鳖血调乌头末涂之。待正,则即揭去。(《肘后方》)

小儿疳劳(治潮热往来,五心烦躁,盗汗咳嗽,用鳖血丸主之):以黄连、胡黄连各称二两,以鳖血一盏,吴茱萸一两,同入内浸过一夜,炒干,去茱、血研末。入柴胡、川芎、芜荑各一两,人参半两,使君子仁二十个,为末,煮粟米粉糊和,为丸如黍米大。每用熟水,量大小,日服三。(《全幼心鉴》)

卵

【主治】盐藏煨食,止小儿下痢(时珍)。

爪

【主治】五月五日收藏衣领中,令人不忘(《肘后方》)。

◆实用指南

【单方验方】

脾脏肿大:鳖甲适量。焙黄研末,每日3次,每次3～6克,调红糖服用。

子宫颈癌:人参、生鳖甲各18克,花椒9克。共为细粉,分为6包,每晚1包,开水送下。连服3包后腹痛可减轻,连服24包为1个疗程。

肺结核:鳖肉250克,生地黄20克,百部、地骨皮、黄芪各15克。水煎去药渣服食,每日1剂,连服7～10日。

腹胀:鳖肉250克,槟榔100克,大蒜30克。同

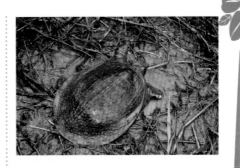

煮汤,用少量白糖调味食用,连服数日。

羊癫疯:鳖1只。煮热去壳,加油盐炖烂,连汤带肉1次食完,在羊癫疯未发作前服食,每日1个,连续7日。

产后腹痛:鳖甲6个。煅炭存性研末,每次10克,温酒送服。

潮热、盗汗、手足心发烧和肺结核等症:鳖肉200克,生地黄25克,百部、地骨皮、知母各10克。同煮汤食用。

闭经:鳖肉、猪瘦肉各适量。煮熟食用,连食数日。

闭经及肺结核低烧:鳖血适量。黄酒、开水各半杯冲散搅和,趁热服下。

疟疾:醋炙鳖甲适量。研末,每次3～10克,调黄酒服下。

烧烫伤:鳖甲适量。煅炭存性研末,调茶油外敷患处。

慢性肾炎:鳖肉500克,大蒜头60克,白糖、白酒、水适量。蒸熟食用,可常用。

脱肛:鳖肉适量,猪大肠500克。煮熟后用盐调味食用,每日1次,连食数日。

【食疗药膳】

⊙清蒸甲鱼

原料:甲鱼1只(重200～300克),生姜3片,盐、黄酒各适量。

制法:将甲鱼活杀,先用开水泡擦去膜,剖腹,留肝及腹蛋,去肠杂,洗净滤干。将甲鱼置于瓷盆中,背朝下,腹朝上,腹腔内放入生姜片,撒上盐,淋上黄酒。旺火隔水蒸30～40分钟。

用法:作点心空腹食,也可佐餐食,但须热食。

功效:强身健体。

适用:肝病体弱者。

⊙冰糖甲鱼

原料：甲鱼1只，冰糖、料酒、姜、葱、酱油、醋各适量。

制法：将甲鱼宰成4块，入沸水中焯一下捞出洗净，姜切片，葱切段，冰糖捣碎。锅置火上，掺清水，放入甲鱼块，加料酒、姜片、葱段，水沸后用小火煨半小时，至甲鱼肉烂，捞出姜片、葱段不要，将甲鱼肉舀起。再将油锅烧热，放冰糖屑，下甲鱼肉，放入酱油、醋，待卤汁收稠，起锅装盘即可。

用法：佐餐食用。

功效：滋阴壮阳，益气补虚，降低胆固醇。

适用：高血压、冠心病患者。

⊙鳖蛋酒

原料：鳖蛋3个，烧酒10毫升，冰糖10克。

制法：将鳖蛋入烧酒炖熟。

用法：加冰糖调服，每日1次。

功效：止咳平喘。

适用：哮喘。

⊙团鱼煲黑豆

原料：团鱼1只，黑豆30克，料酒、盐、味精适量。

制法：把团鱼去杂，洗净切块，与黑豆、水、料酒同炖熟，加入味精、盐。

用法：饮汤并吃鱼、黑豆。

功效：疏风养血，润燥。

适用：神经性皮炎。

⊙团鱼汤

原料：团鱼1个（重约1000克），羊肉500克，草果5克，生姜15克，胡椒粉1克，盐3克，味精2克。

制法：将团鱼（鳖）放沸水中烫死，剁去头、爪，揭去鳖甲，掏出内脏。将团鱼肉、羊肉切成2厘米见方小块，放入砂锅中，草果、生姜也同时放入，置大火上烧开后，改用小火炖至熟烂。

用法：吃时加盐、味精、胡椒粉调味，可佐餐或单食，分数次吃完。

功效：调节阴阳，维持体内平衡。

适用：阴阳气血不足者。

⊙鳖甲炖鸽肉

原料：鳖甲30克，鸽子1只，米酒少许，油、盐、味精各适量。

制法：将鸽子宰杀，去毛及内脏。把鳖甲打碎放入鸽子腹腔内，加清水、米酒适量，置瓦盅内隔水炖熟，加油、盐、味精调味即可。

用法：吃鸽肉喝汤。

功效：滋肾益气，散结通经。

适用：身体虚弱引起的闭经。

⊙鳖甲鹿角粥

原料：鳖甲10克，鹿角胶15～20克，粳米100克，姜3片。

制法：先煎鳖甲，取汁去渣，加入洗净的粳米煮粥，待沸后放入鹿角胶、姜同煮为稀粥。

用法：每日1～2次，3～5日为1个疗程。

功效：补肾益精，止带。

适用：肾气不足所致的带下量多、淋漓不断、腰酸胀痛等。

牡蛎（《本经上品》）

【释名】牡蛤（《别录》），蛎蛤（《本经》），古贲（《异物志》），蠔。

【气味】咸，平，微寒，无毒。

【主治】伤寒寒热，温疟洒洒，惊恚怒气，除拘缓鼠瘘，女子带下赤白。久服，强骨节，杀邪鬼，延年（《本经》）。除留热在关节营卫，虚热去来不定，烦满心痛气结，止汗止渴，除老血，疗泄精，涩大小便，止大小便，治喉痹咳嗽，心胁下痞热（《别录》）。粉身，止大人、小儿盗汗。同麻黄根、蛇床子、干姜为粉，去阴汗（藏器）。治女子崩中，止痛，除风热温疟，鬼交精出（孟诜）。男子虚劳，补肾安神，去烦热，小儿惊痫（李珣）。去胁下坚满，瘰疬，一切疮（好古）。化痰软坚，清热除湿，止心脾气痛，痢下赤白浊，消疝瘕积块，瘿疾结核（时珍）。

【附方】

心脾气痛（气实有痰者）：牡蛎煅粉，酒服二钱。（《丹溪心法》）

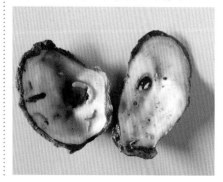

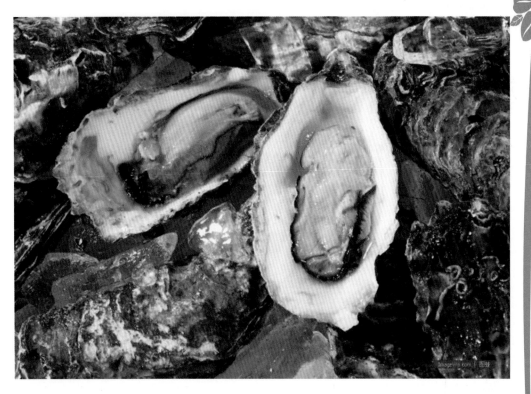

疟疾寒热：牡蛎粉、杜仲等份为末，蜜丸梧子大。每服五十丸，温水下。（《普济方》）

虚劳盗汗：牡蛎粉、麻黄根、黄芪等份为末。每服二钱，水二盏，煎七分，温服，日一。（《本事方》）

产后盗汗：牡蛎粉、麦麸（炒黄）等份。每服一钱，用猪肉汁调下。（《经验方》）

消渴饮水：腊日或端午日，用黄泥固济牡蛎，煅赤研末。每服一钱，用活鲫鱼煎汤调下。只二三服愈。（《经验方》）

病后常衄（小劳即作）：牡蛎十分，石膏五分，为末，酒服方寸匕（亦可蜜丸），日三服。（《肘后方》）

小便数多：牡蛎五两烧灰，小便三升，煎二升，分三服。神效。（《乾坤生意》）

梦遗便溏：牡蛎粉，醋糊丸梧子大。每服三十丸，米饮下，日二服。（《丹溪方》）

月水不止：牡蛎煅研，米醋搜成团，再煅研末，以米醋调艾叶末熬膏，丸梧子大。每醋汤下四五十丸。（《普济方》）

金疮出血：牡蛎粉敷之。（《肘后方》）

面色黧黑：牡蛎粉研末，蜜丸梧子大。每服三十丸。白汤下，日一服，并炙其肉食之。（《普济方》）

肉

【气味】甘，温，无毒。

【主治】煮食，治虚损，调中，解丹毒，妇人血气。以姜、醋生食，治丹毒，酒后烦热，止渴（藏器）。炙食甚美，令人细肌肤，美颜色（苏颂）。

◆ 实用指南

【单方验方】

支气管扩张咯血：生牡蛎、生龙骨、鱼腥草各30克，三七粉（冲服）3克，生赭石、乌梅、知母各15克。水煎取药汁，每日1剂，咯血100克以下者分3次服用。咯血100克以上者分4次服用。

眩晕：牡蛎、龙骨各20克，菊花10克，枸杞子、何首乌各12克。水煎服，每日1～2次。

肺结核：生牡蛎15克，元参、夏枯草各9克。水煎服，每日1剂。

滑精、早泄：煅牡蛎50克，莲须10克，芡实20克。水煎服，每日2次。

高血压、高脂血：牡蛎肉 50 克，草决明 15 克。加水煮至肉烂时食，每日 1 ~ 2 次。

盗汗：牡蛎 15 克。水煎服，早、晚各服 1 次。

胃痛、胃酸过多：煅牡蛎适量。研细粉，每次 1 ~ 2 克，每日 3 次，用米汤送服。

心悸失眠，梦遗滑精，妇女白带：生牡蛎、龙骨各 10 克。水煎服，每日 2 次。

【食疗药膳】

⊙焖蚝豉

原料：鲜牡蛎 20 只，豆豉 50 克，蒜泥 25 克，猪网油、素油、姜汁、黄酒、盐各适量。

制法：将鲜牡蛎在沸水中烧沸后去壳，在冷水中浸透，去尽泥沙，入干燥锅以黄酒和姜汁适量焙熟，然后用猪网油（切成小片）一只只包好，投入沸油锅中炸片刻沥油。再将油暴过的牡蛎肉放置砂锅中，加入豆豉、蒜泥、黄酒和盐，上笼隔水蒸至熟即成。

用法：佐餐食用。

功效：养心安神，滋阴养血。

适用：烦热失眠、心神不安、神疲乏力、月经过多等。

⊙牡蛎炒蛋

原料：牡蛎 200 克，鸡蛋 6 个，木耳 20 克，葱白 1 根，生姜 3 片。

制法：将牡蛎以盐水洗净，用开水很快烫过，捞起放入竹箕中。葱斜向薄切，生姜切细丝，木耳泡水洗净，有蒂要去除，把鸡蛋打入容器中，加入适量的盐、麻油调味滋匀。把锅加热，倒入沙拉油，按顺序加入生姜、木耳、牡蛎快炒，加上酒、酱油适量调味，再加入少量小茴香，以增加香味，最后加入鸡蛋、葱，轻轻搅匀，至牡蛎炒蛋蓬松即可。

用法：佐餐食用。

功效：养颜润肤。

适用：产后气血不足、肌肤干糙、便秘、面憔多纹等。

⊙生蚝猪肉汤

原料：生蚝肉、猪瘦肉各 150 克。

制法：将上 2 味同煮汤，用适量盐调味食用。

用法：温热食用。

功效：养血宁心。

适用：阴虚烦躁、夜睡不宁、血虚心悸、怔忡等。

⊙龙牡粥

原料：龙骨、牡蛎各 30 克，山茱萸 10 克，大米 100 克。

制法：将龙骨、牡蛎打碎加水煮约 1 小时，再加山茱萸煎半小时，用纱布过滤出药汁，再煎药渣 2 次（每次约 40 分钟），把 3 次药汁合在一起，入大米，加适量水煮成粥。

用法：早餐食用。

功效：强身健体。

适用：佝偻病。

⊙牡蛎发菜瘦肉粥

原料：牡蛎肉、猪瘦肉各 50 克，发菜 25 克，大米适量。

制法：将牡蛎肉、发菜水发洗净，猪瘦肉剁碎，余成丸子。在瓦锅内注入适量清水煮沸，加入大米，放发菜、牡蛎肉同煮至米开花，再放肉丸煮熟，加调料调味即可。

用法：吃肉食粥，早晚食用。

功效：滋阴养血，清内热，美皮肤，软坚祛痰。

适用：美肤养颜、心神不安、便秘、瘿瘤、益寿延年。

⊙小麦牡蛎粉

原料：牡蛎 50 克，小麦 100 克，肉汤适量。

制法：将小麦炒黄，磨成面粉，将牡蛎研成细末，两者混合均匀，备用。

用法：每次 6 克，每日 3 次，以肉汤送服。

功效：养心敛汗。

适用：自汗及盗汗。

⊙咸蛋牡蛎粥

原料：牡蛎、粳米各 100 克，咸鸭蛋 2 个，调料适量。

制法：先将牡蛎加水 1000 毫升煎煮，去渣取汁，以药汁同鸭蛋及粳米同煮成粥，调味即可。

用法：早、晚餐用，可常食。

功效：补肝肾，养心神。

适用：冠心病患者。

⊙牡蛎炖鸽肉

原料：牡蛎 30 克，鸽肉、猪瘦肉各 300 克，杭菊 60 克，枸杞子、黑豆衣、补骨脂、炙猬皮、莲子各 9 克，菟丝子、芡实、覆盆、龙骨、炒白芍各 15 克，盐、料酒、葱、姜各适量。

制法：将上药用纱布袋装好，扎紧口，鸽肉、猪瘦肉洗净切块，葱、姜拍松，同放入炖锅内，加水 2500 毫升，放入盐、料酒，将炖锅置大火上烧沸，再用小火炖煮 1 小时即成。

用法：每日 1 次，5 日为 1 个疗程。

功效：补肾固精。

适用：男子遗精、滑精等。

蚌（宋·《嘉祐》）

【释名】时珍曰：蚌与蛤同类而异形。长者通曰蚌，圆者通曰蛤。故蚌从丰，蛤从合，皆象形也。后世混称蚌蛤者，非也。

肉

【气味】甘、咸，冷，无毒。

【主治】止渴除热，解酒毒，去眼赤（孟诜）。明目除湿，主妇人劳损下血（藏器）。除烦，解热毒，血崩带下，痔瘘，压丹石药毒。以黄连末纳入取汁，点赤眼、眼暗。（《日华》）

蚌粉

【气味】咸，寒，无毒。

【主治】诸疳，止痢并呕逆。醋调，涂痈肿（《日华》）。烂壳粉：治反胃，心胸痰饮，用米饮服。（藏器）解热燥湿，化痰消积，止白浊带下痢疾，除湿肿水嗽，明目，搽阴疮湿疮痱痒（时珍）。

【附方】

反胃吐食：用真正蚌粉，每服称过二钱，捣生姜汁一盏，再入米醋同调送下。（《急救良方》）

雀目夜盲（遇夜不能视物）：用建昌军螺儿蚌粉三钱，为末，水飞过，雄猪肝一叶，披开纳粉扎定，以第二米泔煮七分熟，仍别以蚌粉蘸食，以汁送下。一日一作。与夜明砂同功。（《直指方》）

脚指湿烂：用蚌蛤粉干搽之。（《寿域》）

积聚痰涎（结于胸膈之间，心腹疼痛，日夜不止，或干呕哕食者，炒粉丸主之）：用蚌粉一两，以巴豆七粒同炒赤，去豆不用，醋和粉丸梧子大。每服二十丸，姜酒下。丈夫脐腹痛，茴香汤下。女人血气痛，童便和酒下。（《孙氏仁存方》）

◆实用指南

【单方验方】

冻疮未烂：河蚌壳适量。煅研细末，以少许适量麻油调匀，搽患处，每日 3 次。

支气管哮喘：河蚌肉 250 克，灵芝 20 克，冰糖 60 克。将河蚌肉洗净，灵芝切片，先放入砂锅加水煎煮 1 小时，取浓汁；然后再放入河蚌肉煮熟，加入冰糖，待糖融化后即可食用。蚌肉与汤每日服完。

痔疾，脱肛，肿痛：活河蚌 1 个。内掺入黄连粉 0.3 克、冰片少许，待流出蚌水用碗盛取，用棉球蘸涂患部。每日数次。

胃、十二指肠溃疡：厚质蚌壳适量。火煅后研为末，每日 3 次，每次 9 克，连服 15 日 1 个疗程。

小儿惊风：活蚌 1 个。挑开，滴入姜汁少许，将蚌仰放，过一会儿会出水，用磁杯盛取，隔水炖热灌下。

【食疗药膳】

⊙茵陈蚌肉粥

原料：茵陈 15 克，蚌肉、粳米各 100 克，玉米须 20 克。

制法：先将茵陈、玉米须洗净，放入砂锅内，加入清水适量，以中火煎 20 分钟，去渣取汁，待用。河蚌沸水略煮，去壳取肉；粳米淘洗干净。将粳米、蚌肉、姜片、葱段同时放锅内，加入适量清水，用大火煮沸，改用小风熬煮 45 分钟左右，加入药汁煮沸，加入调料即可。

用法：早餐食用。

功效：清热利湿，消炎退黄。

适用：急性胆囊炎、胆道感染、黄疸型肝炎属热者。

⊙米酒炖蚌肉

原料：蚌肉 150 克，米酒 50 克，素油、姜汁、盐各适量。

制法：将蚌肉洗净，切成块。锅置火上，放素油烧热，放入蚌肉煸炒，再加入米酒、姜汁和清水适量，用大火烧

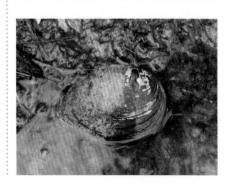

沸后再用小火慢炖至蚌肉熟烂，加盐调味即可。

用法：佐餐食用。

功效：滋阴补虚，和血除湿。

适用：妇女体虚引起的白带过多、月经过多等。

⊙清炖蚌肉

原料：蚌肉250克，盐适量。

制法：将蚌肉洗净，切成块，放入砂锅内，加清水适量，用大火烧沸后再用小火慢炖至蚌肉熟烂，加盐调味即可。

用法：佐餐食用。

功效：滋阴养肝，清热明目。

适用：肝肾阴虚所致头晕目眩、耳鸣遗精、腰膝酸痛、烦渴多饮、消谷易饥、多尿等。

⊙陈皮蚌肉粥

原料：蚌肉50克，粳米100克，皮蛋1个，陈皮6克，姜末、葱末各3克，盐2克，冷水1000毫升。

制法：把陈皮烘干，研成细粉；蚌肉洗净，剁成颗粒；皮蛋去皮，也剁成颗粒；粳米淘洗干净，用冷水浸泡半小时，捞起，锅中加入约1000毫升冷水，粳米放入，用旺火烧沸加入皮蛋粒、蚌肉粒，再用小火慢慢熬煮，待粳米软烂时，加入姜末、葱末、盐调好味，再稍焖片刻，即可盛起食用。

用法：早餐食用。

功效：补中益肾，祛湿消渴，平肝清热，利尿祛湿。

适用：糖尿病。

真珠

【释名】珍珠（《开宝》），蚌珠（《南方志》），蠙珠（《禹贡》）。

【气味】咸、甘，寒，无毒。

【主治】镇心。点目，去肤翳障膜。涂面，令人润泽好颜色。涂手足，去皮肤逆胪。绵裹塞耳，主聋（《开宝》）。磨翳坠痰（《甄权》）。安魂魄，止遗精白浊，解痘疗毒，主难产，下死胎胞衣（时珍）。

【附方】

安魂定魄：真珠末豆大一粒，蜜一蚬壳，和服，日三。尤宜小儿。（《肘后方》）

卒忤不言：真珠末，用鸡冠血和，丸小豆大。以三四粒纳口中。（《肘后方》）

灰尘迷目：用大珠拭之则明也。（《格古论》）

妇人难产：真珠末一两，酒服，立出。（《千金方》）

胞衣不下：真珠一两研末，苦酒服。（《千金方》）

子死腹中：真珠末二两，酒服，立出。（《外台秘要》）

癍痘不发：珠子七枚为末，新汲水调服。（《儒

门事亲》）

小儿中风，手足拘急：真珠末（水飞）一两，石膏末一钱。每服一钱，水七分，煎四分，温服，日三。（《圣惠方》）

◆ 实用指南

【单方验方】

心神不安易惊：珍珠0.3～1.5克。与蜂蜜合服。

镇惊安神：珍珠粉适量。每次1克，每日3次。

老年性白内障：珍珠粉适量。口服，每次1克，每日3次。

喉痛腐烂、牙疳蚀烂：珍珠、牛黄各适量。共研末，每用少许，吹于患处。

失眠：生珍珠母30克，钩藤、丹参、夏枯草各15克，朱茯神、合欢皮各10克。水煎服，每日1剂，早晚2次分服。

失眠：珍珠母、淮小麦、石决明、夜交藤各30克，赤芍、合欢皮各15克，黄芩、朱麦冬、柏子仁、丹参各9克，沙参12克。水煎服。

【食疗药膳】

⊙珍珠母粥

原料：珍珠母120克，粳米50克。

制法：先用水2000毫升煮珍珠母，取汁去渣，再用其汁煮米做粥。

用法：可作为早餐食用，食时也可加少许盐。

功效：清热解毒，止渴除烦。

适用：外感温热，或温热病毒引起的发热、口渴、面目红赤、舌红苔黄、脉数有力者，即可用此粥。尤宜于孕妇食之。

⊙珍珠茶

原料：珍珠、茶叶各适量。

制法：珍珠研细粉，沸水冲泡茶叶。

用法：以茶汁送服珍珠粉。

功效：润肌泽肤，美容。

适用：面部皮肤衰老等。

石决明（《别录上品》）

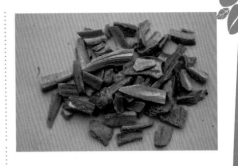

【释名】九孔螺（《日华》），壳名千里光。

壳

【气味】咸，平，无毒。

【主治】目障翳痛，青盲。久服，益精轻身（《别录》）。明目磨障（《日华》）。通五淋（时珍）。

【附方】

羞明怕日：用千里光、黄菊花、甘草各一钱，水煎，冷服。（《明目集验方》）

痘后目翳：用石决明（火煅，研）、谷精草各等份，共为细末。以猪肝蘸食。（鸿飞集）

小便五淋：用石决明去粗皮，研为末，飞过。熟水服二钱，每日二服。如淋中有软硬物，即加朽木末五分。（《胜金方》）

◆ **实用指南**

【单方验方】

眩晕：石决明24克，菊花、枸杞子各12克，桑叶9克。水煎服。

外伤出血：石决明适量，煅制成疏松细粉，过筛。将伤口洗净，撒上药粉，紧紧压迫即可。

心肺气虚型百合病：石决明、草决明各30克，远志、蝉蜕、生牡蛎、川芎、蒺藜各15克，菊花25克，荷叶10克。水煎服。

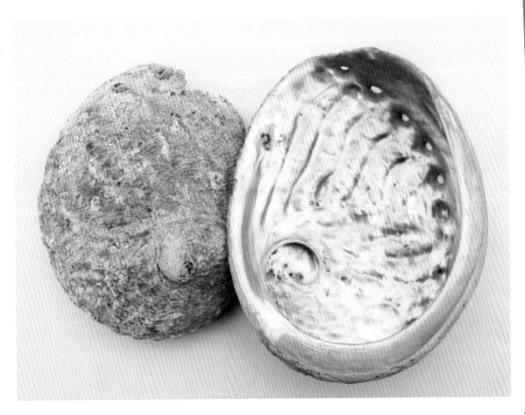

【食疗药膳】

⊙石决明粥

原料：煅石决明 30 克，粳米 60 克。

制法：先将石决明打碎，加水煎取药汁，然后用药汁熬粳米为粥即可。

用法：早晚餐食用。

功效：平肝潜阳。

适用：肝肾虚弱。

⊙地骨皮石决明酒

原料：地骨皮、石决明各 180 克，白酒 2500 毫升。

制法：将上药研碎，装入纱布袋，扎口放入酒坛，倒入白酒，加盖密封坛口，每日摇晃 1～2 次，浸泡 7 日后即成。

用法：每日 2～3 次，每次 20～30 毫升。

功效：清肝明目。

适用：肝肾阴虚而致视物昏花。

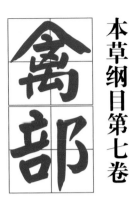

禽部

本草纲目第七卷

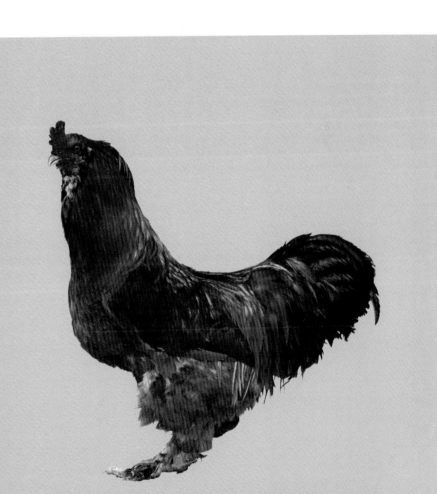

鹅（《别录上品》）

【释名】家雁（《纲目》），舒雁。

白鹅膏（腊月炼收）

【气味】甘，微寒，无毒。

【主治】灌耳，治卒聋（《别录》）。润皮肤，可合面脂（《日华》）。涂面急，令人悦白，唇渖，手足皲裂，消痈肿（时珍）。

⊙肉

【气味】甘，平，无毒。

【主治】利五脏（《别录》）。解五脏热，服丹石人宜之（孟诜）。煮汁，止消渴（藏器）。

膍

【主治】涂手足皲裂。纳耳中，治聋及聤耳（《日华》）。

血

【气味】咸，平，微毒。

【主治】中射工毒者，饮之，并涂其身（陶弘景）。解药毒。时珍曰：祈祷家多用之。

胆

【气味】苦，寒，无毒。

【主治】解热毒及痔疮初起，频涂抹之，自消（时珍）。

【附方】

痔疮有核：白鹅胆二三枚，取汁，入熊胆二分，片脑半分，研匀，瓷器密封，勿令泄气。用则手指涂之，立效。（刘氏（《保寿堂方》）

卵

【气味】甘，温，无毒。

【主治】补中益气。多食发痼疾（孟诜）。

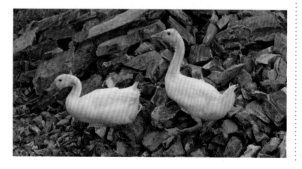

涎

【主治】咽喉谷贼（时珍）。

毛

【主治】射工水毒（《别录》）。小儿惊痫。又烧灰酒服，治噎疾（苏恭）。

【附方】

误吞铜钱及钩绳：鹅毛一钱（烧灰），磁石皂子大（煅），象牙一钱（烧存性），为末。每服半钱，新汲水下。（《医方妙选》）

噎食病：白鹅尾毛烧灰，米汤每服一钱。

掌上黄皮

【主治】烧研，搽脚趾缝湿烂。焙研，油调，涂冻疮良（时珍出（《谈野翁诸方》）。

屎

【主治】绞汁服，治小儿鹅口疮（时珍出（《秘录》）。苍鹅屎：敷虫、蛇咬毒（《日华》）。

【附方】

鹅口疮（自内生出可治，自外生入不可治）：用食草白鹅下清粪滤汁，入砂糖少许搽之；或用雄鹅粪眠倒者烧灰，入麝香少许搽之，并效。（《永类钤方》）

◆ 实用指南

【单方验方】

晚期血吸虫病：生鹅血半杯。加少许热黄酒饮服，每日 1～2 次。

慢性支气管炎，咳嗽气喘：鹅胆适量。每次吞服 1 个，每日 2 次。

手足皲裂：鹅脂适量。涂擦患部，每日 2～3 次。

脾胃虚弱，中气不足，倦怠乏力，少食消瘦等：鹅 1 只、黄芪、党参、山药、大枣各 30 克。将上几味药装入鹅腹，用线缝合，以小火煨炖至熟烂，加盐调味，饮汤吃肉。

脾阴不足，口干欲饮，少食不饥，

或便溏腹泻等：鹅肉 250 克，北沙参、玉竹各 15 克，山药 30 克。加水适量煮熟，稍加盐调味服食。

【食疗药膳】

⊙松茸鹅肉块

原料：光雁鹅 1000 克，水发松茸 250 克，罐头磨菇、熟冬笋各 50 克，白菜心 150 克，鲜汤 2000 克，姜、葱、盐、味精、米醋、料酒、白糖、胡椒粉各适量。

制法：将光雁鹅去内脏、杂质、头、足、爪洗净，入沸水锅中焯透捞出，剁成大块，用清水洗干净，捞出。洗净白菜心，切成块，入沸水锅中略氽，捞出。冬笋切成块，姜去皮后拍松。将大砂锅 1 只置于小火上，倒入鲜汤，放入葱、姜、松茸、雁鹅肉块，加料酒、米醋、盐、白糖，水烧沸后，撇去浮沫，下味精，盖上盖，炖至雁鹅肉酥烂，揭开盖，撇去汤面上的油，撒入胡椒粉，即可端砂锅上桌食用。

用法：佐餐食用。

功效：补气健脾，滋养强壮。

适用：气虚体弱。

⊙阿胶鹅血粥

原料：阿胶 10 克，大米 100 克，鹅血、红砂糖各适量。

制法：将阿胶捣碎，先取大米淘净，放入锅中，加清水适量煮粥，待熟时，调入捣碎的阿胶、鹅血、红糖，煮为稀粥服食。

用法：每日 1 ～ 2 剂。

功效：养血止血，固冲安胎。

适用：虚劳咳嗽、久咳咯血、吐血、鼻衄、大便出血、妇女月经过多、漏下不止或崩中、孕妇胎动不安、先兆流产及各种失血性贫血、铁性贫血等。

⊙桃仁当归鹅血汤

原料：桃仁、当归各 10 克，鲜鹅血 200 克，调料适量。

制法：将桃仁、当归择净，布包，加清水适量煮沸后，去掉药包，取汁，下鹅血丁及葱、姜、椒、蒜等，煮至鹅血熟后，盐、味精、猪脂等调味，再煮一、二沸即成。

用法：每日 1 剂。

功效：活血化瘀，养血通经。

适用：血瘀痛经、闭经等。

鹜（《别录上品》）

【释名】鸭（《说文》），舒凫（《尔雅》），

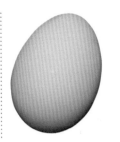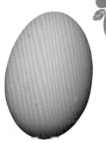

家凫（《纲目》）。

鹜肪（白鹅者良，炼过用）

【气味】甘，大寒，无毒。

【主治】风虚寒热，水肿（《别录》）。

【附方】

瘰疬汁出（不止）：用鸭脂调半夏末敷之。（《永类方》）

肉

【气味】甘，冷，微毒。

【主治】补虚除客热，和脏腑，及水道，疗小儿惊痫（《别录》）。解丹毒，止热痢（《日华》）。头生疮肿。和葱、豉煮汁饮之，去卒然烦热（孟诜）。并用白鸭。

【附方】

久虚发热，咳嗽吐痰，咳血，火乘金位者：用黑嘴白鸭一只，取血入温酒量饮，使直入肺径以润补之。将鸭干拔去毛，胁下开窍去肠拭净，入大枣肉二升，参苓平胃散末一升，缚定。用砂瓮一个，置鸭在内，以炭火慢煨，将陈酒一瓶，作三次入之。酒干为度，取起，食鸭及枣，频作取愈。（《十药神书》）

大腹水病，小便短少：（《百一方》）用青头雄鸭煮汁饮，厚盖取汗。（《食医心镜》）治十种小病垂死。用青头鸭一只，如常治切，和米并五味煮作粥食。又方：用白鸭一只治净，以豉半升，同姜、椒入鸭腹中缝定，蒸熟食之。

头（雄鸭者良）

【主治】煮服，治小肿，通利小便。恭曰：古方有鸭头丸。

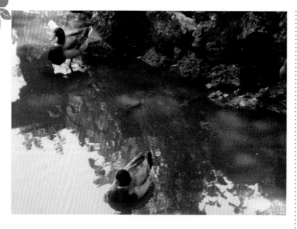

【附方】

阳水暴肿，面赤，烦躁喘急，小便涩：用甜葶苈（炒）二两（熬膏），汉防己末二两，以绿头鸭血同头全捣三千杵，丸梧子大。每木通汤下七十丸，日三服。一加猪苓一两。（《外台秘要》）

脑

【主治】冻疮，取涂之良（时珍）。

血（白鸭者良）

【气味】咸，冷，无毒。

【主治】解诸毒（《别录》）。热饮，解野葛毒。已死者，入咽即活（孟诜）。热血，解中生金、生银、丹石、砒霜诸毒，射工毒。又治中恶及溺水死者，灌之即活。蚯蚓咬疮，涂之即愈（时珍）。

【附方】

卒中恶死（或先病痛，或卧而忽绝）：并取雄鸭，向死人口断其头，沥血入口。外以竹筒吹其下部，极则易人，气通即活也。（《肘后方》）

解百蛊毒：白鸭血热饮之。（《太平广记》）

小儿白痢（似鱼冻者）：白鸭杀取血，滚酒泡服，即止也。（《摘玄方》）

舌

【主治】痔疮杀虫，取相制也（时珍）。

涎

【主治】小儿疭风，头及四肢皆往后，以鸭涎滴之。又治蚯蚓吹小儿阴肿，取雄鸭抹之即消。（时珍出（《海上方》））

胆

【气味】苦、辛，寒，无毒。

【主治】涂痔核，良。又点赤目初起，亦效。（时珍）

肫衣（即肫腔内皮也）

【主治】诸骨哽，炙研，小服一钱即愈，取其消导也。（时珍）

卵

【气味】甘、咸，微寒，无毒。

【主治】心腹胸膈热（《日华》）。

白鸭通（即鸭屎也，与马通同义）

【气味】冷，无毒。

【主治】杀石药毒，解结缚，散畜热（《别录》）。主热毒、毒痢。又和鸡子白，涂热疮肿毒，即消。涂蚯蚓咬，亦效（孟诜）。绞汁服，解金、银、铜、铁毒（时珍）。

【附方】

石药过剂：白鸭屎为末，水服二钱，效。（《百一方》）

乳石发动（烦热）：用白鸭通一合，汤一盏渍之，澄清冷服。（《圣惠方》）

热疮肿毒（不可忍）：用家鸭粪同鸡子清调敷，即消。（《圣惠方》）

◆实用指南

【单方验方】

一切水肿：青头雄鸭1只，粳米适量，葱白3茎。青鸭肉切细煮至极烂，再加米、葱白煮粥；或用鸭汤煮粥，每日2次，空腹温热食，5～7日为1个疗程。

肺结核：白鸭子1只，大贝母、白及各120克。先将后2味烘干，研为极细面，备用。再将鸭子剖腹去肠毛杂，装入后2味药面，不加盐，加清水适量，炖至鸭肉熟烂为止，汤分4次服完，每日2次。鸭肉也分4次吃完，每日2次。

产后失血，眩晕心悸或血虚所致的头昏头痛：老鸭、母鸡各1只。取肉切块，加水适量，以小火炖至烂熟，加盐少许调味服食。

水湿停聚，腹部胀大：青头雄鸭1只。切块，加水5000～1000毫升，一顿饮完浓汁，并盖上厚被，以汗出为佳。

高血压、血管硬化：鸭 1 只，海带 60 克。先将鸭取肉切块，海带泡软洗净，加水一同炖熟，略加盐调味服食。

【食疗药膳】

⊙老鸭煲

原料：沙参、玉竹各 50 克，老雄鸭 1 只，调料适量。

脂肪：将鸭去毛及内脏，洗净，与沙参、玉竹同入砂锅内，加葱、姜、水、烧沸，小火闷煮 1 小时，至鸭肉烂熟，入盐、味精拌匀即可。

用法：随意食用。

功效：滋阴润肺，润肠通便。

适用：肺虚久咳、胃阴亏损之肠燥便秘。

⊙银杏蒸鸭

原料：银杏 200 克，白鸭 1 只。

制法：银杏去壳，开水煮熟后去皮、芯，再用开水焯后混入杀好去骨的鸭肉中。加清汤，上笼蒸 2 小时至鸭肉熟烂后食用。

用法：佐餐食用。

功效：补虚平喘，利水退肿。

适用：晚期肺癌喘息无力、全身虚弱、痰多者。

⊙甘草绿豆炖白鸭

原料：生甘草 20 克，绿豆 100 克，白鸭 1 只，盐适量。

制法：先把生甘草润透，洗净，切片；绿豆洗净，去杂质；白鸭肉洗净，切块。把鸭肉、甘草、绿豆放入炖锅内，加入清水。置大火上烧沸，再用小火炖煮 50 分钟，加入盐，搅匀即成。

用法：每日 1 次，每次吃鸭肉 50 克，随意吃豆喝汤。

功效：滋阴清肝。

适用：肝火旺盛型肝病患者食用。

鸡（《本经上品》）

【释名】烛夜。

丹雄鸡肉

【气味】甘，微温，无毒。

【主治】女人崩中漏下赤白沃。通神，杀恶毒。辟不详，补虚温中止血（《本经》）。能愈久伤乏疮不瘥者（别录）。补肺（孙思邈）。

【附方】

辟禳瘟疫：冬至日取赤雄鸡作腊，至立春日煮食至尽，勿分他人。（《肘后方》）

百虫入耳：鸡肉炙香，塞耳中引出。（《圣济总录》）

白雄鸡肉

【气味】酸，微温，无毒。

【主治】下气，疗狂邪，安五脏，伤中消渴（《别录》）。调中除邪，利小便，去丹毒风（《日华》）。

【附方】

癫邪狂妄（自肾自圣，行走不休）：白雄鸡一只煮，以五味和作羹粥食。（《食医心镜》）

惊愤邪僻（治因惊忧怖迫，或激愤惆怅，致志气错越，心行违僻者）：白雄鸡一头（治如食法），真珠四两，薤白四两，水三升，煮二升，尽食之，饮汁令尽。（《肘后方》）

卒然心痛：白鸡一头，治如食法，水三升，煮二升，去鸡，煎取六合，入苦酒六合，真珠一钱，煎取六合，纳麝香二豆许，顿服之。（《肘后方》）

赤白痢下：白雄鸡一只，如常作腊及馄饨，空心食。（《食医心镜》）

卒得咳嗽：白鸡一只，苦酒一斗，煮取三升，分三服，并淡食鸡。（《肘后方》）

水气浮肿：小豆一升，白雄鸡一只，治如食法，以水三斗煮熟食之，饮汁令尽。（《肘后方》）

乌雄鸡肉

【气味】甘，微温，无毒。

【主治】补中止痛（《别录》）。

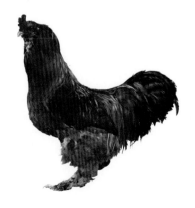

止肚痛，心腹恶气，除风湿麻痹，诸虚羸，安胎，治折伤并痈疽。生捣，涂竹木刺入肉（《日华》）。

【附方】

老人中风（烦热语涩）：每用乌雄鸡一只（切），葱白一握，煮臛，下麻子汁、五味，空心食之。（《养老书》）

脚气烦懑：用乌雄鸡一只，治如食法，入米作羹食。（《养老书》）

卒得咳嗽：乌雄鸡一只，治如食法，酒渍半日饮之。（《肘后方》）

狐尿刺疮（棘人）：肿痛欲死，破乌鸡揾之，良。（《肘后方》）

打伤颠扑（及牛马触动，胸腹破血，四肢摧折）：以乌鸡一只，连毛杵一千二百下，苦酒三升和匀。以新布揾病处，将膏涂布上。觉寒振欲吐，徐徐取下，须臾再上。一鸡少，顷再作，以愈为度。（《肘后方》）

黑雌鸡肉

【气味】甘、酸、温、平，无毒。

【主治】作羹食，治风寒湿痹，五缓六急，安胎（《别录》）。安心定志，除邪辟恶气，治血邪，破心中宿血，治痈疽，排脓补新血，及产后虚羸，益色肋气（《日华》）。治反胃及腹痛，踒折骨痛，乳痈。又新产妇以一只治净，和五味炒香，投二升酒中，封一宿取饮，令人肥白。又和乌油麻二升熬香，入酒中极效（孟诜）。

【附方】

中风舌强（不语，目睛不转，烦热）：乌雌鸡一只治净，以酒五升，煮取二升去滓，分作三次，连服之。食葱姜粥，暖卧，取小汗。（《饮膳正要》）

虚损积劳（治男女因积虚或大病后，虚损沉困，酸疼盗汗，少气喘惙，或小腹拘急，心悸胃弱，多卧少起，渐至瘦削。若年深，五脏气竭，则难治也）：用乌雌

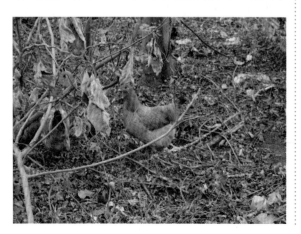

鸡一头，治如食法，以生地黄一斤（切），饴糖一升，纳腹内缚定，铜器贮，于瓶中蒸五升米熟，取出，食肉饮汁，勿用盐。一月一作，神效。（《姚僧坦方》）

黄雌鸡肉

【气味】甘、酸、咸、平，无毒。

【主治】伤中消渴，小便数而不禁，肠澼泄痢，补益五脏，续绝伤，疗五劳，益气力（《别录》）。治劳劣，添髓补精，助阳气，暖小肠，止泄精，补水气（《日华》）。补丈夫阳气，治冷气疾着床者，渐渐食之，良。以光粉、诸石末和饭饲鸡，煮食甚补益（孟诜）。治产后虚羸，煮汁煎药服，佳（时珍）。

【附方】

消渴饮水（小便数）：以黄雌鸡煮汁冷饮，并作羹食肉。（《食医心镜》）

下痢禁口：黄肥雌鸡一只，如常为臛，作面馄饨，空心食之。（《食医心镜》）

脾虚滑痢：用黄雌鸡一只炙，以盐、醋涂，煮熟食之。（《食医心镜》）

脾胃弱乏（人痿黄瘦）：黄雌鸡肉五两，白面七两，切肉作馄饨，下五味煮熟，空心食之。日一作，益颜色，补脏腑。（《寿亲养老方》）

产后虚羸：黄雌鸡一只，去毛及肠肚，背上开破，入生百合三枚，白粳米半升，缝合，入五味汁中煮熟，开腹取百合及饭，和汁作羹食之，并食肉。（《圣惠方》）

病后虚汗（伤寒后虚弱，日夜汗出不止，口干心躁）：用黄雌鸡一只（去肠胃，治净），麻黄根一两，水七大盏，煮汁三大盏，去滓及鸡，入肉苁蓉（酒浸一宿，刮净）一两，牡蛎（煅）粉二两，煎取一盏半，一日服尽。（《圣惠方》）

噎食不通：黄雌鸡肉四两（切），茯苓二两，白面六两，作馄饨，入豉汁煮食，三五服效。（《寿亲养老书》）

乌骨鸡

【气味】甘，平，无毒。

【主治】补虚劳羸弱，治消渴，中恶鬼击气腹痛，益产乌骨鸡。

【附方】

赤白带下：白果、莲肉、江米各五钱，胡椒一钱，为末。乌骨鸡一只，如常治净，装末入腹煮熟，空心食之。

脾虚滑泄：乌骨母鸡一只治净，用豆蔻一两，草果二枚，烧存性，掺入鸡腹内，扎定煮熟，空心食之。

反毛鸡

【主治】反胃：以一只煮烂，去骨，入人参、当归、盐各半两，再同煮烂，食之至尽(时珍出《乾坤生意》)。

鸡头（丹、白雄鸡者良）

【主治】杀鬼，东门上者良（《本经》）。治蛊，禳恶，辟瘟（时珍）。

【附方】

卒魇死昏：东门上鸡头为末，酒服之。（《千金方》）

鸡冠血（三年雄鸡者良）

【气味】咸，平，无毒。

【主治】乌鸡者，主乳难（《别录》）。治目泪不止，日点三次，良（孟诜）。亦点暴赤目（时珍）。丹鸡者，治白癜风（《日华》）。并疗经络间风热。涂颊，治口㖞不正；涂面，治中恶；卒饮之，治缢死欲绝，及小儿卒惊客忤。涂诸疮癣，蜈蚣、蜘蛛毒，马啮疮，百虫入耳（时珍）。

【附方】

小儿卒惊（似有痛处，不知疾状）：用雄鸡冠血少许，滴口中，妙。（《谭氏小儿》）

小儿解颅：丹雄鸡冠血滴之，以赤芍药末粉之，甚良。（《普济方》）

阴毒卒痛：用雄鸡冠血，入热酒中饮之，暖卧取汗。（《伤寒蕴要》）

女人阴血（女人交接违理，血出）：用雄鸡冠血涂之。（《集验方》）

烂弦风眼：鸡冠血点之，日三五度。（《圣惠方》）

对口毒疮：热鸡血频涂之，取散。（《皆效方》）

蜈蚣咬伤：鸡冠血涂之。（钱相公（《箧中方》）

诸虫入耳：鸡冠血滴入即出。（《胜金方》）

鸡血（乌鸡、白鸡者良）

【气味】咸，平，无毒。

【主治】踒折骨痛及痿痹，中恶腹痛，乳难（《别录》）。治剥驴马被伤，及马咬人，以热血浸之。白癜风、疬疡风，以雄鸡翅下血涂之（藏器）。热血服之，主小儿下血及惊风，解丹毒蛊毒。鬼排阴毒，安神定志。时珍曰：肘后治惊邪恍惚，大方中亦用之。

【附方】

解百蛊毒：白鸡血，热饮之。（《太平广记》）

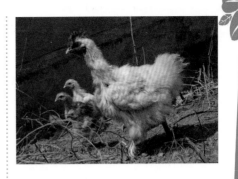

惊风不醒：白乌骨雄鸡血，抹唇上即醒。（《集成方》）

黄疸困笃：用半斤大雄鸡，背上破开，不去毛，带热血合患人胸前，冷则换之。日换数鸡，拔去积毒即愈。此鸡有毒，人不可食，犬亦不食也。（《经验方》）

筋骨折伤：急取雄鸡一只刺血，量患人酒量，或一碗，或半碗，和饮，痛立止，神验。（《青囊秘传》）

杂物眯目(不出)：以鸡肝血滴少许，即出。（《圣惠方》）

蚰蜒入耳：生油调鸡心血，滴入即出。（《圣济总录》）

肪（乌雄鸡者良）

【气味】甘，寒，无毒。

【主治】耳聋（《别录》），头秃发落（时珍）。

【附方】

年久耳聋：用炼成鸡肪五两，桂心十八铢，野葛六铢，同以小火煎三沸，去滓。每用枣许，以苇筒炙溶，倾入耳中。如此十日，耵聍自出，长寸许也。（《千金翼》）

脑（白雄鸡者良）

【主治】小儿惊痫。烧灰酒服，治难产（苏恭）。

心（乌雄鸡者良）

【主治】五邪（《别录》）。

肝（雄鸡者良）

【气味】甘、苦，温，无毒。

【主治】起阴（《别录》）。补肾。

治心腹痛，安漏胎下血，以一具切，和酒五合服之（孟诜）。疗风虚目暗。治女人阴蚀疮，切片纳入，引虫出尽，良（时珍）。

【附方】

阳痿不起：用雄鸡肝三具，菟丝子一升，为末，雀卵和丸小豆大。每服一百丸，酒下，日二。（《千金方》）

肝虚目暗（老人肝虚目暗）：乌雄鸡肝一具（切），以豉和米作羹成粥食之。（《寿亲养老书》）

胆（乌雄鸡者良）

【气味】苦，微寒，无毒。

【主治】目不明，肌疮（《别录》）。月蚀疮，绕耳根，日三涂之（孟诜）。灯心蘸点胎赤眼，甚良。水化搽痔疮，亦效（时珍）。

【附方】

沙石淋沥：用雄鸡胆（干者）半两，鸡屎白（炒）一两，研匀。温酒服一钱，以利为度。（《十便良方》）

眼热流泪：五倍子，蔓荆子煎汤洗，后用雄鸡胆点之。（《摘玄方》）

尘沙眯目：鸡胆汁点之。（《医说》）

肾（雄鸡者良）

【主治】𪘆鼻作臭，用一对与脖前肉等份，入豉七粒，新瓦焙研，以鸡子清和作饼，安鼻前，引虫出。忌阴人、鸡、犬见（《十便良方》）。

嗉

【主治】小便不禁，及气噎食不消（时珍）。

【附方】

气噎不通：鸡嗉两枚连食，以湿纸包，黄泥固，煅存性为末，入木香、沉香、丁香末各一钱，枣肉和丸梧子大。每汁下三丸。（《卫生简易方》）

发背肿毒：鸡嗉及肫内黄皮，焙研。湿则干掺，干则油调搽之。（《医林正宗》）

鸡肫内黄皮（又称鸡内金）

【气味】甘，平，无毒。

【主治】泄痢。小便频遗，除热止烦（《别录》）。止泄精并尿血，崩中带下，肠风泻血（《日华》）。治小儿食疟，疗大人淋漓反胃，消酒积，主喉闭乳蛾，一切口疮，牙疳诸疮（时珍）。

【附方】

小便淋沥（痛不可忍）：鸡肫内黄皮五钱，阴干烧存性，作一服，白汤下，立愈。（《医林集要》）

膈消饮水：鸡内金（洗、晒干）、栝楼根（炒）五两，为末，糊丸梧桐子大。每服三十丸，温水下，日三。（《圣济总录》）

一切口疮：鸡内金烧灰敷之，立效。（《活幼新书》）

鹅口白疮：鸡肫黄皮为末，乳服半钱。（《子母秘录》）

走马牙疳：（《经验方》）用鸡肫黄皮（不落水者）五枚，枯矾五钱，研搽立愈。（《心鉴》）用鸡肫黄皮，灯上烧存性，入枯矾，黄檗末等份，麝香少许。先以米泔水洗漱后，贴之。

阴头疳蚀：鸡内金（不落水）拭净，新瓦焙脆，出火毒，为细末。先以米泔水洗疮，乃搽之。亦治口疳。（《经验方》）

脚胫生疮：雄鸡肫内皮，洗净贴之。一日一易，十日愈。（《小山奇方》）

金腮疮蚀（初生如米豆，久则穿蚀）：用鸡内金（焙）、郁金等份，为末。盐浆漱了贴之。忌米食。（《圣济总录》）

小儿疣目：鸡肫黄皮擦之，自落。（《集要方》）

肠

【主治】遗溺，小便数不禁。烧存性，每服三指，酒下（《别录》）。止遗精、白浊、消渴（时珍）。

【附方】

小便频遗：（《食医心镜》）用雄鸡肠一具作臛，和酒服。（《普济方》）用雄鸡肠，水煎汁服，日三次。

肋骨（乌骨鸡者良）

【主治】小儿羸瘦，食不生肌（《别录》）。

【附方】

小儿囟陷，因脏腑壅热，气血不荣：用乌鸡骨一两（酥炙黄），生地黄（焙）二两，为末。每服半钱，粥饮调下。（《圣惠方》）

疮中朽骨，久疽久漏，中有朽骨：以乌骨鸡胫骨，实以砒石，盐泥固济，煅红出毒，以骨研末，饭丸粟米大。每以白纸捻送一粒入窍中，以拔毒膏药封之，其骨自出。（《医学正传》）

距（白雄鸡者良）

【主治】产难，烧研酒服（苏恭）。

下骨哽，以鸡足一双，烧灰水服。（时珍出《外台秘要》）

翮翎（白雄鸡者良）

【主治】下血闭。左翅毛，能起阴（《别录》）。治妇人小便不禁，疗骨哽，蚀痈疽。止小儿夜啼，安席下，勿令母知（时珍）。

【附方】

阴肿如斗：取鸡翅毛（一孔生两茎者）烧灰饮服。左肿取右翅，右肿取左翅，双肿并取。（《肘后方》）

妇人遗尿：雄鸡翎烧灰，酒服方寸匕，日三。（《千金翼》）

咽喉骨哽：白雄鸡左右翮大毛各一枚，烧灰水服。（《外台秘要》）

肠内生痈：雄鸡顶上毛并屎烧末，空心酒服。（《千金方》）

决痈代针：白鸡翅下两边第一毛，烧灰水服，即破。（《外台秘要》）

解蜀椒毒：鸡毛烧烟吸之，并水调一钱服之。（《千金方》）

尾毛

【主治】刺入肉中，以二七枚，和男子乳封之，当出（孟诜）。解蜀椒毒，烧烟吸之，并以水调灰服。又治小儿痘疮后生痈，烧灰和水敷之（时珍）。

【附方】

小便不禁：雄鸡翎烧研，酒服方寸匕。（《外台秘要》）

屎白

【气味】微寒，无毒。

【主治】消渴，伤寒寒热。破石淋及转筋，利小便，止遗尿，灭瘢痕（《别录》）。治中风失音痰迷，炒服，治小儿客忤蛊毒。治白虎风，贴风痛（《日华》）。治贼风、风痹，破血，和黑豆炒，酒浸服。亦治虫咬毒（藏器）。下气，通利大小便，治心腹鼓胀，消癥瘕，疗破伤中风，小儿惊啼。以水淋汁服，解金银毒。以醋和，涂蜈蚣、蚯蚓咬毒（时珍）。

【附方】

小儿腹胀黄瘦：用干鸡屎一两，丁香一钱，为末，蒸饼丸小豆大。每米汤下十丸，日三服。（《活幼全书》）

中诸菜毒（发狂，吐下欲死）：用鸡屎烧末，水服方寸匕。（《葛氏方》）

小儿惊啼：鸡屎白烧灰，米饮服二字。（《千金方》）

喉痹肿痛：鸡屎白含之咽汁。（《圣惠方》）

牙齿疼痛：鸡屎白烧末、绵裹咬痛处，立瘥。（《经验方》）

鼻血不止：鸡屎取有白色半截者，烧灰吹之。（唐氏（《经验方》）

面目黄疸：鸡屎白、小豆、秫米各二分，为末，分作三服，水下，当有黄汁出也。（《肘后方》）

乳妒乳痈、乳头破裂：鸡屎白炒研，酒服方寸匕，三服愈。（《产宝》）

头疮白秃：雄鸡屎末，和陈酱、苦酒洗之。（《千金方》）

耳中恶疮：鸡屎白炒研，敷之。（《圣惠方》）

鸡子（即鸡卵也）黄雌者为上，乌雌者次之

【气味】甘，平，无毒。

【主治】除热火灼烂疮、痫痉。可作虎魄神物（《别录》）。弘景曰：用欲鳆子（黄白混杂者）煮作之，极相似，惟不拾芥尔。又煮白，合银口含，须臾色如金也。镇心，安五脏，止惊安胎，治妊娠天行热疾狂走，男子阴囊湿痒，及开喉声失音。醋煮食之，治赤白久痢，及产后虚痢。米粉同炒干，止疳痢，及妇人阴疮。和豆淋酒服，治贼风麻痹。醋浸令坏，敷疵黚。作酒，止产后血运，暖水脏，缩小便，止耳鸣。和蜡炒，治耳鸣、聋，及疳痢（《日华》）。益气。以浊水煮一枚，连水服之，主产后痢。和蜡煎，止小儿痢（藏器）。小儿发热，以白蜜一合，和三颗搅服，立瘥（孟诜）。

【附方】

身面肿满：鸡子黄白相和，涂肿处，干再上。（《肘后方》）

心气作痛：鸡子一枚打破，醋二合调服。（《肘后方》）

小儿疳痢（肚胀）：用鸡子一个开孔，入巴豆一粒，轻粉一钱，用纸五十重裹，于饭上蒸三度，放冷去壳研，入麝香少许，糊和丸丸粒大。食后温汤下二丸至三丸。（《经验方》）

痘疮赤瘢：鸡子一个，酒醋浸七日，白僵蚕二七枚，和匀，揩赤涂之，甚效。（《圣惠方》）

雀卵面疱：鸡卵醋浸坏，取出敷之。（《圣惠方》）

产后血多（不止）：乌鸡子三枚，

醋半升，酒二升，和搅，煮取一升，分四服。（《本草拾遗》）

产后心痛：鸡子煮酒，食即安。（《备急方》）

产后口干（舌缩）：用鸡子一枚打破，水一盏搅服。（《经验方》）

妇人白带：用酒及艾叶煮鸡卵，日日食之。（《袖珍方》）

头风白屑：新下乌鸡子三枚，沸汤五升搅，作三度沐之，甚良。（《集验方》）

腋下胡臭：鸡子两枚，煮熟去壳，热夹，待冷，弃之三叉路口，勿回顾。如此三次效。（《肘后方》）

卵白

【气味】甘，微寒，无毒。

【主治】目热赤痛，除心下伏热，止烦满咳逆，小儿下泄，妇人产难，胞衣不出，并生吞之。醋浸一宿，疗黄疸，破大烦热（《别录》）。产后血闭不下，取白一枚，入醋一半，搅服（藏器）。和赤小豆末，涂一切热毒、丹肿、腮痛神效。冬月以新生者酒渍之，密封七日取出，每夜涂面，去䵟䵂䵌疱，令人悦色（时珍）。

【附方】

时行发黄：醋酒浸鸡子一宿，吞其白数枚。（《肘后方》）

咽塞鼻疮（及干呕头痛，食不下）：用鸡子一枚，开一窍，去黄留白，着米酢，燀火顿沸，取下更顿，如此三次，乘热饮之，不过一二度即愈。（《普济方》）

面生疱疮：鸡子，以三岁苦酒浸之三宿，待软，取白涂之。（《肘后方》）

汤火烧灼：鸡子清和酒调洗，勤洗即易生肌。忌发物，或生敷之亦可。（《经验秘方》）

面黑令白：鸡子三枚，酒浸，密封四七日，每夜以白敷面，如雪白也。（《普济方》）

涂面驻颜：鸡子一枚，开孔去黄留白，入金华胭脂及硇砂少许，纸封，与鸡抱之，俟别卵抱出，以涂面，洗之不落，半年尚红也。（《普济方》）

卵黄

【气味】甘，温，无毒。

【主治】醋煮，治产后虚痢，小儿发热。煎食，除烦热。炼过，治呕逆。和常山末为丸，竹叶汤服，治久疟（《药性》）。炒取油，和粉，敷头疮（《日华》）。卒干呕者，生吞数枚，良。小便不通者，亦生吞之，数次效。补阴血，解热毒，治下痢，甚验（时珍）。

【附方】

赤白下痢：鸡卵一枚，取黄去白，入胡粉满壳，

烧存性。以酒服一钱匕。（《葛氏方》）

小儿痫疾：鸡子黄和乳汁搅服。不过三两枚，自定。（《普济方》）

小儿头疮：煮熟鸡子黄，炒令油出，以麻油、腻粉搽之。（《事林广记》）

脚上臭疮：熟鸡子黄一个，黄蜡一钱，煎油涂之。汤火伤疮：熟鸡子十个，取黄炒取油，入腻粉十文搅匀，扫上，三五日永除瘢痕。（《集验方》）

消灭瘢痕：鸡子五七枚煮熟，取黄炒黑，拭涂，日三，久久自灭。（《圣惠方》）

耳疳出汁：鸡子黄炒油涂之，甚妙。（《谈野翁方》）

抱出卵壳

【集解】时珍曰：俗名混沌池、凤凰蜕。

【主治】研末，磨障翳（《日华》）。伤寒劳复，熬令黄黑为末，热汤和一合服，取汗出即愈（苏颂（《出深师方》）。烧灰油调，涂癣及小儿头身诸疮。酒服二钱，治反胃（时珍）。

【附方】

小便不通：鸡子壳、海蛤、滑石，等份为末。每服半钱，米饮下，日三。（《圣惠方》）

小儿烦满（欲死）：鸡子壳烧末，酒服方寸匕。（《子母秘录》）

头上软疖：用抱出鸡卵壳，烧存性研末，入轻粉少许，清油调敷。（《危氏得效方》）

耳疳出脓：用抱出鸡卵壳，炒黄为末，油调灌之，疼即止。（《杏林摘要》）

外肾痈疮：抱出鸡卵壳、黄连、轻粉等份，为细末。用炼过香油调涂。（《医林正宗》）

◆ 实用指南

【单方验方】

脾虚泻泄：乌鸡1只，党参50克，白术、茯苓各25克，砂仁、白蔻仁各15克，生姜10克。将乌鸡净毛去脏，洗净，将药纳入鸡腹内，煮熟，去药，

食肉喝汤。

夜盲症症：鸡肝1个，桑叶、晚蚕砂各15克。水煎服，每日1剂，连服数剂。

急性阑尾炎：鸡内金、蒲公英、败酱草、黄芩、连翘、紫花地丁、金银花各30克，桃仁、皂角刺各15克，乳香、没药各10克。水煎2次，混合药汁。每日1剂，分2次早、晚食前半小时服；病情重者，每日2剂，分4次，每6小时1次。

疳积：鸡内金30克。烘干研细末，每次3克，温开水送服，每日2次，连服5～7日。

口疮：鸡内金适量。烧灰外敷于患处。

夜梦遗精：鸡内金50克。焙干研为细末，每日早、晚空腹各3克，用白酒、或黄酒送下。扁平疣：鸡内金100克。浸泡于米醋300毫升内，装广口瓶，浸泡30小时即可。用消毒棉球蘸药液涂擦患处，每日3次，10日为1个疗程，一般需用1～2个疗程。

胃石症：鸡内金200克。焙干，研为细末，每日3次，每次10克，于饭前1小时用温开水送服。

【食疗药膳】

⊙鸡汁粥

原料：母鸡1只（1500～2000克），粳米100克。

制法：将母鸡剖洗干净，浓煎取汁，以原汁鸡汤分次同粳米煮粥；先用旺火煮沸，再改用微火煮到粥稠即可。

用法：早餐食用。

功能：滋养五脏，补益气血。

适用：年老体弱、病后羸瘦、气血亏损所引起的一切衰弱病症。

⊙归参鸡

原料：当归9克，党参15克，红枣10枚，子鸡1只，绍酒、姜、葱、盐各适量。

制法：先把当归洗净，党参洗净切片；子鸡宰杀后，去毛、内脏及爪；姜拍松，葱切段，红枣去核。再把子鸡放在炖锅内，加入党参、当归、绍酒、姜、葱、盐、红枣，再加入清水2000毫升。最后，把炖锅置大火上烧沸，再用小火炖煮50分钟即成。

用法：佐餐食用。每日1次，每次吃鸡肉50克，喝汤。

功效：补中益气，活血通络。

适用：血两虚型之冠心病患者。

⊙酒煮雄鸡

原料：雄鸡1只，米酒适量，姜、椒、盐各少许。

制法：用米酒和水各半煮熟，加姜、椒、盐调味即可。

用法：乘热食用。

功效：补肾益精，温里助阳。

适用：肾虚精亏、耳鸣耳聋、阳痿、遗尿等。

鸽（宋·《嘉祐》）

【释名】鹁鸽（《食疗》），飞奴。

白鸽肉

【气味】咸，平，无毒。

【主治】解诸药毒，及人、马久患疥，食之立愈（《嘉祐》）。调精益气，治恶疮疥癣，风瘙白癜，疬疡风，炒熟酒服。虽益人，食多恐减药力（孟诜）。

【附方】

消渴饮水（不知足）：用白花鸽一只，切作小片，以土苏煎，含咽。（《食医心镜》）

预解痘毒：每至除夜，以白鸽煮炙饲儿，仍以主煎汤浴之，则出痘稀少。

血

【主治】解诸药、百蛊毒（时珍出《事林广记》）。

卵

【主治】解疮毒、痘毒（时珍）。

【附方】

预解痘毒（小儿食之，永不出痘，或出亦稀）：用白鸽卵一对，入竹筒封，置厕中，半月取出，以卵白和辰砂三钱，丸绿豆大。每服三十丸，三豆饮下，毒从大小便出也。（《潜江方》）

屎（名左盘龙）

【气味】辛，温，微毒。

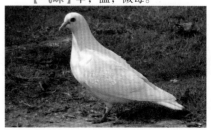

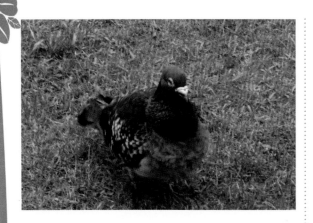

【主治】人、马疥疮，炒研敷之。驴、马，和草饲之（《嘉祐》）。消肿及腹中痞块（汪颖）。消瘰疬诸疮，疗破伤风及阴毒垂死者，杀虫（时珍）。

【附方】

带下排脓：野鸽粪一两（炒微焦），白术、麝香各一分，赤芍药、青木香各半两，延胡索（炒赤）一两，柴胡三分，为末。温无灰酒空心调服一钱。候脓尽即止，后服补子脏药。（宗奭）

破伤中风（病入传里）：用左蟠龙（即野鸽粪）、江鳔、白僵蚕各（炒）半钱，雄黄一钱，为末，蒸饼丸梧子大。每服十五丸，温酒下。取效。（《保命集》）

阴症腹痛（面青甚者）：鸽子粪一大抄，研末，极热酒一钟，和匀澄清，顿服即愈。（刘氏）

蛊毒腹痛：白鸽屎烧研，饮和服之。（《外台秘要》）

◆ 实用指南

【单方验方】

精血亏损肝肾阴虚证：白雄鸽1只，枸杞子、肉苁蓉各50克。去毛、内脏后洗净，内加枸杞子、肉苁蓉共炖熟，食用。

各种头痛：鸽子1只，天麻25克。将鸽子杀好洗净，入天麻加调料炖汤，分2日吃完，一般需食用2只鸽，重者需3只，忌酒、海带。

【食疗药膳】

⊙ 参芪鸽肉汤

原料：人参3克（或党参9～15克），黄芪9～15克，白术9克，乳鸽1只。

制法：将鸽去毛和内脏，人参、黄芪、白术用布包好，同放炖盘内加水适量，隔水炖至烂熟，饮汤吃鸽肉。

用法：一般3日1次，连服4～5次。

功效：补肾益气。

适用：小儿疳积。

⊙ 党参炖乳鸽

原料：乳鸽2只，鸽肾2个，党参50克，猪瘦肉200克，调料适量。

制法：将乳鸽剖开洗净内脏，将猪肾破开去黄衣用盐腌后冲洗干净；将猪瘦肉切成大块。将乳鸽和乳肾在滚水中拖一下，用清水洗净；将乳鸽、鸽肾、党参、猪瘦肉放入炖盅内，上面放几片姜，倒少许绍酒，并加适量水将盅盖盖好，隔水炖3小时左右，调味后可以食用。

用法：佐餐食用，每日1～2次。

功效：补益气血，温肾壮阳。

适用：气血不足、脾肾虚损者。

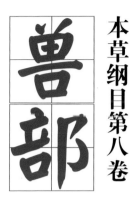

兽部

本草纲目第八卷

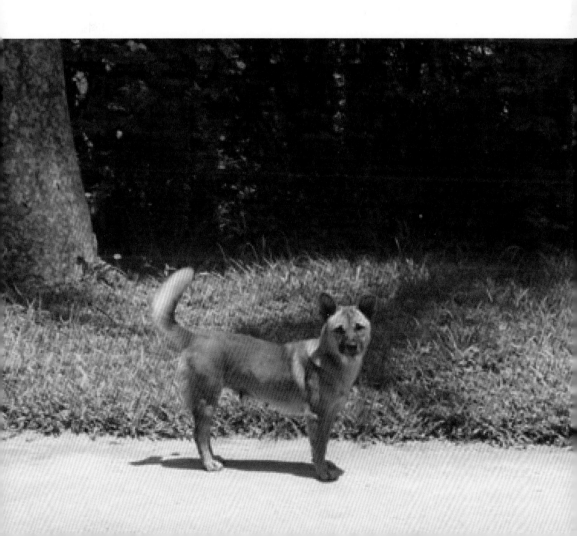

豕（《本经下品》）

【释名】猪（《本经》），豚（《本经》），豭，豵，豶。

豭猪肉

【气味】酸，冷，无毒。凡猪肉：苦，微寒，有小毒。江猪肉：酸，平，有小毒。豚肉：辛，平，有小毒。

【主治】疗狂病久不愈（《别录》）。压丹石，解热毒，宜肥热人食之（《拾遗》）。补肾气虚竭（《千金方》）。疗水银风，并中土坑恶气（《日华》）。

【附方】

浮肿胀满（不食）：用猪脊肉一双，切生，以蒜、薤食之。（《食医心镜》）

破伤风肿：新杀猪肉，乘热割片，贴患处。连换三片，其肿立消。（《简便方》）

解丹石毒（发热困笃）：用肥猪肉五斤，葱、薤半斤，煮食或作臛食。必腹鸣毒下，以水淘之，沙石尽则愈。（《千金翼》）

服石英法：白石英一斤，袋盛，水三斗，煎四升，以猪肉一斤，盐豉煮食。一日一作。（《千金翼》）

打伤青肿：炙猪肉搨之。（《千金方》）

小儿重舌：取三家屠肉，切指大，摩舌上，儿立啼。（《千金方》）

男女阴蚀：肥猪肉煮汁洗，不过三十斤瘥。（《千金方》）

竹刺入肉：多年熏肉，切片包裹之，即出。（《救急方》）

豭猪头肉

【主治】寒热五癃鬼毒。（《千金方》）同五味煮食，

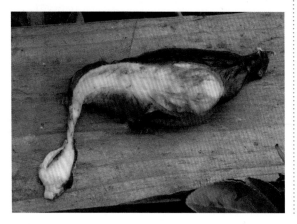

补虚乏气力，去惊痫五痔，下丹石，亦发风气（《食疗》）。

项肉（俗名槽头肉，肥脆，能动风）

【主治】酒积，面黄腹胀。以一两切如泥，合甘遂末一钱作丸，纸裹煨香食之，酒下。当利出酒布袋也（时珍出《普济》）。

脂膏

【气味】甘，微寒，无毒。反乌梅、梅子。

【主治】煎膏药，解斑蝥、芫青毒（《别录》）。解地胆、亭长、野葛、硫黄毒，诸肝毒，利肠胃，通小便，除五疸水肿，生毛发（时珍）。破冷结，散宿血（孙思邈）。利血脉，散风热，润肺。入膏药，主诸疮（苏颂）。杀虫，治皮肤风，涂恶疮（《日华》）。治痈疽（苏恭）。悦皮肤。作手膏，不皲裂（陶弘景）。胎产衣不下，以酒多服，佳（徐之才）。臀膏：生发悦面（《别录》）。

【附方】

伤寒时气：猪膏如弹丸，温水化服，日三次。（《肘后方》）

赤白带下：炼猪脂三合，酒五合，煎沸顿服。（《千金方》）

小便不通：猪脂一斤，水二升，煎三沸，饮之立通。（《千金方》）

关格闭塞：猪脂、姜汁各二升，微火煎至二升，下酒五合，和煎分服。（《千金方》）

卒中五尸：仲景用猪脂一鸡子，苦酒一升，煮沸灌之。（《肘后方》）

中诸肝毒：猪膏顿服一升。（《千金方》）

小儿蛔病（羸瘦）：猪膏服之。（《千金方》）

产后虚汗：猪膏、姜汁、白蜜各一升，酒五合，煎五上五下。每服方寸匕。（《千金翼》）

胞衣不下：猪脂一两，水一盏，煎五七沸，服之当下。（《圣惠方》）

发落不生（以酢泔洗净，布揩令热）：以腊猪脂，入生铁，煮三沸，涂之，遍生。

（《千金翼》）

热毒攻手（肿痛欲脱）：猪膏和羊屎涂之。（《外台秘要》）

手足皲破：猪脂着热酒中洗之。（《千金方》）

疥疮有虫：猪膏煎芜花，涂之。（《肘后方》）

漏疮不合：以纸粘腊猪脂纳疮中，日五夜三。（《千金翼》）

咽喉骨哽：吞脂膏一团。不瘥更吞之。（《千金方》）

身面疣目：以猪脂揩之，令血出少许，神验不可加。（《千金方》）

误吞针钉：猪脂多食令饱，自然裹出。（《普济方》）

脑

【气味】甘，寒，有毒。

【主治】风眩脑鸣，冻疮（《别录》）。主痈肿，涂纸上贴之，干则易。治手足皲裂出血，以酒化洗，并涂之（时珍）。

【附方】

喉痹已破（疮口痛者）：猪脑髓蒸熟，入姜、醋吃之，即愈。（《普济方》）

髓

【气味】甘，寒，无毒。

【主治】扑损恶疮（颂）。涂小儿解颅、头疮，及脐肿、眉疮。服之，补骨髓，益虚劳（时珍）。

【附方】

骨蒸劳伤：猪脊髓一条，猪胆汁一枚，童便一盏，柴胡、前胡、胡黄连、乌梅各一钱，韭白七根，同煎七分，温服。不过三服，其效如神。（《瑞竹堂方》）

小儿颅解：猪牙车骨煎取髓敷三日。（《千金方》）

小儿脐肿：猪颊车髓十二铢，杏仁半两，研敷。（《千金方》）

小儿头疮：猪筒骨中髓，和腻粉成剂，火中煨香，研末。先温盐水洗净，敷之。亦治肥疮出汗。（《普济方》）

血

【气味】咸，平，无毒。

【主治】生血：疗贲豚暴气，及海外瘴气（《日华》）。中风绝伤，头风眩运，及淋沥（苏恭）。卒下血不止，清酒和炒食之（思邈）。清油炒食，治嘈杂有虫（时珍）。压丹石，解诸毒（吴瑞）。

【附方】

交接阴毒（腹痛欲死）：豭猪血乘热和酒饮之。（《肘后方》）

中满腹胀（旦食不能暮食）：用不着盐水猪血，漉去水，晒干为末。酒服取泄，甚效。（《李楼奇方》）

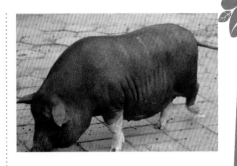

杖疮出血：猪血一升，石灰七升，和剂烧灰，再以水和丸，又烧，凡三次，为末敷之，效。（《外台秘要》）

中射罔毒：猪血饮之即解。（《肘后方》）

心血

【主治】调朱砂末服，治惊痫癫疾（吴瑞）。治卒恶死，及痘疮倒靥（时珍）。

【附方】

心病邪热：蕊珠丸，用猪心一个取血，靛花末一匙，朱砂末一两，同研，丸梧子大。每酒服二十丸。（《奇效良方》）

痘疮黑陷：腊月收豮猪心血，瓶干之。每用一钱，入龙脑少许，研匀服。须臾红活，神效。无干血，用生血。（《沈存中方》）

妇人催生：开骨膏，用猪心血和乳香末，丸梧子大，朱砂为衣。面东酒吞一丸。未下再服。（《妇人良方》）

尾血

【主治】痘疮倒靥，用一匙，调龙脑少许，新汲水服。又治卒中恶死（时珍）。

【附方】

卒中恶死：断猪尾取血饮，并缚豚枕之，即活。此乃长桑君授扁鹊法也。（《肘后方》）

蛇入七孔：割母猪尾血，滴入即出也。（《千金方》）

心

【气味】甘、咸，平，无毒。

【主治】惊邪忧恚（《别录》）。虚悸气逆，妇人产后中风，血气惊恐（思邈）。补血不足，虚劣（苏颂）。五脏：主小儿惊痫，出汗（苏恭）。

【附方】

心虚自汗（不睡者）：用豶猪心一个，带血破开，入人参、当归各二两，煮熟去药食之。不过数服，即愈。（《证治要诀》）

心虚嗽血：沉香末一钱，半夏七枚，入猪心中，以小便湿纸包煨熟，去半夏食之。（《证治要诀》）

产后风邪（心虚惊悸）：用猪心一枚，五味，豉汁煮食之。（《食医心镜》）

急心疼痛：猪心一枚，每岁入胡椒一粒，同盐、酒煮食。

肝（入药用子肝）

【气味】苦，温，无毒。

【主治】小儿惊痫（苏恭）。切作生，以姜、醋食，主脚气，当微泄。若先利，即勿服（藏器）。治冷劳脏虚，冷泄久滑赤白，带下，以一叶薄批，揾着诃子末炙之，再揾再炙，尽末半两，空腹细嚼，陈米饮送下（苏颂）。补肝明目，疗肝虚浮肿（时珍）。

【附方】

痢疾：豶猪肝一具（切片），杏仁（炒）一两，于净锅内，一重肝，一重杏仁，入童子小便二升，小火煎干。取食，日一次。（《千金方》）

浮肿胀满，不下食：猪肝一具洗切，着葱、豉、姜、椒炙之。或单煮羹亦可。（《食医心镜》）

中蛊腹痛：以猪肝一具，蜜一升，共煎，分二十服。或为丸服。（《肘后方》）

目难远视（肝虚也）：猪肝一具（细切去皮膜），葱白一握，用豉汁作羹，待熟下鸡子三个，食之。（《普济方》）

肝热目赤（碜痛）：用猪肝一具薄切，水洗净，以五味食之。（《食医心镜》）

牙疳危急：猪肝一具煮熟，蘸赤芍药末，任意食之。后服平胃散二三贴，即效。（《节要》）

女人阴痒：炙猪肝纳入，当有虫出。（《肘后方》）

打击青肿：炙猪肝贴之。（《千金方》）

急劳疾悴（日晚即寒热，惊悸烦渴）：用豶猪肝一具（切丝），生甘草（末）十五两，于铛中布肝一重，掺甘草一重，以尽为度，取童便五升，文大火煮干，捣烂，众手丸梧子大。每空心米饮下二十丸，渐加三十丸。（《圣惠方》）

脾（俗名联贴）

【气味】涩，平，无毒。

【主治】脾胃虚热，同陈橘红、人参、生姜、葱白，陈米煮羹食之（苏颂）。

【附方】

脾积痞块：猪脾七个，每个用新针一个刺烂，以皮消一钱擦之，七个并同，以瓷器盛七日，铁器焙干。又用水红花子七钱，同捣为末。以无灰酒空心调下。一年以下者，一服可愈；五年以下者，二服；十年以下者，三服。（《保寿堂方》）

疟发无时：胡椒、吴茱萸、高良姜各二钱，为末。以猪脾一条，作脍炒熟，一半滚药，一半不滚，以墨记定，并作馄饨煮熟。有药者吞之，无药者嚼下。一服效。（《卫生家宝方》）

肺

【气味】甘，微寒，无毒。

【主治】补肺（苏颂）。疗肺虚咳嗽，以一具，竹刀切片，麻油炒熟，同粥食。又治肺虚嗽血，煮蘸薏苡仁末食之（时珍出（《要诀诸方》）。

肾（俗名腰子）

【气味】咸，冷，无毒。

【主治】理肾气，通膀胱（《别录》）。补膀胱水脏，暖膝，治耳聋（《日华》）。补虚壮气，消积滞（苏颂）。除冷利（孙思邈）。止消渴，治产劳虚汗，下痢崩中（时珍）。

【附方】

肾虚遗精（多汗，夜梦鬼交）：用猪肾一枚，切开去膜，入附子末一钱，湿纸裹煨熟，空心食之，饮酒一杯。不过三五服，效。（《经验方》）

肾虚阴痿（羸瘦，精衰少力）：用豶猪肾一对（切片），枸杞叶半斤，以豉汁一盏，同椒、盐煮羹食。（《经验方》）

肾虚腰痛：用猪腰子一枚切片，以椒、盐淹去腥水，入杜仲末三钱在内，荷叶包煨食之，酒上。（《本草权度》）

闪肭腰痛：用豶猪肾一枚批片，盐、椒淹过，入甘遂末三钱，荷叶包煨熟食，酒送下。（《儒门事亲》）

老人耳聋：猪肾一对去膜切，以粳米二合，葱白二根，薤白七根，人参二分，防风一分，为末，同煮粥食。（《寿

亲养老方》）

老人脚气（呕逆者）：用猪肾一对，以醋、蒜、五味治食之，日作一服。或以葱白、粳米同煮粥食亦可。（《寿亲养老方》）

卒然肿满：用猪肾批开，入甘遂末一钱，纸裹煨熟食。以小便利为效，否则再服。（《肘后方》）

肘伤冷痛：猪肾一对，桂心二两，水八升，煮三升，分二服。（《肘后方》）

卒得咳嗽：猪肾二枚，干姜三两，水七升，煮二升，稍服取汁。（《肘后方》）

久嗽不瘥：猪肾二枚，入椒四七粒，水煮啖之。（《张文仲方》）

赤白下痢、腰痛：用猪肾二枚研烂，入陈皮、椒、酱，作馄饨，空心食之。（《食医心镜》）

赤白带下、崩中漏下：常炙猪肾食之。（《张文仲方》）

小儿头疮：猪腰子一个，批开去心、膜，入五倍子、轻粉末等份在内，以砂糖和面固济，炭火炙焦为末。清油调涂。（《经验良方》）

肚

【气味】甘，微温，无毒。

【主治】补中益气止渴，断暴痢虚弱（《别录》）。补虚损，杀劳虫。酿黄糯米蒸捣为丸，治劳气，并小儿疳蛔黄瘦病（《日华》）。主骨蒸热劳，血脉不行，补羸助气，四季宜食（苏颂）。消积聚癥瘕，治恶疮（吴普）。

【附方】

补益虚羸：用猪肚一具，入人参五两，蜀椒一两，干姜一两半，葱白七个，粳米半升在内，密缝，煮熟食。（《千金翼》）

水泻不止：用獖猪肚一枚，入蒜煮烂捣膏，丸梧子大。每米饮服三十丸。丁必卿云：予每日五更必水泻一次，百药不效。用此方，入平胃散末三两，丸服，遂安。（《普济方》）

老人脚气：猪肚一枚，洗净切作生，以水洗，布绞干，和蒜、椒、酱、醋五味，常食。亦治热劳。（《寿亲养老方》）

赤白癜风：白水煮猪肚一枚，食之顿尽。忌房事。（《外台秘要》）

疥疮痒痛：猪肚一枚，同皂荚煮熟，去荚食之。（《救急方》）

虫牙疼痛：用新杀猪肚尖上涎，绢包咬之。数次虫尽即愈。唐氏用枳壳末拌之。

肠

【气味】甘，微寒，无毒。

【主治】虚渴，小便数，补下焦虚竭（孟诜）。止小便（《日华》）。去大小肠风热，宜食之（苏颂）。润肠治燥，调血痢脏毒（时珍）。洞肠：治人洞肠挺出，血多（孙思邈）。洞肠，广肠也。

【附方】

肠风脏毒、胁热血痢：（《救急方》）用猪大肠一条，入芫荽在内，煮食。奇效用猪脏，入黄连末在内，煮烂，捣丸梧子大。每米饮服三十丸。又方：猪脏入槐花末令满，缚定，以醋煮烂，捣为丸如梧桐子大。每服二十丸，温酒下。

脏寒泄泻（体倦食减）：用猪大肠一条，去脂洗净，以吴茱萸末填满，缚定蒸熟，捣丸梧子大。每服五十丸，米饮下。（《奇效良方》）

脬（亦作胞）

【气味】甘、咸，寒，无毒。

【主治】梦中遗溺，疝气坠痛，阴囊湿痒，玉茎生疮。

【附方】

梦中遗溺：用猪脬洗炙食之。（《千金方》）

产后遗尿：猪胞、猪肚各一个，糯米半升，入脬内，更以脬入肚内，同五味煮食。（《医林集要》）

消渴无度：干猪胞十个，剪破去蒂，烧存性为末。每温酒服一钱。（《圣济总录》）

肾风囊痒：用猪尿胞火炙，以盐酒吃之。（《救急方》）

玉茎生疮（臭腐）：用猪胞一个（连尿，去一半，留一半），以煅红新砖焙干为末，入黄丹一钱。掺之，三五次瘥。先须以葱、椒汤洗。（《奇效良方》）

胆

【气味】苦，寒，无毒。

【主治】伤寒热渴（《别录》）。骨热劳极，消渴，小儿五疳，杀虫（苏颂）。敷小儿头疮。治大便不通，以苇筒纳入下部三寸灌之，立下（藏器）。通小便，敷恶疮，治目赤目翳，明目，清心脏，凉肝脾。入汤沐发，去腻光泽（时珍）。

【附方】

赤白下痢：十二月腊猪胆百枚，俱盛黑豆入内，着麝香少许，阴干。每用五七粒为末，生姜汤调服。（《奇效方》）

伤寒癍出：猪胆鸡子汤，用猪胆汁、苦酒各三合，鸡子一个，合煎三沸，分服，汗出即愈。（《张文仲方》）

疔疮恶肿：十二月猪胆风干，和生葱捣敷。（《普济方》）

拔白换黑：猪胆涂孔中，即生黑者。（《圣惠方》）

小儿初生：猪胆入汤浴之，不生疮疥。

产妇风疮（因出风早）：用猪胆一枚，柏子油一两，和敷。（《杏林摘要》）

汤火伤疮：猪胆调黄檗末，涂之。（《外台秘要》）

肤

【气味】甘，寒，无毒。

【主治】少阴下痢，咽痛（时珍）。

耳垢

【主治】蛇伤狗咬，涂之（《别录》）。

鼻、唇

【气味】甘、咸，微寒，无毒（多食动风）。

【主治】上唇：治冻疮痛痒（思邈）。煎汤，调蜀椒目末半钱，夜服治盗汗（宗奭）。鼻：治目中风翳，烧灰水服方寸匕，日二服（时珍出《千金》）。

舌

【主治】健脾补不足，令人能食，和五味煮汁食（孟诜）。

靥（俗名咽舌是矣，又名猪气子）

【主治】项下瘰气，瓦焙研末，每夜酒服一钱（时珍）。

【附方】

瘰气：（《杏林摘要》）用猪靥七枚，酒熬三钱，入水瓶中露一夜，取出炙食。二服效。（《医林集要》）开结散，猪靥（焙）四十九枚，沉香二钱，真珠（砂罐煅）四十九粒，沉香二钱，橘红四钱，为末。临卧冷酒徐徐服二钱。五服见效，重者一料愈。以除日合之。忌酸、咸、油腻、涩气之物。

齿

【气味】甘，平。

【主治】小儿惊痫，五月五日取，烧灰服（《别录》）。又治蛇咬（《日华》）。中牛肉毒者，烧灰水服一钱。

又治痘疮倒陷（时珍）。

☉骨

【主治】中马肝、漏脯、果、菜诸毒，烧灰，水服方寸匕，日三服。颊骨：烧灰，治痘陷；煎汁服，解丹药毒（时珍）。

【附方】

三消渴疾：猪脊汤，用猪脊骨一尺二寸，大枣四十九枚，新莲肉四十九粒，炙甘草二两，西木香一钱，水五碗，同煎取汁，渴则饮之。（《三因方》）

浸淫诸疮：猪牙车骨（年久者）椎破，烧令脂出，乘热涂之。（《普济方》）

母猪乳

【气味】甘、咸，寒，无毒。

【主治】小儿惊痫，及鬼毒去来，寒热五癃，绵蘸吮之（苏恭）。小儿天吊，大人猪、鸡痫病（《日华》）。

【附方】

断酒：白猪乳一升饮之。（《千金方》）

蹄

【气味】甘、咸，小寒，无毒。

【主治】煮汁服，下乳汁，解百药毒，洗伤挞诸败疮（《别录》）。滑肌肤，去寒热（苏颂）。煮羹，通乳脉，托痈疽，压丹石。煮清汁，洗痈疽，溃热毒，消毒气，去恶肉，有效（时珍）。（《外科精要》）洗痈疽有猪蹄汤数方，用猪蹄煮汁去油，煎众药蘸洗也。

【附方】

妇人无乳：（《外台秘要》）用母猪蹄一具，水二斗，煮五六升，饮之。或加通草六分。（《广济》）用母猪蹄四枚，水二斗，煮一斗，入土瓜根、通草、漏卢各三两，再煮六升，去滓，纳葱、豉作粥或羹食之。或身体微热，有少汗出佳。未通再作。

痈疽发背、乳发初起：母猪蹄一双，通草六分，绵裹煮羹食之。（《梅师方》）

天行热毒（攻手足肿痛欲断）：用母猪蹄一具去毛，以水一斗，葱白一握，煮汁，入少盐渍之。（《肘后方》）

老人面药，令面光泽：用母猪蹄一具，煮浆如胶。夜以涂面，晓则洗去。（《千金翼》）

硇砂损阴：猪蹄一具，浮萍三两，水三升，煮汁半升，渍之。冷即出，以粉敷之。（《外台秘要》）

悬蹄甲（一名猪退）

【气味】咸，平，无毒。

【主治】五痔，伏热在腹中，肠痈内蚀（《本经》）。同赤木烧烟熏，辟一切恶疮（仲景）。

【附方】

定喘化痰：用猪蹄甲四十九个，洗净，每甲纳半夏、白矾各一字，罐盛固济，煅赤为末，入麝香一钱匕。每用糯米饮下半钱。（《经验良方》）

久咳喘急：独蹄甲四十九枚，以瓶子盛之。安天南星（一枚）盖之，盐泥固济，煅烟出为度。取出，入款冬花半两，麝香、龙脑少许，研匀。每服一钱，食后煎桑白皮汤下。名黑金散。（《圣济总录》）

痘疮入目：猪蹄爪甲烧灰，浸汤滤净，洗之甚妙。（《普济方》）

瘢痘生翳（半年已上者，一月取效；一年者不治）：用猪悬蹄三两（瓦瓶固济，煅），蝉蜕一两，羚羊角一分，为末。每岁一字，三岁已上三钱，温水调服，一日三服。（《钱氏小儿方》）

尾

【主治】腊月者，烧灰水服，治喉痹。和猪脂，涂赤秃发落（时珍出《千金方》）。

毛

【主治】烧灰，麻油调，涂汤火伤，留窍出毒则无痕（时珍出《袖珍方》）。

【附方】

赤白崩中：猪毛烧灰三钱，以黑豆一碗，好酒一碗半，煮一碗，调服。

屎

【气味】寒，无毒。

【主治】寒热黄疸湿痹（《别录》）。主蛊毒，天行热病。并取一升浸汁，顿服（《日华》）。烧灰，发痘疮，治惊痫，除热解毒，治疮（时珍）。血溜出血不止，取新屎压之（吴瑞）。

【附方】

小儿夜啼：猪屎烧灰，淋汁浴儿，并以少许服之。（《圣惠方》）

小儿阴肿：猪屎五升，煮热袋盛，安肿上。（《千金方》）

中猪肉毒：猪屎烧灰，水服方寸匕。（《外台秘要》）

妇人血崩：老母猪屎烧灰，酒服三钱。（《李楼奇方》）

白秃发落：腊月猪屎烧灰敷。（《肘后方》）

疔疮入腹：牡猪屎和水绞汁，服三合，立瘥。（《圣惠方》）

十年恶疮：母猪粪烧存性，敷之。（《外台方》）

◆实用指南

【单方验方】

眩晕眼花，头痛语謇，半身不遂等：猪脑1个，天麻10克。加水适量，以小火炖煮1小时即成，每日1剂，去药渣分次调味服食。

心虚多汗，睡眠不安，或难以入睡：新鲜猪心1个，人参、当归各60克。猪心带血破开，装入人参和当归，煮熟，去药物，吃猪心。

心肺胃阴虚之心悸，烦躁，失眠，多梦，健忘或干咳，久咳，或烦渴，不思饮食等：猪心2个，百合30克，玉竹20克。加水适量，慢火炖熟，捞出猪心切片调味食用。

失眠健忘，老人便秘：猪心1个，柏子仁10克。把柏子仁放入猪心内，封口，上锅加水炖熟食用。

血虚所致的头昏眼花，疲倦乏力：猪瘦肉500克，切块，当归30克。加水适量，以小火煎煮。可稍加盐调味，除去药渣，饮汤吃肉，分2～3次服食。

气血虚弱引起的产后缺乳、乳汁清稀，乳房软弱而无胀痛，面色苍白或萎黄，皮肤干燥，食少便溏等：猪蹄1具，黄芪18克，当归10克，炮山甲8克，通草6克。先将后四味煎取汁液，放入猪蹄、黄酒适量。小火慢炖至猪蹄熟烂。每日1剂，连用3～5日为1个疗程。

痔疮出血：猪肠1条，槐花适量。将槐花炒研为末，填入肠内，两头扎紧，用米醋煮烂，捣和作丸，如梧桐子大，每次50丸，食前当归酒下。

老年血虚肠燥便秘，习惯性便秘：猪大肠150克，海参20克，火麻仁15克。

将猪大肠切小段，海参以水泡发，火麻仁打碎，煎汁去渣。把猪肠、海参、麻仁药汁共入锅中，加水适量炖熟，盐、味精调味，每日1剂，连用数日。

脾虚泄泻：熟猪肚、粳米各60克，白萝卜30克，葱末少许。加水煮粥食用。

肾阳不足之遗精，腰膝酸冷等：猪肾2只，胡桃仁、山萸肉各10克。将猪肾去筋膜切片，同胡桃仁、山萸肉入锅，加水适量炖熟，吃肉饮汤。

两目干涩昏花，视力减退：猪肝500克，玄参15克。先将猪肝加水煮1小时，捞出猪肝，切成薄片待用。另取锅，加油烧热，放入葱、姜稍炒，再入猪肝及料酒、酱油、盐少许，加原汤2匙，翻炒一下食用。

夜盲症，视力模糊：新鲜猪肝100克，夜明砂6克。将猪肝切成薄片，放入碟子里，加上夜明砂，上锅蒸熟。每日1次，连食3～6日。

肺脾阳虚，多年咳嗽不愈：猪脾（猪联贴）3具，黑枣100枚，米酒2500毫升。同浸1个月，去渣过滤，每次2匙，每日2次。

头痛时痛时止：猪脑2只，生姜汁1杯，黄酒100毫升。同入罐中，隔水蒸熟，一顿吃完。

噎膈：猪苦胆1只，小米30克。米装入苦胆，阴干，为末，口服6克，可加三七粉适量。

胆囊炎：猪胆1只，小米150克。将小米炒黄后与猪胆末混合一起备用。用时每日早、晚各服10克，用面汤或温开水送服。轻者3剂，重者5剂。

病毒性肝炎：猪瘦肉100克，鸡骨草60克。加水适量，煮2～3小时后，去渣调味服食。每日1次，连服数日。

【食疗药膳】

⊙猪脊粥

原料：猪脊瘦肉、粳米各100克，茴香、盐、香油、川椒粉各少许。

制法：先将脊肉切成小块，在香油中稍炒，后入粳米煮粥，快熟时再加入茴香、川椒、盐等，再煮1～2沸。

用法：早晚空腹食用。

功效：利肠通便。

适用：热病伤津之便秘。

⊙玉竹猪心

原料：玉竹50克，猪心500克，生姜、葱、花椒、盐、白糖、味精、香油各适量。

制法：将玉竹洗净，切成节，用水稍润，煎熬2次，收取药液800毫升，将猪心剖开，洗净血水，与药液、生姜、葱、花椒同置锅内用中火煮到猪心六成熟时，将它捞出晾凉。将猪心放在卤汁锅内，用小火煮熟捞起，

撇净浮沫。在锅内加卤汁适量，放入盐、白糖、味精和香油，加热成浓汁，将其均匀地涂在猪心里外即成。

用法：每日2次，佐餐食用。

功效：安神宁心，养阴生津。

主治：冠心病、心律不齐以及热病伤阴的干咳烦渴。

⊙猪肺粥

原料：猪肺500克，粳米100克，薏苡仁50克，料酒、葱、姜、盐、味精各适量。

制法：将猪肺洗净加水适量，放入料酒，煮至七成熟，捞出切成丁，同淘净的大米、薏苡仁一起入锅内，并放入葱、姜、盐、味精，先置急火上烧沸，然后改小火煨炖，米熟烂即可。用法：当饭吃，可经常食用。

功效：补脾肺，止咳。

适用：慢性支气管炎。

⊙猪胰酒

原料：猪胰3具，枣100枚，酒3000毫升。

制法：将三味共浸泡，秋冬7日，春夏3日，绞去滓后泡酒。

用法：每次20～30毫升，逐渐加至50毫升。

功效：止咳平喘。

适用：久咳上气不瘥。

狗（《本经中品》）

【释名】犬（《说文》），地羊。

肉（黄犬为上，黑犬、白犬次之）

【气味】咸、酸，温，无毒。反商陆，畏杏仁。同蒜食，损人。同菱食，生癥。

【主治】安五脏，补绝伤，轻身益气（《别录》）。宜肾（思邈）。补胃气，壮阳道，暖腰膝，益气力（《日华》）。补五劳七伤，益阳事，补血脉，厚肠胃，实下焦，填精髓，和五味煮，空心食之。凡食犬不可去血，则力少不益人（孟诜）。

【附方】

大补元气：戊戌酒，用黄犬肉一只，

煮一伏时，捣如泥，和汁拌炊糯米三斗，入曲如常酿酒。候熟，每旦空心饮之。（《寿亲养老方》）

男子、妇人一应诸虚不足，骨蒸潮热等证：用黄童子狗一只，去皮毛肠肚同外肾，于砂锅内用酒醋八分，水二升，入地骨皮一升，前胡、黄花菜、肉苁蓉各四两，同煮一日。去药，再煮一夜。去骨，再煮肉如泥，擂滤。入当归末四两，莲肉、苍术末各一斤，厚朴、橘皮末十两，甘草末八两，和杵千下，丸梧子大。每空心盐酒下五七十丸。（《乾坤秘韫》）

脾胃虚冷，腹满刺痛：肥狗肉半斤。以水同盐、豉煮粥，频食一两顿。（《食医心镜》）

气水鼓胀：狗肉一斤切，和米煮粥，空腹食之。（《食医心镜》）

血（白狗者良）

【气味】咸，温，无毒。

【主治】白狗血：治癫疾发作。乌狗血：治产难横生，血上抢心，和酒服之（《别录》）。补安五脏（《日华》）。热饮，治虚劳吐血，又解射罔毒。点眼，治痘疮入目。又治伤寒热病发狂见鬼及鬼击病，辟诸邪魅（时珍）。

【附方】

热病发狂（伤寒、时气、温病六七日，热极发狂，见鬼欲走）取白狗从背破取血，乘热摊胸上，冷乃去之。此治垂死者亦活。无白犬，但纯色者亦可。（《肘后方》）

小儿卒痫：刺白犬血一升食之。并涂身上。（《葛氏方》）

卒得病疮（常时生两脚间）：用白犬血涂之，立愈。（《肘后方》）

两脚癣疮：白犬血涂之，立瘥。（《奇效方》）

疔疮恶肿：取白犬血频涂之。有效。（《肘后方》）

心血

【主治】心痹心痛。取和蜀椒末，丸梧子大。每服五丸，日五服（时珍出（《肘后方》）。

乳汁（白犬者良）

【主治】十年青盲。取白犬生子目未开时乳，频点之。狗子目开即瘥（藏器）。赤秃发落，频涂甚妙（时珍）。

【附方】

拔白：白犬乳涂之。（《千金方》）

断酒：白犬乳，酒服。（《千金方》）

涎

【主治】诸骨硬脱肛，及误吞水蛭（时珍）。

【附方】

诸骨哽咽：狗涎滴骨上，自下。（《仇远稗史》）

大肠脱肛：狗涎抹之，自上也。（《扶寿精方》）

误吞水蛭：以蒸饼半个，绞出狗涎，吃之。连食二三，其物自散。（《德生堂方》）

心

【主治】忧恚气，除邪（《别录》）。治风痹鼻衄，及下部疮，狂犬咬（《日华》）。

肾

【气味】平，微毒。

【主治】妇人产后肾劳如疟者。妇人体热用猪肾，体冷用犬肾（藏器）。

肝

【主治】肝同心肾捣，涂狂犬咬。又治脚气攻心，切生，以姜、醋进之，取泄。先泄者勿用（藏器）。

【附方】

下痢腹痛：狗肝一具切，入米一升煮粥，合五味食。（《食医心镜》）

心风发狂：黄石散，用狗肝一具批开，以黄丹、消石各一钱半，研匀擦在肝内，用麻缚定，水一升煮熟。细嚼，以本汁送下。（《杨氏家藏》）

胆（青犬、白犬者良）

【气味】苦，平，有小毒。

【主治】明目（《本经》）。鼎曰：上伏日采胆，酒服之。敷痂疡恶疮（《别录》）。止消渴，杀虫除积，能破血。凡血气痛及伤损者，热酒服半个，瘀血尽下（时珍）。治刀箭疮（《日华》）。去肠中脓水。又和通草、桂为丸服，令人隐形（孟诜）。

【附方】

眼赤涩痒：犬胆汁注目中，效。（《圣惠方》）

肝虚目暗：白犬胆一枚，萤火虫二七枚，阴干为末，点之。（《圣惠方》）

目中脓水：上伏日采犬胆，酒服之。

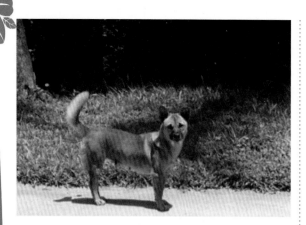

（《圣济总录》）

拔白换黑：狗胆汁涂之。（《千金方》）

血气撮痛，不可忍者：用黑狗胆一个（半干半湿）剖开，以笊子排丸绿豆大，哈粉滚过。每服四十丸，以铁淬酒送下，痛立止。（《经验方》）

反胃吐食（不拘丈夫妇人老少，远年近日）：用五灵脂末，黄狗胆汁和，丸龙眼大。每服一丸，好酒半盏磨化服。不过三服，即效。（《本事方》）

痞块痞积：五灵脂（炒烟尽）、真阿魏（去砂研）等份，用黄雄狗胆汁和，丸黍米大。空心津咽三十丸。忌羊肉、醋、面。（《简便单方》）

赤白下痢：腊月狗胆一百枚，每枚入黑豆充满，麝香少许。每服一枚，赤以甘草、白以干姜汤送下。（《奇效良方》）

牡狗阴茎

【释名】狗精。

【气味】咸，平，无毒。

【主治】伤中，阴痿不起，令强热大，生子，除女子带下十二疾（《本经》）。治绝阳及妇人阴痿（《日华》）。补精髓（《孟诜》）。

阴卵

【主治】妇人十二疾，烧灰服（苏恭）。

皮

【主治】腰痛，炙热黄狗皮裹之，频用取瘥。烧灰，治诸风（时珍）。

毛

【主治】产难（苏恭）。颈下毛：主小儿夜啼，绛囊盛，系儿背上（藏器）。烧灰汤服一钱，治邪疟。尾：烧灰，敷犬伤（时珍）。

【附方】

汤火伤疮：狗毛细剪，以烊胶和毛敷之。痂落即瘥（《梅师》）。

头骨（黄狗者良）

【气味】甘、酸，平，无毒。

【主治】金疮止血（《别录》）。烧灰，治久痢、劳痢。和干姜、莨菪炒见烟，为丸，空心白饮服十丸，极效（甄权）。烧灰，壮阳止疟（《日华》）。治痈疽恶疮，解颅，女人崩中带下（时珍）。颌骨：主小儿诸痫、诸瘘，烧灰酒服（苏恭）。

【附方】

小儿久痢：狗头烧灰，白汤服。（《千金方》）

小儿解颅：黄狗头骨炙为末，鸡子白和，涂之。（《直指方》）

赤白久痢：腊月狗头骨一两半（烧灰），紫笋茶（末）一两，为末。每服二钱，米饮下。（《圣惠方》）

赤白带下，不止者：狗头烧灰，为末。每酒服一钱，日三服。（《圣惠方》）

产后血乱，奔入四肢，并违堕：以狗头骨灰，酒服二钱，甚效。（《经验方》）

打损接骨：狗头一个，烧存性为末。热醋调茶，暖卧。（《卫生易简》）

附骨疽疮：狗头骨烧烟，日熏之。（《圣惠方》）

骨（白狗者良）

【气味】甘，平，无毒。

【主治】烧灰，生肌，敷马疮（《别录》）。烧灰，疗诸疮瘘，及妒乳痈肿（弘景）。烧灰，补虚，理小儿惊痫客忤（《蜀本》）。煎汁，同米煮粥，补妇人，令有子（藏器）。烧灰，米饮日服，治休息久痢。猪脂调，敷鼻中疮（时珍）。

【附方】

产后烦懑，不食者：白犬骨烧研，水服方寸匕。（《千金翼》）

桃李哽咽：狗骨煮汤，摩头上。（《子母秘录》）

屎（白狗为良）

【气味】热，有小毒。

【主治】疗疮。水绞汁服，治诸毒不可入口者（苏恭）。瘰疬彻骨痒者，烧灰涂疮，勿令病者知。又和腊猪脂，敷瘰疮肿毒，疗肿出根（藏器）。烧灰服，止心腹痛，解一切毒（时珍）。

【附方】

月水不调（妇人产后，月水往来，乍多乍少）：白狗粪烧末，酒服方寸匕，日三服。（《千金方》）

漏脯中毒：犬屎烧末，酒服方寸匕。（《肘后方》）

发背痈肿：用白犬屎半升，水绞取汁服，以滓敷之，日再。（《外台秘要》）

疗疮恶肿：牡狗屎（五月五日）烧灰涂敷，数易之。又治马鞍疮，神验。（《圣惠方》）

◆ 实用指南

【单方验方】

耳鸣：狗肉250克，黑豆60克。共同炖烂，早晚2次食用，隔日1次，连服2～3周。

肾虚腰痛、畏寒、手足麻木：狗肉250克，黑豆50克，陈皮3克。用少量油、盐、姜、蒜焙香狗肉后，再下黑豆、陈皮同煮烂食用。

胃寒腹痛：狗肉250克，干姜、白术各10克，党参30克，豆蔻仁12克。水煎去药渣，饮汁食狗肉，每日1剂。

肾阳虚头痛、眩晕：狗肉250克，天麻、附子各10克，党参15克。水煎去药渣，饮汁食狗肉，每日1剂。

久疟寒疟：狗肉400克，熟附子12克。煮熟，加适量油盐调味食，每日1剂，连用5～7剂。

脾肾阳虚，体倦少食，胃脘有冷感，四肢欠温，夜尿频多：狗肉500克。切块，酌加红辣椒、生姜、橘皮、花椒、盐，加水适量，以小火炖熟，饮汤吃肉。

脾胃虚寒，腹痛喜温，或脾胃虚弱，水肿胀满：狗肉250克，粳米100克。将狗肉切细，加粳米和水煮成稀粥，加少许猪油、盐、生姜调味服食。

肾虚耳聋或遗尿、尿频等：狗肉500克，黑豆120克。将狗肉切块后与黑豆加水适量以小火炖至烂熟，加少许生姜、花椒、盐调味食用。

【食疗药膳】

⊙狗肾粥

原料：狗肾1对，粳米250克，草果、砂仁各10克，陈皮5克，酒少许。

制法：将狗肾洗净，切去脂膜腺膜，将药物装入纱袋内扎紧。将狗肾、药包、粳米放入铝锅内，加水适量煮熟。

用法：捡去药包，可吃狗肾，喝粥。

功效：补肾益脾。

适用：肾虚劳损、脾虚食少症。

⊙姜附狗肉

原料：熟附片30克，生姜130克，狗肉1000克，大蒜、葱、油适量。

制法：将狗肉洗净，切成小片，将生姜煨熟备用。先用油滑锅，下葱略烧，再将附片放入铝锅或砂锅内，加水适量，先熬煮2小时，然后将狗肉、药及生姜放入，至狗肉炖烂，加葱略焖即成。

用法：食用时可分餐，一次不宜过饱。

功效：温肾散寒，壮阳益精。

适用：阳痿、夜间多小便、肾寒、四肢冰冷等。

⊙良桂爆狗肝

原料：狗肝1个，高良姜、肉桂各5克，花椒2克，大葱9厘米，盐3克，甜面酱、醋各10克，油20克。

制法：狗肝洗净切成片状，将油放锅内烧热，下入高良姜、肉、花椒，炸成老黄色，除去留油。下葱、盐、醋、甜酱略炒，再下狗肝爆熟即成。

用法：佐餐食用，每日1次。

功效：温中健脾。

适用：腹痛、下痢、寒性胃满胀痛。

⊙补肾狗肉汤

原料：熟附片10克，菟丝子20克，狗肉500克，盐、味精、生姜、葱各适量。

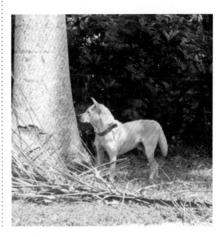

制法：将狗肉洗净，整块放入开水锅内余透，捞入凉水内洗净血沫，切成块；姜、葱切好备用。将狗肉放入锅内，同姜片煸炒，加入料酒，然后将狗肉、姜片一起倒入砂锅内。同时，将菟丝子、附片用纱布袋装好扎紧，与盐、葱一起放入砂锅内，加清汤适量，用大火烧沸，小火煨炖，待肉熟烂后即成。

用法：拣去药包不用，加入味精，吃肉喝汤。

功效：温肾助阳，补益精髓。

适用：阳气虚衰、精神不振、腰膝酸软等。

羊（《本经中品》）

【释名】羖，羝，羯。

羊肉

【气味】苦、甘，大热，无毒。

【主治】暖中，字乳余疾，及头脑大风汗出，虚劳寒冷，补中益气，安心止惊（《别录》）。止痛，利产妇（思邈）。治风眩瘦肉，丈夫五劳七伤，小儿惊痫（孟诜）。开胃健力（《日华》）。

【附方】

产后厥痛（胡洽大羊肉汤，治妇人产后大虚，心腹绞痛，厥逆）：用羊肉一斤，当归、芍药、甘草各七钱半，用水一斗煮肉，取七升，入诸药，煮二升服。

产后虚羸，腹痛，冷气不调，及脑中风汗自出：白羊肉一斤，切治如常，调和食之。（《食医心镜》）

产后带下，产后中风，绝孕，带下赤白：用羊肉二斤，香豉、大蒜各三两，水一斗，煮五升，纳酥一升，更煮二升，分服。（《千金方》）

补益虚寒：用羊肉一斤，碎白去石英三两，以肉包之，外用荷叶裹定，于一石米下蒸熟，取出去石英

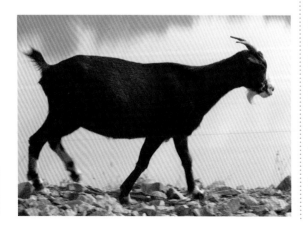

和葱、姜作小馄饨子。每日空腹，以冷浆水吞一百枚，甚益心。（《千金翼》）

壮阳益肾：用白羊肉半斤切生，以蒜、薤食之。三日一度，甚妙。（《食医心镜》）

骨蒸久冷：羊肉一斤，山药一斤，各烂煮研如泥，下米煮粥食之。（《饮膳正要》）

脾虚吐食：羊肉半

头蹄（白羊者良）

【气味】甘，平，无毒。

【主治】风眩瘦疾，小儿惊痫（苏恭）。脑热头眩（《日华》）。安心止惊，缓中止汗补胃，治丈夫五劳骨热。热病后宜食之，冷患者勿多食（孟诜）。（《食医心镜》）云：已上诸证，并宜白羊头，或蒸或煮，或作脍食。疗肾虚精竭。

【附方】

五劳七伤：白羊头、蹄一具净治，更以稻草烧烟，熏令黄色，水煮半熟，纳胡椒、荜拨、干姜各一两，葱、豉各一升，再煮去药食。日一具，七日即愈。（《千金方》）

皮

【主治】一切风，及脚中虚风，补虚劳，去毛作羹、臛食（孟诜）。湿皮卧之，散打伤青肿；干皮烧服，治蛊毒下血（时珍）。

脂（青羊者良）

【气味】甘，热，无毒。

【主治】生脂：止下痢脱肛，去风毒，产后腹中绞痛（思邈）。治鬼疰（苏颂）。（《胡洽方》）熟脂：主贼风痿痹飞尸，辟瘟气，止劳痢，润肌肤，杀虫治疮鲜。入膏药，透肌肉经络，彻风热毒气（时珍）。

【附方】

下痢腹痛：羊脂、阿胶、蜡各二两，黍米二升，煮粥食之。（《千金方》）

妊娠下痢：羊脂如棋子大十枚，温酒一升服，日三。（《千金方》）

虚劳口干：（《千金方》）用羊脂

一鸡子大，淳酒半升，枣七枚，渍七日食，立愈。（《外台秘要》）用羊脂鸡子大，纳半斤酢中一宿，绞汁含之。

卒汗不止：牛、羊脂，温酒频化，服之。（《外台秘要》）

脾横爪赤：煎羊脂摩之。（《外台秘要》）

发背初起：羊脂、猪脂切片，冷水浸贴，热则易之。数日瘥。（《外台秘要》）

小儿口疮：羊脂煎薏苡根涂之。（《活幼心书》）

血（白羊者良）

【气味】咸，平，无毒。

【主治】女人血虚中风，及产后血，闷欲绝者，热饮一升即活（苏恭）。热饮一升，治产后血攻，下胎衣，治卒惊九窍出血，解莽草毒、胡蔓草毒，又解一切丹石毒发（时珍出《延寿诸方》）。

【附方】

衄血（一月不止）：刺羊血热饮即瘥。（《圣惠方》）

大便下血：羊血煮熟，拌醋食，最效。（《吴球便民食疗》）

硫黄毒发气闷：用羊血热服一合效。（《圣惠方》）

妊娠胎死不出，及胞衣不下，产后诸疾狼狈者：刺羊血热饮一小盏，极效。（《圣惠方》）

乳（白羖者佳）

【气味】甘，温，无毒。

【主治】补寒冷虚乏（《别录》）。润心肺，治消渴（甄权）。疗虚劳，益精气，补肺、肾气，如小肠气。合脂作羹，补肾虚，及男女中风（张鼎）。利大肠，治小儿惊痫，含之，治口疮（《日华》）。主心卒痛，可温服之。又蚰蜒入耳，灌之即化成水（孟诜）。治大小干呕及反胃，小儿哕宛及舌肿，并时时温饮之（时珍）。解蜘蛛咬毒。颂曰：刘禹锡传信方云，贞元十年，崔员外言：有人为蜘蛛咬，腹大如妊，遍身生丝，其家弃之，乞食。有僧教啖羊乳，未几疾平也。

【附方】

小儿口疮：羊乳细滤含之，数次即愈。（《小品方》）

漆疮作痒：羊乳敷之。（《千金翼》）

面黑令白：白羊乳三斤，羊胰三副，和捣。每夜洗净涂之，旦洗去。（《圣济总录》）

脑

【气味】有毒。

【主治】入面脂手膏，润皮肤，涂损伤、丹瘤、肉刺（时珍）。

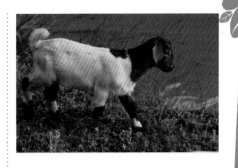

【附方】

发丹如瘤：生绵羊脑，同朴消研，涂之。（《瑞竹堂方》）

足指肉刺：刺破，以新酒酢和羊脑涂之，一合愈。（《古今灵验》）

髓

【气味】甘，温，无毒。

【主治】男子女人伤中、阴阳气不足，利血脉，益经气。以酒服之（《别录》）。却风热，止毒。久服不损人（孙思邈）。和酒服，补血。主女人血虚风闷（孟诜）。润肺气，泽皮毛，灭瘢痕（时珍）。（《删繁》）治肺虚毛悴，酥髓汤中用之。

【附方】

肺痿骨蒸：炼羊脂、炼羊髓各五两煎沸，下炼蜜及生地黄汁各五合，生姜汁一合，不住手搅，微火熬成膏。每日空心温酒调服一匙，或入粥食。（《饮膳正要》）

目中赤翳：白羊髓敷之。（《千金方》）

舌上生疮：羊胫骨中髓，和胡粉涂之，妙。（《圣惠方》）

白秃头疮：生羊骨髓，调轻松搽之。先以泔水洗净，一日二次，数日愈。（《经验方》）

痘痂不落（痘疮痂疕不落，灭瘢方）：用羊胴骨髓（炼）一两，轻粉一钱，和成膏，涂之。（《陈文仲方》）

心

【气味】甘，温，无毒。

【主治】止忧恚膈气（《别录》）。补心（藏器）。

【附方】

心气郁结：羊心一枚，咱夫兰（即

回回红花），浸水一盏，入盐少许，徐徐涂心上，炙熟食之，令人心安多喜。（《饮膳正要》）

肺

【气味】同心。

【主治】补肺，止咳嗽（《别录》）。伤中，补不足，去风邪（思邈）。治渴，止小便数，同小豆叶煮食之（苏恭）。通肺气，利小便，行水解毒（时珍）。

【附方】

咳嗽上气（积年垂死）：用莨菪子（炒）、熟羊肺（切曝）等份为末，以七月七日醋拌。每夜空腹服二方寸匕，粥饮下。隔日一服。（《千金方》）

小便频数（下焦虚冷也）：羊肺一具（切）作羹，入少羊肉，和盐、豉食。不过三具。（《集验方》）

渴利不止：羊肺一具，入少肉和盐、豉作羹食。不过三具愈。（《普济方》）

解中蛊毒：生羊肺一具割开，入雄黄、麝香等份，吞之。（《济生方》）

肾

【气味】同心。

【主治】补肾气虚弱，益精髓（《别录》）。补肾虚耳聋阴弱，壮阳益胃，止小便，治虚损盗汗（《日华》）。治肾虚消渴（时珍）。

【附方】

下焦虚冷（脚膝无力，阳事不行）：用羊肾一枚煮熟，和米粉六两，炼成乳粉，空腹食之，妙。（《食医心镜》）

肾虚精竭：羊肾一双，切片，于豉汁中，以五味、米糅作羹、粥食。（《食医心镜》）

虚损劳伤：羊肾一枚，米一升，水一斗，煮九升，服日三。（《肘后方》）

肾虚腰痛：（《千金方》）用羊肾去膜，阴干为末。酒服二方寸匕，日三。（《饮膳正要》）治卒腰痛。羊肾一对，咱夫兰一钱，水一盏浸汁，入盐少许，涂抹肾上，徐徐炙熟，空腹食之。

胁破肠出：以香油抹手送入，煎人参、枸杞子汁温淋之。吃羊肾粥十日，即愈。（危氏）

羊石子（即羊外肾也）

【主治】肾虚精滑（时珍）。（《本事》）金锁丹用之。

肝

【气味】苦，寒，无毒。

【主治】补肝，治肝风虚热，目赤暗痛，热病后失明，

并用子肝七枚，作生食，神效。亦切片水浸贴之（苏恭）。解蛊毒（吴瑞）。

【附方】

目赤热痛（看物如隔纱，宜补肝益精）：用青羊肝一具切洗，和五味食之。（《食医心镜》）

小儿赤眼：羊肝切薄片，井水浸贴。（《普济方》）

不能远视：羊肝一具，去膜细切，以葱子一勺，炒为末，以水煮熟，去滓，入米煮粥食。（《多能鄙事》）

青盲内障：白羊子肝一具，黄连一两，熟地黄二两，同捣，丸梧子大。食远茶服七十丸，日三服。崔承元病内障丧明，有人惠此方报德，服之遂明。（《传信方》）

牙疳肿痛：羯羊肝一具煮熟，蘸赤石脂末，任意食之。（《医林集要》）

虚损劳瘦：用新猪脂煎取一升，入葱白一握煎黄，平旦服。至三日，以枸杞一斤，水三斗煮汁，入羊肝一具，羊脊膂肉一条，曲末半斤，着葱、豉作羹食。（《千金方》）

胆（青羯羊者良）

【气味】苦，寒，无毒。

【主治】青盲，明目（《别录》）。点赤障、白翳、风泪眼，解蛊毒（甄权）。治诸疮，能生人身血脉（思邈）。同蜜蒸九次，点赤风眼，有效（朱震亨）。

【附方】

病后失明：羊胆点之，日二次。（《肘后方》）

大便秘塞：羊胆汁灌入即通。（《千金方》）

目为物伤：羊胆二枚，鸡胆三枚，鲤鱼胆二枚，和匀，日日点之。（《圣惠方》）

代指作痛：崔氏云，代指乃五脏热注而然。刺热汤中七度，刺冷水中。三度，即以羊胆涂之，立愈甚效。（《外台方》）

小儿疳疮：羊胆二枚，和酱汁灌下部。（《外台秘要》）

胃（一名羊膍胵）

【气味】甘，温，无毒。

【主治】胃反，止虚汗，治虚羸，小便数，作羹食，三五瘥（孟诜）。

【附方】

久病虚羸，不生肌肉，水气在胁下，不能饮食，四肢烦热者：用羊胃一枚，白术一升（切），水二斗，煮九升，分九服，日三。不过三剂瘥。（《张文仲方》）

补中益气：羊肚一枚，羊肾四枚，地黄三两，干姜、昆布、地骨皮各二两，白术、桂心、人参、厚朴、海藻各一两五钱，甘草、秦椒各六钱，为末，同肾入肚中，缝合蒸熟，捣烂晒为末。酒服方寸匕日二。（《千金方》）

中风虚弱：羊肚一具，粳米二合，和椒、姜、豉、葱作羹食之。（《饮膳正要》）

胃虚消渴：羊肝烂煮，空腹食之。（《古今录验》）

下虚尿床：羊肚盛水煮熟，空腹食，四五顿瘥。（《千金方》）

蛇伤手肿：新剥羊肚一个（带粪），割　一口，将手入浸，即时痛止肿消。（《医林集要》）

胰（白羊者良）

【主治】润肺燥，诸疮疡。入面脂，去皯䵟，泽肌肤，减瘢痕（时珍）。

【附方】

远年咳嗽：羊胰三具，大枣百枚，酒五升，渍七日，饮之。（《肘后方》）

妇人带下：羊胰一具，以醋洗净，空心食之，不过三次。忌鱼肉滑物，犯之即死。（《外台秘要》）

痘疮瘢痕：羊胰二具，羊乳一升，甘草末二两，和匀涂之。明旦，以猪蹄汤洗去。（《千金方》）

舌

【主治】补中益气（《正要》）。用羊舌二枚，羊皮二具，羊肾四枚，蘑菰、糟姜，作羹，肉汁食之。

靥（即会咽也）

【气味】甘、淡，温，无毒。

【主治】气瘿（时珍）。

【附方】

项下气瘿：（《外台秘要》）用羊靥一具，去脂（酒浸，炙熟）含之咽汁。日一具，七日瘥。（《千金方》）用羊靥七枚（阴干），海藻，干姜各二两，桂心、昆布、逆流水边柳须各一两，为末，蜜丸芡子大。每含一丸，咽津。

睛

【主治】目赤及翳膜。曝干为末，点之（时珍出（《千金方》）。熟羊眼中白珠二枚，于细石上和枣磨汁，点目翳羞明，频用三四瘥（孟诜）。

筋

【主治】尘物入目，熟嚼纳眦中，仰卧即出（《千金翼》）。

羚羊角（青色者良）

【气味】咸，温，无毒。

【主治】青盲，明目，止惊悸寒泄。久服，安心益气轻身。杀疥虫。入山烧之，辟恶鬼虎狼（《本经》）。疗百节中结气，风头痛，及蛊毒吐血，妇人产后馀痛（《别录》）。烧之，辟蛇。灰治漏下，退热，主山障溪毒（《日华》）。

【附方】

风疾恍惚，心烦腹痛，或时闷绝复苏：以青杀羊角屑，微炒为末，无时温酒服一钱。（《圣惠方》）

气逆烦满：水羊角烧研，水服方寸匕。（《普济方》）

产后寒热，心闷极胀百病：羚羊角烧末，酒服方寸匕。（《子母秘录》）

水泄多时：羚羊角一枚，白矾末填满，烧存性为末。每新汲水服二钱。（《圣惠方》）

小儿病疾：羚羊角烧存性，以酒服少许。（《普济方》）

赤秃发落：羚羊角、牛角烧灰等份，猪脂调敷。（《普济方》）

打扑伤痛：羊角灰，以砂糖水拌，瓦焙焦为末。每热酒下二钱，仍揉痛处。（《简便单方》）

脊骨

【气味】甘，热，无毒。

【主治】虚劳寒中羸瘦（《别录》）。补肾虚，通督脉，治腰痛下痢（时珍）。

【附方】

老人胃弱：羊脊骨一具捶碎，水五升，煎取三升，入青粱米四合，煮粥常食。（《食治方》）

肾虚腰痛：（《食医心镜》）用羊脊骨一具，捶碎煮，和蒜薤食，饮少酒妙。（《饮膳正要》）用羊脊骨一具捶碎，肉苁蓉一两，草果五枚，水煮汁，下葱、酱作羹食。

虚劳白浊：羊骨为末，酒服方寸匕，日三。（《千金方》）

小便膏淋：羊骨烧研，榆白皮煎汤，服二钱。（《圣惠方》）

洞注下痢：羊骨灰，水服方寸匕。（《千金方》）

尾骨

【主治】益肾明目，补下焦虚冷（《饮膳正要》）。

【附方】

虚损昏聋：大羊尾骨一条，水五碗，煮减半，入葱白五茎，荆芥一握，陈皮一两，面三两，煮熟，取汁搜面作索饼，同羊肉熟，和五味食。（《多能鄙事》）

胫骨

【气味】甘，温，无毒。

【主治】虚冷劳（孟诜）。脾弱，肾虚不能摄精，白浊，除湿热，健腰脚，固牙齿，去黯䵷，治误吞铜钱（时珍）。

【附方】

擦牙固齿：（《食鉴》）用火煅羊胫骨为末，入飞盐二钱，同研匀，日用。又方：烧白羊胫骨灰一两，升麻一两，黄连五钱，为末。日用。（濒湖方）用羊胫骨（烧过）、香附子（烧黑）各一两，青盐（煅过）、生地黄（烧黑）各五钱，研用。

脾虚白浊（过虑伤脾，脾不能摄精，遂成此疾）：以羊胫骨灰一两，姜制厚扑末二两，面糊丸梧子大。米饮下百丸，日二服。一加茯苓一两半。（《济生方》）

虚劳瘦弱：用颊儿必四十枚，以水一升，熬减大半，去滓及油，待凝任食。（《饮膳正要》）

误吞铜钱：羊胫骨烧灰，以煮稀粥食，神效。（《谈野翁方》）

咽喉骨哽：羊胫骨灰，米饮服一钱。（《圣惠方》）

屎（青羚羊者良）

【气味】苦，平，无毒。

【主治】燔之，主小儿泄痢，肠鸣惊痫（《别录》）。烧灰淋汁沐头，不过十度，即生发长黑。和雁肪涂头亦良（藏器）。颂曰：屎纳鲫鱼腹中，瓦缶固济，烧灰涂发，易生而黑，甚效。煮汤灌下部，治大人小儿腹中诸疾，疳、湿，大小便不通。烧烟熏鼻，治中恶心腹刺痛，亦熏诸疮中毒、痔瘘等。治骨蒸弥良（苏恭）。

【附方】

疳痢欲死：新羊屎一升，水一升，渍一夜，绞汁

顿服，日午乃食。极重者，不过三服。（《圣济总录》）

呕逆酸水：羊屎十枚，酒二合，煎一合，顿服。未定，更服之。（《兵部手集》）

反胃呕食：羊粪五钱，童子小便一大盏，煎六分，去滓，分三服。（《圣惠方》）

小儿流涎：白羊屎频纳口中。（《千金方》）

心气疼痛（不问远近）：以山羊粪七枚，油头发一团，烧灰酒服。永断根。（《孙氏集效方》）

妊娠热病：青羊屎研烂涂脐，以安胎气。（《外台秘要》）

伤寒肢痛，手足疼欲脱：取羊屎煮汁渍之，瘥乃止。或和猪膏涂之，亦佳。（《外台秘要》）

时疾阴肿，囊及茎皆热肿：以羊屎、黄檗煮汁洗之。（《外台秘要》）

里外臁疮：羊屎烧存性，研末，入轻粉涂之。（《医林集要》）

小儿头疮：羊粪煎汤洗净，仍以羊粪烧灰，同屋上悬煤，清油调涂。（《普济方》）

头风白屑：乌羊粪煎汁洗之。（《圣惠方》）

发毛黄赤：羊屎烧灰，和腊猪脂涂之，日三夜一，取黑乃止。（《圣惠方》）

木刺入肉：干羊屎烧灰，猪脂和涂，不觉自出。（《千金方》）

湿病浸淫：新羊屎绞汁涂之。干者烧烟熏之。（《圣济总录》）

雷头风病：羊屎培研，酒服二钱。（《普济方》）

◆实用指南

【单方验方】

慢性咳嗽：羊胰 3 具，大枣 100 枚，酒 3000 毫升。同浸 7 日，酌量饮用。

小儿遗尿：羊肚 1 个。洗净加水煮汤，调味后空腹食用，每日 1 次，连服 4～5 日。

急性结膜炎：羊胆 3 个，蜂蜜适量。

取羊胆汁加入蜂蜜内，放锅里熬成软膏服，每日 2 次，每次 10 ～ 15 克，开水冲服。

夜盲症：鲜嫩红薯叶 100 克，羊肝 90 克。共同煮食（勿久煮），每日 1 次，连服 5 ～ 7 日。

脾胃虚弱所致的消化不良：羊肉 100 克切片，高粱米 100 克。同煮粥，加入适量油盐调味食用。

久疟不愈：羊肉 500 克，鳖肉 100 ～ 200 克。同煮汤，加适量盐调味食用。

小便频数，肾虚遗尿：羊肉 500 克，黄芪 30 克，鱼鳔适量。同煮汤，熟后捞出黄芪药渣，加入油盐调味食用。

【食疗药膳】

⊙ 羊肉粥

原料：新鲜精羊肉 150 ～ 250 克，粳米适量。

制法：将羊肉洗净，切成块，同粳米煮粥。

用法：早餐食用。

功能：益气血，补虚损，暖脾胃。

适用：阳气不足、气血亏损、体弱羸瘦、中虚反胃、恶寒怕冷、腰膝酸软等。

⊙ 羊肉氽萝卜

原料：小萝卜、羊肉丝、酱油、香油、盐、味精、葱、姜、香菜各适量。

制法：小萝卜洗净，去头和根部，切斜刀片；羊肉选嫩肉，切丝放在碗中，用酱油、盐、香油、葱、姜末煨好；用汤水将小萝卜煮开锅，把煨好的羊肉氽入汤内一涮即熟，然后加盐、香菜即成。

用法：佐餐食用。

功效：益气补虚，温中暖下。

适用：腰膝酸软、困倦乏力、脾胃虚寒者。

⊙ 荤素羹

原料：羊肉 2500 克，草果 5 个，豌豆 500 克，片粉、山药、糟姜、乳饼、胡萝卜、蘑菇、生姜、鸡蛋、芝麻泥各适量。

制法：羊肉洗净切块，豌豆捣碎去皮，将二者与草果共煮取汤，再入片粉、山药、糟姜、乳饼、胡萝卜、蘑菇、生姜、芝麻泥，羹成后加葱、盐、醋调味服食。

用法：不拘时温热食用。

功能：补中益气。

适用：脾胃虚弱、四肢无力、食少便溏等。

⊙ 萝卜海带羊排汤

原料：羊排骨、白萝卜各 250 克，水发海带 50 克，调料适量。

制法：萝卜、海带切丝；羊排骨加水煮沸，撇去浮沫，加入黄酒、姜丝，用小火煮 1.5 小时，入萝卜丝，再煮 5 ～ 10 分钟，加盐，下海带丝、味精，煮沸。

用法：佐餐食用。

功能：化痰润肺，补虚强身，消积滞，散瘿瘤。

适用：食积胀满、痰嗽失音、形体瘦弱，以及瘿瘤瘰疬等。

⊙ 枸杞羊肾粥

原料：枸杞 20 克，羊肾 2 对，羊肉 100 克，粳米 250 克，葱白、盐各适量。

制法：将羊肾洗净，去臊腺脂膜，切成细丁；葱白洗净，切成细节；羊肉洗净，一同放入锅内，加水适量备用。将枸杞洗净；粳米淘净，放入羊肾羊肉锅内，熬粥。

待肉熟，米烂成粥时加入盐即成。

用法：吃羊肾、羊肉，喝粥。

功效：补肾填精。

适用：肾精衰败、腰脊疼痛、性功能减退等。

⊙ 羊排骨粉丝汤

原料：羊排骨 500 克，干粉丝 50 克，葱、姜、蒜蓉、醋、香菜各适量，花生油少许。

制法：将羊排洗净，切块，葱切末，姜切丝，香菜择净，切小段。锅置火上，放入花生油烧热，放入蒜蓉爆香，倒入羊排煸炒至干，加醋少许，随后加入适量清水及姜丝、葱末，用旺火煮沸后，撇去浮沫，改用小火焖煮 2 小时，加入用开水浸泡后的粉丝，撒上香菜，再煮沸即可。

用法：佐餐食用。

功效：补肾填髓，强筋骨。

适用：产后虚弱者。

牛（《本经中品》）

【释名】时珍曰：按许慎云，牛，件也。牛为大牲，可以件事分理也。其文象角头三、封及尾之形。

黄牛肉

【气味】甘，温，无毒。

【主治】安中益气，养脾胃（《别录》）。补益腰脚，止消渴及唾涎（孙思邈）。

【附方】

腹中痞积：牛肉四两切片，以风化石灰一钱擦上，蒸熟食。常食痞积自下。（《经验秘方》）

腹中癖积：黄牛肉一斤，恒山三钱，同煮熟。食肉饮汁，癖必自消，甚效。（《笔峰杂兴》）

牛皮风癣：每五更炙牛肉一片食，以酒调轻粉敷之。（《直指方》）

水牛肉

【气味】甘，平，无毒。

【主治】消渴，止泄，安中益气，养脾胃（《别录》）。补虚壮健，强筋骨，消水肿，除湿气（藏器）。

【附方】

水肿尿涩：牛肉一斤熟蒸，以姜、醋空心食之。（《食医心镜》）

手足肿痛（伤寒时气，毒攻手足，肿痛欲断）：牛肉裹之，肿消痛止。（范汪方）

白虎风痛（寒热发歇，骨节微肿）：用水牛肉脯

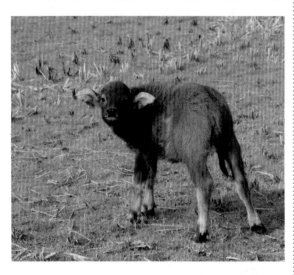

一两（炙黄）、燕窠土、伏龙肝、飞罗面各二两，砒黄一钱，为末。每以少许，新汲水和，作弹丸大，于痛处摩之。痛止，即取药抛于热油销中。（《圣惠方》）

头蹄（水牛者良）

【气味】凉。

【主治】下热风（孟诜）。

【附方】

水肿胀满，小便涩者：用水牛蹄一具去毛，煮汁作羹，切食之。或以水牛尾条切，作腊食。或煮食亦佳。

（《食医心镜》）

鼻（水牛者良）

【主治】消渴，同石燕煮汁服（藏器）。治妇人无乳，作羹食之，不过两日，乳下无限，气壮人尤效（孟诜）。疗口眼㖞斜。不拘干湿者，以火炙热，于不患处熨之，即渐正（宗奭）。

皮（水牛者良）

【主治】水气浮肿，小便涩少。以皮蒸熟，切入豉汁食之（《心镜》）。熬胶最良，详阿胶。

乳

【气味】甘，微寒，无毒。

【主治】补虚羸，止渴（《别录》）。养心肺，解热毒，润皮肤（《日华》）。冷补，下热气和蒜煎沸食，去冷气痃癖（藏器）。患热风人宜食之（孟诜）。老人煮食有益。入姜、葱，止小儿吐乳，补劳（思邈）。治反胃热哕，补益劳损，润大肠，治气痢，除疸黄，老人煮粥甚宜（时珍）。

【附方】

风热毒气：煎过牛乳一升，生牛乳一升，和匀。空腹服之，日三服。（《千金方》）

下虚消渴（心脾中热，下焦虚冷，小便多者）：牛羊乳，每饮三四合。（《广利方》）

病后虚弱：取七岁以下、五岁以上黄牛乳一升，水四升，煎取一升，稍稍饮，至十日止。（《外台方》）

补益劳损：（《千金翼》）崔尚方书，钟乳粉一两，袋盛，以牛乳一升，煎减三分之一，去袋饮乳，日三。又方：白石英末三斤和黑豆，与十岁以上生犊牸牛食，每日与一两。七日取牛乳，或热服一升，或作粥食。其粪以种菜食。百无所忌，能润脏腑，泽肌肉，令人壮健。

脚气痹弱：牛乳五升，硫黄三两，煎取三升，每服三合，羊乳亦可。或以牛乳五合，煎调硫黄末一两服，取汁尤良。（《肘后方》）

重舌出涎：特牛乳饮之。（《圣惠方》）

蚰蜒入耳：牛乳少许滴入即出。若入腹者，饮一二升即化为水。（《圣惠方》）

蜘蛛疮毒：牛乳饮之良。（《生生编》）

血

【气味】咸，平，无毒。

【主治】解毒利肠，治金疮折伤垂死，又卜水蛭。煮拌醋食，治血痢便血（时珍）。

【附方】

误吞水蛭（肠痛黄瘦）：牛血热饮一二升，次早化猪脂一升饮之，即下出也。（《肘后方》）

脂（黄牛者良，炼过用）

【气味】甘，温，微毒（多食发痼疾、疮疡。镜源云：牛脂软铜）。

【主治】诸疮疥癣白秃，亦入面脂（时珍）。

【附方】

消渴不止：栝楼根煎，用生栝楼根（切）十片，以水三斗，煮至一斗，滤净，入炼净黄牛脂一合，慢火熬成膏，瓶收。每酒服一杯，日三。（《圣济总录》）

腋下胡臭：牛脂和胡粉涂之，三度永瘥。（姚氏）

食物入鼻（介介作痛不出）：用牛脂一枣大，纳鼻中吸入，脂消则物随出也。（《外台秘要》）

走精黄病（面目俱黄，多睡，舌紫，甚面裂，若爪甲黑者死）：用豉半两，牛脂一两，煮过，绵裹烙舌，去黑皮一重，浓煎豉汤饮之。（《三十六黄方》）

髓（黑牛、黄牛、牸牛者良，炼过用）

【气味】甘，温，无毒。

【主治】补中，填骨髓。久服增年（《本经》）。安五脏，平三焦，续绝伤，益气力，止泄利，去消渴，皆以清酒暖服之（《别录》）。平胃气，通十二经脉（思邈）。

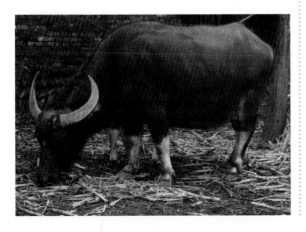

治瘦病，以黑牛髓、地黄汁、白蜜等份，煎服（孟诜）。润肺补肾，泽肌悦面，理折伤，擦损痛，甚妙（时珍）。

【附方】

补精润肺，壮阳助胃：用炼牛髓四面，胡桃肉四两，杏仁泥四两，山药末半斤，炼蜜一斤，同捣成膏，以瓶盛汤煮一日。每服　匙，空心服之。（《瑞竹堂方》）

劳损风湿：陆杭膏，用牛髓、羊脂各二升，白蜜、姜汁、酥各三升，煎三上三下，令成膏。随意以温酒和服之。（《经心录》）

脑（水牛、黄牛者良）

【气味】甘，温，微毒。

【主治】风眩消渴（苏恭）。脾积痞气。润皴裂，入面脂用（时珍）。

【附方】

吐血咯血（五劳七伤）：用水牛脑一枚（涂纸上阴干）、杏仁（煮去皮）、胡桃仁、白蜜各一斤，香油四两，同熬干为末。每空心烧酒服二钱匕。（《乾坤秘韫》）

偏正头风（不拘远近，诸药不效者，如神）：用白芷、川芎各三钱，为细末。以黄牛脑子搽末在上，瓷器内加酒顿熟，乘热食之，尽量一醉。醒则其病如失，甚验。（《保寿堂方》）

胃（黄牛、水牛俱良）

【气味】甘，温，无毒。

【主治】消漏风眩，补五脏，醋煮食之（诜）。补中益气，解毒，养脾胃（时珍）。

【附方】

啖蛇牛毒：牛肚细切，水一斗，煮一升，服取汗即瘥。（《金匮要略》）

胆（腊月黄牛、青牛者良）

【气味】苦，大寒，无毒。

【主治】可丸药（《本经》）。除心腹热渴，止下痢及口焦燥，益目精（《别录》）。腊月酿槐子服，明目，治疳湿弥佳（苏恭）。酿黑豆，百日后取出，每夜吞一枚，镇肝明目（《药性》）。

酿南星末，阴干，治惊风有奇功（苏颂）。除黄杀虫，治痈肿（时珍）。

【附方】

男子阴冷（以食茱萸纳牛胆中，百日令干）：每取二七枚，嚼纳阴中，良久如火。（《千金方》）

痔瘘出水：用牛胆、猬胆各一枚，腻粉五十文，麝香二十文，以三味和匀，入牛胆中，悬四十九日取出，为丸如大麦大。以纸捻送入疮内，有恶物流出为验也。（《经验方》）

牛角鰓

【释名】角胎。

【气味】苦，温，无毒。

【主治】下闭血瘀血疼痛，女人带下血。燔之，酒服（《本经》）。烧灰，主赤白痢（藏器）。黄牛者烧之，主妇人血崩，大便下血，血痢（宗奭）。水牛者烧之，止妇人血崩，赤白带下，冷痢泻血，水泄（《药性》）。治水肿（时珍）。千金徐王酒用之。

【附方】

小儿滞下：牸牛角胎烧灰，水服方寸匕。（《千金方》）

大便下血：黄牛角鰓一具，煅末。煮豉汁服二钱，日三，神效。（《近效方》）

赤白带下：牛角鰓（烧令烟断）、附子（以盐水浸七度去皮）等份为末，每空心酒服二钱匕。（《孙用和方》）

鼠乳痔疾：牛角鰓烧灰，酒服方寸匕。（《塞上方》）

蜂虿螫疮：牛角鰓烧灰，醋和敷之。（《肘后方》）

角

【气味】苦，寒，无毒。

【主治】水牛者燔之，治时气寒热头痛（《别录》）。煎汁，治热毒风壮热（《日华》）。牸牛者治喉痹肿塞欲死，烧灰，酒服一钱。小儿饮乳不快似喉痹者，取灰涂乳上，咽下即瘥（苏颂出《崔元亮方》）。治淋破血（时珍）。

【附方】

石淋破血：牛角烧灰，酒服方寸匕，日五服。（《圣济总录》）

血上逆心（烦闷刺痛）：水牛角烧末，酒服方寸匕。（《子母秘录》）

赤秃发落：牛角、羊角烧灰等份，猪脂调涂。（《圣惠方》）

骨

【气味】甘，温，无毒。

【主治】烧灰，治吐血鼻洪，崩中带下，肠风泻血，水泻（《日华》）。治邪疟。烧灰同猪脂，涂瘭疮蚀人口鼻，有效（时珍出《十便良方》）。

【附方】

鼻中生疮：牛骨、狗骨烧灰，腊猪脂和敷。（《千金方》）

水谷痢疾：牛骨灰同六月六日麹（炒）等份为末，饮服方寸匕，乃御传方也。（《张文仲方》）

蹄甲（青牛者良）

【主治】妇人崩中，漏下赤白（苏恭）。烧灰水服，治牛痫。和油，涂臁疮。研末贴脐，止小儿夜啼（时珍出《集要诸方》）。

【附方】

卒魇不寤：以青牛蹄或马蹄临人头上，即活。（《肘后方》）

损伤接骨：牛蹄甲一个，乳香、没药各一钱为末，入甲内烧灰，以黄米粉糊和成膏，敷之。（《秘韫》）

牛皮风癣：牛蹄甲、驴粪各一两，烧存性研末，油调，抓破敷之。五七日即愈。（《兰氏经验方》）

臁胫烂疮：牛蹄甲烧灰，桐油和敷。（《海上方》）

玉茎生疮：牛蹄甲烧灰，油调敷之。（奚囊）

屎

【气味】苦，寒，无毒。

【主治】水肿恶气。干者燔之，敷鼠瘘恶疮（《别录》）。烧灰，敷灸疮不瘥（藏器）。敷小儿烂疮烂痘，及痈肿不合，能灭瘢痕（时珍）。绞汁，治消渴黄瘅，脚气霍乱，小便不通（苏恭）。

【附方】

湿热黄病：黄牛粪日干为末，面糊丸梧子大。每食前，白汤下七十丸。（《简便单方》）

卒阴肾痛：牛屎烧灰，酒和敷之，良。（《梅师方》）

脚跟肿痛（不能着地）：用黄牛屎，入盐炒热，罨之。（《王永辅惠济方》）

妊娠腰痛：牛屎烧末，水服方寸匕，日三。（《外台秘要》）

子死腹中：湿牛粪涂腹上，良。（《产宝》）

小儿口噤：白牛粪涂口中取瘥。（《圣济总录》）

小儿夜啼：牛屎一块安席下，勿令母知。（《食疗本草》）

小儿头疮：野外久干牛屎（不坏者）烧灰，入轻粉，麻油调搽。（《普济方》）

小儿白秃：牛屎厚封之。（《子母秘录》）

小儿烂疮：牛屎烧灰封之。减瘢痕。（《千金方》）

痈肿不合：牛屎烧末，用鸡子和封，干即易之，神验也。（《千金月令》）

跌磕伤损：黄牛屎炒热封之，裹定即效。（《简便单方》）

恶犬咬伤：洗净毒，以热牛屎封之，即时痛止。（《千金方》）

蜂虿螫痛：牛屎烧灰，苦酒和敷。（《千金方》）

◆ 实用指南

【单方验方】

阳痿早泄：牛鞭1根，焙干，菟丝子、淫羊藿各15克，韭菜子25克。共研细，每晚用黄酒送服10克。

阳虚便秘及老年人习惯性便秘：牛奶250克，蜂蜜、葱白各100克。先将葱白洗净，捣烂取汁。牛奶与蜂蜜共煮，开锅下葱汁再煮即成。每日早晨空腹服用。

身热夜甚，心烦不寐，斑疹隐隐：水牛角30克，玄参、竹叶、连翘各10克，金银花20克，黄连5克，麦冬15克，生地黄25克。水煎服。

再生障碍性贫血：牛骨髓30克，枣60克，鸡蛋3只。三味加水同煎15～20分钟，每日1剂，至愈停服。

气虚自汗：牛肉250克，黄芪、党参、淮山药、浮小麦各30克，白术15克，大枣10枚，生姜10克。同煮汤，煮至牛肉熟后加适量盐，调味食用。

体虚羸瘦、饮食不振、大便溏稀者：牛肉250克，砂仁、桂皮、陈皮、白胡椒各3克，生姜15克。同煮汤、盐、香葱调味食用，每日1次，连服几次。

营养性水肿：牛肉、蚕豆各150克。将牛肉切片加水同煮，少量盐调味，佐膳食用。

肺痈：牛肉250克洗净切块，生姜25克。同放锅内用小火煮至八成熟，加入去皮切块的南瓜500克，同煮至熟烂，熟后加盐、味精调味食用。

高血压、慢性肝炎等：鲜番茄250克，牛肉100克。将番茄洗净切块，牛肉切薄片，用少许油盐糖同煮，佐膳食用。

【食疗药膳】

⊙牛乳粥

原料：粳米100克，新鲜牛奶250毫升。

制法：先以粳米煮粥，待粥将熟时，加入牛奶同煮成粥。

用法：早餐食用。

功能：补虚损，润五脏，益老人。

适用：中老年人体质衰弱、气血亏损、病后虚羸、大便燥结等。

⊙牛肚补胃汤

原料：牛肚1000克，鲜荷叶2张，茴香、桂皮、生姜、胡椒、黄酒、盐各适量。

制法：牛肚先洗一次，再用盐、醋半碗，反复擦洗，然后用冷水反复洗净，将鲜荷叶垫于砂锅底，放入牛肚，加水浸没，旺火烧沸后中火炖30分钟，取出切小块后复入砂锅，加黄酒3匙，茴香和桂皮少许，小火煨2小时，加盐、姜、胡椒粉少许，继续煨2～3小时，直至肚烂。

用法：每次饮汤1小碗，每日2次，牛肚佐餐服食。

功能：补中益气，健脾消食。

适用：胃下垂、脘腹闷胀、食欲不振等。

⊙牛肉北芪浮小麦汤

原料：鲜牛肉250克，北芪30克，浮小麦30克，淮山药15克，生姜6～9克，大枣10枚。

制法：将几味洗净，放砂锅中加水煮开，加盐及适量调味品，小火煮至牛肉熟烂。

用法：饮汤食肉，每日1次。

功能：益气固表，和营止汗。

适用：气虚之自汗等。

⊙雪梨炒牛肉片

原料：雪梨200克，牛肉250克，酱油、盐、猪油、花生油、淀粉各适量。

制法：将牛肉冲洗干净，切成薄片，放入碗中，加入酱油、猪油、淀粉，拌匀稍腌；雪梨洗净，去皮除核，切成片。炒锅上火，倒入花生油烧热，投入牛肉片、盐，翻炒至八成熟，加入梨片，颠

翻炒匀，起锅装盘即成。

　　用法：佐餐食用。

　　功效：补气血，健脾胃。

　　适用：气血虚弱、病后体虚、脾胃虚弱、食欲不振、糖尿病等。

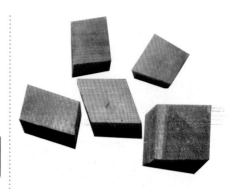

阿胶（《本经上品》）

　　【释名】傅致胶（《本经》）。

　　【气味】甘，平，无毒。

　　【主治】丈夫小腹痛，虚劳羸瘦，阴气不足，脚酸不能久立，养肝气（《别录》）。坚筋骨，益气止痢（《药性》）。颂曰：止泄痢，得黄连、蜡尤佳。疗吐血衄血，血淋尿血，肠风下痢。女人血痛血枯，经水不调，无子，崩中带下，胎前产后诸疾。男女一切风病，骨节疼痛，水气浮肿，虚劳咳嗽喘急，肺痿唾脓血，及痈疽肿毒。和血滋阴，除风润燥，化痰清肺，利小便，调大肠，圣药也（时珍）。

　　【附方】

　　瘫缓偏风（治瘫缓风及诸风，手脚不遂，腰脚无力者）：驴皮胶微炙熟。先煮葱豉粥一升，别又以水一升，煮香豉二合，去滓入胶，更煮七沸，胶烊如饧，顿服之。乃暖，吃葱豉粥。如此三四剂即止。若冷吃粥，令人呕逆。（《广济方》）

　　肺风喘促（涎潮眼窜）：用透明阿胶切炒，以紫苏、乌梅肉（焙研）等份，水煎服之。（《直指方》）

　　胞转淋闷：阿胶三两，火二升，煮七合，温服。（《千金方》）

　　吐血不止：（《千金翼》）用阿胶（炒）二两，蒲黄六合，生地黄三升，水五升，煮三升，分服。（《经验方》）治大人、小儿吐血。用阿胶（炒）、蛤粉各一两，

辰砂少许，为末。藕节捣汁，入蜜调服。

　　月水不止：阿胶炒焦为末，酒服二钱。（《秘韫》）

　　妊娠尿血：阿胶炒黄为末，食前粥饮下二钱。（《圣惠方》）

　　妊娠下血不止：阿胶三两炙为末，酒一升煎化，服即愈。又方：用阿胶末二两，生地黄半斤捣汁，入清酒二升，分三服。（《梅师方》）

　　妊娠胎动：（《删繁》）用阿胶（炙研）二两，香豉一升，葱一升，水三升，煮取一升，入胶化服。（《产宝》）胶艾汤：用阿胶（炒），熟艾叶二两，葱白一升，水四升，煮一升，分服。

　　久嗽经年：阿胶（炒）、人参各二两，为末。每用三钱，豉汤一盏，葱白少许，煎服，日三次。（《圣济总录》）

◆实用指南

【单方验方】

　　血小板少症，面生瘀斑，伤损愈和慢诸证：阿胶20克，红糖10克，粳米150克，黄酒30毫升。先将粳米煮粥，粥熟，将阿胶研细，与糖酒兑入粥中食用。

　　神经衰弱：阿胶1块。砸碎炖化，加入川连、白芍、川芎水煎液，另加鸡蛋黄2个，搅匀，适量服用。

　　妇女崩漏，功能性子宫出血：艾叶、当归、熟地黄、白芍、川芎各适量。用水煎煮，倒去药渣，加阿胶炖化服用。

　　哮喘咳嗽：甘草、半夏、马兜铃、杏仁、人参各适量。水煎倒去药渣，加

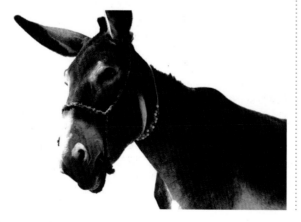

碎阿胶炖化服用。痰中带血、干咳：将阿胶一块砸碎，加冰糖、银耳、梨块各适量。用水煎煮，持续炖服。

【食疗药膳】

⊙阿胶黄酒

原料：阿胶 400 克，黄酒 1500 毫升。

制法：用酒在慢火上煮阿胶，令胶化尽，再将酒煮至 1000 毫升，取下候温。

用法：分作 4 服，空腹时细细饮服，不拘时候，服尽仍不愈者，再依前法制之。

功效：润肺止咳。

适用：阴虚咳嗽、虚劳咯血、吐血等。

兔（《别录中品》）

【释名】明视。

肉

【气味】辛，平，无毒。

【主治】补中益气（《别录》）。热气湿痹，止渴健脾。炙食，压丹石毒（《日华》）。腊月作酱食，去小儿豌豆疮（《药性》）。凉血，解热毒，利大肠（时珍）。

【附方】

消渴羸瘦：用兔一只，去皮、爪、五脏，以水一斗半煎稠，去滓澄冷，渴即饮之。极重者不过二兔。（《崔元亮海上方》）

血

【气味】咸，寒，无毒。

【主治】凉血活血，解胎中热毒，催生易产（时珍）。

【附方】

小儿胎毒，遇风寒即发痘疹，服此可免，虽出亦稀：（《乾坤秘韫》）用兔二只，腊月八日刺血于漆盘内，以细面炒熟和，丸绿豆大。每服三十丸，绿豆汤下。每一儿食一剂永安甚效。（《杨氏经验方》）加朱砂三钱，酒下。名"兔砂丸"。

小儿服之，终身不出痘疮，或出亦稀少：腊月八日，取生兔一只刺血，和荞麦面，少加雄黄四五分，候干，丸如绿豆大。初生小儿，以乳汁送下二三丸。遍身发出红点，是其征验也。但儿长成，常以兔肉啖之，尤妙。（《刘氏保寿堂方》）

产难：腊月兔血，以蒸饼染之，纸裹阴干为末。每服二钱，乳香汤下。（《指迷方》）

心气痛：（《瑞竹堂方》）用腊兔血和茶末四两，乳香末二两，捣丸芡子大。每温醋化服一丸。（《谈野翁方》）腊月八日，取活兔血和面，丸梧子大。每白汤下二十一丸。

脑

【主治】涂冻疮（《别录》）。催生滑胎（时珍）。同髓，治耳聋（苏恭）。

【附方】

手足皲裂：用兔脑髓生涂之。（《圣惠方》）

发脑发背及痈疽热疖恶疮：用腊月兔头捣烂，入瓶内密封，惟久愈佳。每用涂帛上厚封之，热痛即如冰也。频换取瘥乃止。（《胜金》）

骨

【主治】热中，消渴，煮汁服（《别录》）。颂曰：（《崔元亮海上方》）：治消渴羸瘦，小便不禁。兔骨和大麦苗煮汁服，极效。煮汁服，止霍乱吐利（时珍），（《外台》）用之。治鬼疰，疮疥刺风（《日华》）。藏器曰：醋磨涂久疥，妙。

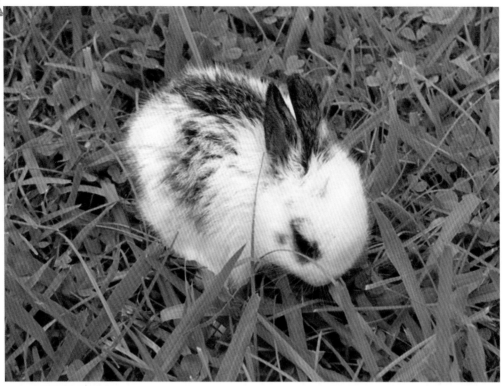

头骨（腊月收之）

【气味】甘，酸，平，无毒。

【主治】头眩痛，癫疾（《别录》）。连皮毛烧存性，米饮服方寸匕，治天行呕吐不止，以瘥为度（苏颂出《必效方》）。连毛，烧灰酒服，治产难下胎，及产后馀血不下（《日华》）。陆氏用葱汤下。烧末，敷妇人产后阴脱，痛疽恶疮。水服，治小儿痘痢。煮

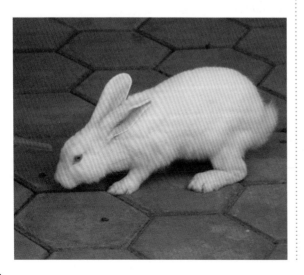

汁服，治消渴不止（时珍）。

【附方】

预解痘毒：十二月取兔头煎汤浴小儿，凉热去毒，令出痘稀。（《饮善正要》）

产后腹痛：兔头炙热摩之，即定。（《必效方》）

肝

【主治】目暗（《别录》）。明目补劳，治头旋眼眩（《日华》）。和决明子作丸服，甚明目。切洗生食如羊肝法，治丹石毒发上冲，目暗不见物（孟诜）。

【附方】

风热目暗：肝肾气虚，风热上攻，目肿暗。用兔肝一具，米三合，和豉汁，如常煮粥食。（《普济方》）

皮毛（腊月收之）

【主治】烧灰，酒服方寸匕，治产难及胞衣不出，馀血抢心，胀刺欲死者，极验（苏恭）。煎汤，洗豌豆疮（《药

性》)。头皮灰：主鼠瘘，及鬼疰毒气在皮中如针刺者。毛灰：主炙疮不瘥（藏器）。皮灰：治妇人带下。毛灰：治小便不利。馀见败笔下（时珍）。

【附方】

妇人带下：兔皮烧烟尽，为末。酒服方寸匕，以瘥为度。（《外台秘要》）

火燎成疮：兔腹下白毛贴之。候毛落即瘥。（《百一选方》）

屎（腊月收之）

【释名】明月砂（《圣惠》），玩月砂（《集验》），兔蕈（《炮炙论》）。

【主治】目中浮翳，劳瘵五疳，疳疮痔瘘，杀虫解毒（时珍）。

【附方】

五疳下痢：兔屎（炒）半两，干蛤蟆一枚，烧灰为末，绵裹如莲子大，纳下部，日三易之。（《圣惠方》）

大小便秘：明月砂一匙安脐中，冷水滴之令透，自通也。（《圣惠方》）

痔疮下虫，不止者：用玩月砂，慢火炒黄为末。每服二钱，入乳香五分，空心温酒下，日三服。即兔粪也。（《集验方》）

月蚀耳疮：望夜，取兔屎纳蛤蟆中，同烧末，敷之。（《肘后方》）

痘疮入目（生翳）：用兔屎日干，为末。每服一钱，茶下即安。（《普济方》）

◆ 实用指南

【单方验方】

肺癌放疗期间痰中带血丝者：百合（洗净）40克，田七（打碎）15克，兔肉（切丝）250克。将三者放入锅中，加适量冷水，用小火炖熟，加盐调味后，饮汤或佐餐食用。

夜盲：兔肝适量。加适量油、盐隔水蒸熟食用。

肝血不足，头晕眼花，夜盲：兔肝2具，大米100克。同煮粥，用适量油、盐调味食用；或用兔肝1具，枸杞子、女贞子各10克。水煎服。

气血不足或营养不良，身体瘦弱，疲倦乏力，饮食减少：兔肉120克，党参、山药、大枣、各30克，枸杞子15克。兔肉切块加水共煮至肉熟透，饮汤食肉。

消渴羸瘦，小便不禁：兔肉500克，山药、天花粉各60克。兔肉切块加水煎煮至兔肉烂熟，取汁服，口渴即饮。

消渴，身体消瘦：兔肉500克，淮山药250克。

同煎浓汁，待凉饮用，口渴即饮。

【食疗药膳】

⊙兔肉紫菜豆腐汤

原料：兔肉60克，紫菜30克，豆腐50克，盐、黄酒、淀粉芡、葱花适量。

制法：将紫菜撕成小片，洗净后放入小碗中；兔肉洗净切成薄片，加盐、黄酒、淀粉芡拌匀；豆腐捣碎；锅中倒入清水一大碗，入豆腐、盐，中火烧开后，倒入肉片，煮5分钟，放入葱花，立即起锅，倒入紫菜，搅匀即成。

用法：佐餐食用。

功能：清热利水，化痰软坚，降血脂。

适用：高血脂、高血压、动脉硬化、冠心病患者。

⊙山楂炖兔肉

原料：兔肉500克，山楂50克，糖色、姜片、葱段、盐、料酒、味精各适量。

制法：兔肉洗净，切成块，山楂洗净，砂锅置火上，放入清水，投入兔块、山楂煮烂，再加入盐、料酒、葱、姜、味精、糖色，继续用中火烧煮，煮至汁浓时，即可食用。

用法：佐餐食用。

功效：补中益气，止渴健脾，凉血解毒，消食化积，活血化瘀。

适用：日常保健及便血患者。

⊙红枣炖兔肉

原料：红枣20枚，兔肉200克。

制法：选色红、肉质厚实的大红枣，洗净备用。将兔肉洗净，切块，与红枣一起放砂锅内，隔水炖熟，即可服用；亦可调味服用。

用法：每日1次，每次吃兔肉100克。

功效：健脾益气，补血壮体。

适用：脾虚气弱、病后体虚、过敏性紫癜等。

鼠（《别录下品》）

【释名】老鼠（《纲目》），首鼠（《史记》），家鹿。

牡鼠

【气味】甘，微温，无毒。

【主治】疗踒折，续筋骨，生捣敷之，三日一易（《别录》）。猪脂煎膏，治打扑折伤、冻疮、汤火伤。诜曰：腊月以油煎枯，去滓熬膏收用。颂曰：油煎入蜡，敷汤火伤、灭瘢痕极良。油煎治小儿惊痫（《日华》）。五月五日同石灰捣收，敷金疮神效（时珍）。煎膏，治诸疮瘘，腊月烧之，辟恶气（弘景）。梅师云：正旦朝所居处埋鼠，辟瘟疫也。

【附方】

灭诸瘢痕：大鼠一枚，以腊猪脂四两，煎至销尽，滤净，日涂三五次。先以布拭赤，避风。（《普济方》）

疮肿热痛：灵鼠膏：用大雄鼠一枚，清油一斤煎焦，滴水不散，滤再煎，下（炒紫）黄丹五两，柳枝不住搅匀，滴水成珠，下黄蜡一两，熬带黑色成膏，瓷瓶收之，出火毒。每用摊贴，去痛而凉。（《经验方》）

溃痈不合：老鼠一枚，烧末敷之。（《千金方》）

蛇骨刺人（痛甚）：用死鼠烧敷。（《肘后方》）

破伤风病（角弓反张，牙噤肢强）：用鼠一头和尾烧灰，以腊猪脂和敷之。（《梅师方》）

汤火伤疮：小老鼠泥包烧研，菜油调涂之。（《谈野翁方》）

儿伤乳（腹胀烦闷欲睡）：烧鼠二枚为末，日服二钱，汤下。（《保幼大全》）

鼠肉（以下并用牡鼠）

【气味】甘，热，无毒。

【主治】小儿哺露大腹，炙食之（《别录》）。小儿疳疾腹大贪食者，黄泥裹，烧熟去骨，取肉和五味豉汁作羹食之。勿食骨，甚瘦人（孟诜）。主骨蒸劳极，四肢劳瘦，杀虫及小儿疳瘦。酒熬入药（苏颂）。炙食，治小儿寒热诸疳（时珍）。

【附方】

水豉石水（腹胀身肿者）：以肥鼠一枚，取肉煮粥。空心食之，两三顿即愈。（《食医心镜》）

乳汁不通：鼠肉作羹食，勿令知之。（《产书》）

箭镞入肉：大雄鼠一枚取肉，薄批焙研。每服二钱，热酒下，疮痒，则出矣。（《医林集要》）

胆

【主治】目暗（弘景）。点目，治青盲雀目不见物。滴耳，治聋（时珍）。

【附方】

耳卒聋闭：以鼠胆汁（二枚）滴之，如雷鸣时即通。（《本事方》）

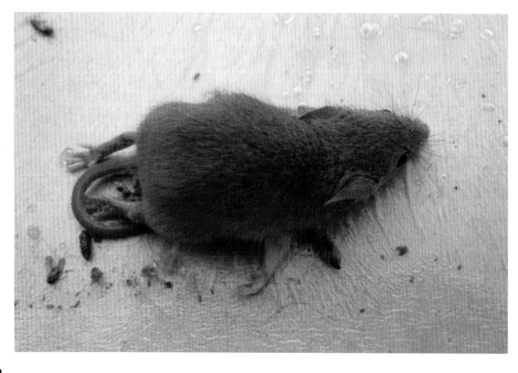

青盲不见：雄鼠胆、鲤鱼胆各二枚，和匀，滴之立效。（《圣惠方》）

脂

【主治】煎膏治诸疮瘘。汤火伤（苏颂）耳聋（时珍）。

【附方】

耳聋：鼠脂半合，青盐一钱，蚯蚓一条，同和化，以绵蘸捻摘耳中，塞之。（《圣惠方》）

脑

【主治】针棘竹木诸刺，在肉中不出，捣烂厚涂之即出。箭镝针刃在咽喉胸膈诸隐处者，同肝捣涂之。又涂小儿解颅。以绵裹塞耳，治聋（时珍，出《肘后方》）、（《总录》）。

头

【主治】瘘疮鼻齇，汤火伤疮（时珍）。

【附方】

鼻齇脓血：正月取鼠头烧灰，以腊月猪脂调敷之。（《外台秘要》）

火伤灼：死鼠头，以腊月猪脂煎冷消尽，敷之则不作瘢，神效。（《千金方》）

断酒不饮：腊鼠头烧灰，柳花末等份，每睡时酒服一杯。（《千金方》）

目

【主治】明目，能夜读书，术家用之（陶弘景）。

【附方】目涩好眠：取一目烧研，和鱼膏点入目眦。兼以绛囊盛两枚佩之（《肘后方》）。

涎

【气味】有毒。坠落食中，食之令人生鼠瘘，或发黄如金。

脊骨

【主治】齿折多年不生者，研末，日日揩之，甚效（藏器）。

【附方】

牙齿疼痛：老鼠一个去皮，以硇砂擦上，三日肉烂化尽，取骨瓦焙为末，入蟾酥二分，樟脑一钱。每用少许，点牙根上立止。（孙氏集效方）

四足及尾

【主治】妇人堕胎易出（《别录》）。烧服，催生（《日华》）。

皮

【主治】烧灰，封痈疽口冷不合者。生剥，贴附骨疽疮，即追脓出（时珍）。

粪（弘景曰：两头尖者是牡鼠屎）

【气味】甘，微寒，无毒。

【主治】小儿疳疾大腹。葱、豉同煎服，治时行劳复（《别录》）。颂曰：张仲景及古今名方多用之。治痫疾，明目（《日华》）。煮服，治伤寒劳复发热，男子阴易腹痛，通女子月经，下死胎。研末服，治吹奶乳痈，解马肝毒，涂鼠瘘疮。烧存性，敷折伤、疔肿诸疮、猫犬伤（时珍）。

【附方】

伤寒劳复：（《外台秘要》）用雄鼠屎二十枚，豉五合，水二升，煮一升，顿服。（《活人书》）劳复发热：鼠屎豉汤，用雄鼠屎二七枚，栀子十四枚，枳壳三枚，为粗末。水一盏，葱白二寸，豉三十粒，煎一盏，分三服。

大小便秘：雄鼠屎末，敷脐中，立效。（《普济方》）

室女经闭：牡鼠屎一两炒研，空心温酒服二钱。（《千金方》）

妇人吹奶：鼠屎七粒，红枣七枚去核包屎，烧存性，入麝香少许，温酒调服。（《集要方》）

乳痈初起：雄鼠屎七枚去研末，温酒服，取汗即散。（《寿域方》）

乳痈已成：用新湿鼠屎，黄连、大黄各等份为末，以黍米粥清和，涂四边，即散。（《姚僧坦方》）

疔疮恶肿：鼠屎、乱发等份烧灰，针疮头纳入，大良。（《普济方》）

鬼击吐血：胸腹刺痛。鼠屎烧末，水服方寸匕。不省者，灌之。（《肘后方》）

折伤瘀血，伤损筋骨疼痛：鼠屎烧末，猪脂和敷，急裹，不过半日痛止。（《梅师方》）

马咬踏疮（肿痛作热）：鼠屎二七枚，故马鞴五寸，和烧研末，猪脂调敷之。（《梅师方》）

狂犬咬伤：鼠屎二升，烧末敷之。（《梅师方》）

◆**实用指南**

【单方验方】

辅助治疗乳腺癌：五倍子、雄鼠屎、露蜂房各等份。共研为末，每次 3 克，每日 2 次。

小儿白秃：鼠屎适量。瓦煅存性，同轻粉、麻油涂之。

小便不通兼有水肿：将雄鼠屎适量。研细末，敷于脐中。

【食疗药膳】

⊙炒田鼠肉

原料：田鼠 1 只，调料适量。

制法：田鼠剖腹去肠，放锅内用竹器架起隔水蒸，水开煮沸 2～3 分钟取出，去毛、头、脚、尾。洗净后用油、盐回锅炒，加姜、酒、酱油烧熟食用。

用法：佐餐食用。

功效：补肾壮阳。

适用：阳事不举、早泄、性功能障碍等。

⊙田鼠黄精汤

原料：田鼠肉 250 克，猪瘦肉 200 克，黄精 50 克，料酒、盐、胡椒粉、姜片、葱段、肉汤各适量。

制法：将田鼠肉洗净，放入沸水锅中焯去血水，捞出切成丝。猪肉洗净，开水锅余一下，捞出切丝，黄精洗净。锅中注入肉汤，放入田鼠肉、猪肉、料酒、盐、胡椒粉、姜片、葱段。共煮至肉熟烂，拣出黄精、葱、姜，盛入汤盆中即成。

用法：佐餐温热食用。

功效：补虚养血，消疳积。

适用：虚劳羸瘦、膨胀、小儿疳积、水火烫伤及折伤之人食用。

索引

A

阿胶（《本经上品》） 224
安石榴（《别录下品》） 96
庵罗果（宋·《开宝》） 93
庵摩勒（《唐本》） 113

B

百合（《本经中品》） 56
斑蝥（《本经下品》） 148
蚌（宋·《嘉祐》） 187
鲍鱼（《别录上品》） 177
鳖（《本经中品》） 182
槟榔（《别录中品》） 115
波罗蜜（《纲目》） 118

C

蚕（《本经中品》） 146
蚕豆（《食物》） 18
蟾蜍（《别录下品》） 154
橙（宋·《开宝》） 100
赤小豆（《本经中品》） 14
慈姑（《日华》） 139
葱（《别录中品》） 26

D

大豆（《本经中品》） 13
大腹子（宋·《开宝》） 117
大麦（《别录上品》） 4
刀豆（《纲目》） 21
稻（《别录下品》） 7
冬瓜（《本经上品》） 60

E

鹅（《别录上品》） 192

F

翻白草（《救荒》） 49
繁缕（《别录下品》） 45
蜂蜜（《本经上品》） 142

G

干姜（《本经中品》） 36
甘蔗（《别录中品》） 131
橄榄（宋·《开宝》） 112
鸽（宋·《嘉祐》） 201
蛤蚧（宋·《开宝》） 162
狗（《本经中品》） 210

枸橼（宋·《图经》） 101

H

海马（《拾遗》） 175
海松子（宋·《开宝》） 114
薄菜（《纲目》） 42
胡瓜（宋·《嘉祐》） 64
胡椒（《唐本草》） 122
胡萝卜（《纲目》） 40
胡麻（《别录上品》） 2
胡荽（宋·《嘉祐》） 39
胡桃（宋·《开宝》） 107
壶卢（《日华》） 59
葫（《别录下品》） 30

J

鸡（《本经上品》） 195
蕺（《别录下品》） 52
鲫鱼（《别录上品》） 169
豇豆（《纲目》） 20
金橘（《纲目》） 102
粳（《别录中品》） 9
九香虫（《纲目》） 148
韭 26
橘（《本经上品》） 98

K

苦菜（《本经上品》） 47
苦瓜（《救荒》） 67

L

莱菔（《唐本草》） 34
梨（《别录下品》） 89
李（《别录下品》） 76
鲤鱼（《本经上品》） 166
鳢鱼（《本经下品》） 172
荔枝（宋·《开宝》） 109
栗（《别录上品》） 84
莲藕（《本经上品》） 133
龙眼（《别录中品》） 111
蝼蛄（《本经下品》） 153
鲈鱼（宋·《嘉定》） 171
绿豆（宋·《开宝》） 16
罗勒（宋·《嘉祐》） 41
落葵（《别录下品》） 51

M

马齿苋（《蜀本草》）............ 46

梅（《本经中品》）............ 79

茗（《唐本草》）............ 125

牡蛎（《本经上品》）............ 184

木耳（《本经中品》）............ 70

木瓜（《别录中品》）............ 91

N

奈（《别录下品》）............ 94

南瓜（《纲目》）............ 63

牛（《本经中品》）............ 219

P

枇杷（《别录中品》）............ 103

葡萄（《本经上品》）............ 128

蒲公英（《唐本草》）............ 50

Q

荠（《别录上品》）............ 44

芡实（《本经上品》）............ 136

蜣螂（《本经下品》）............ 152

荞麦（宋·《嘉祐》）............ 6

茄（宋·《开宝》）............ 58

蚯蚓（《本经下品》）............ 158

雀麦（《唐本草》）............ 5

S

山楂（《唐本草》）............ 92

鳝鱼（《别录上品》）............ 173

蛇蜕（《本经下品》）............ 164

生姜（《别录中品》）............ 35

石决明（《别录上品》）............ 189

石蜜（《唐本草》）............ 132

豕（《本经下品》）............ 204

柿（《别录中品》）............ 95

守宫（《纲目》）............ 162

鼠（《别录下品》）............ 227

蜀椒（《本经下品》）............ 120

薯蓣（《本经上品》）............ 55

水龟（《本经上品》）............ 180

水蛭（《本经下品》）............ 150

丝瓜（《纲目》）............ 65

菘（《别录上品》）............ 33

T

螳螂、桑螵蛸（《本经上品》）............ 145

桃（《本经下品》）............ 81

甜瓜（宋·《嘉祐》）............ 126

同蒿（宋·《嘉祐》）............ 38

土芋（《拾遗》）............ 54

兔（《别录中品》）............ 225

W

蛙（《别录下品》）............ 155

豌豆（《拾遗》）............ 17

蕹菜（宋·《嘉祐》）............ 43

莴苣（《食疗》）............ 48

乌蛇（宋《开宝》）............ 165

乌芋（《别录中品》）............ 138

无花果（《食物》）............ 119

吴茱萸（《本经中品》）............ 123

蜈蚣（《本经下品》）............ 157

五倍子（《开宝》）............ 143

五敛子（《纲目》）............ 114

鹜（《别录上品》）............ 193

X

西瓜（《日用》）............ 127

虾（《别录下品》）............ 174

香薷（《日用》）............ 73

小麦（《别录上品》）............ 3

蝎（《开宝》）............ 149

薤（《别录中品》）............ 29

杏（《别录下品》）............ 77

Y

羊（《本经中品》）............ 214

杨梅（宋·《开宝》）............ 104

椰子（宋·《开宝》）............ 117

饴糖（《别录上品》）............ 23

薏苡仁（《本经上品》）............ 11

银杏（《日用》）............ 106

樱桃（《别录上品》）............ 105

柚（《日华》）............ 100

玉蜀黍（《纲目》）............ 10

芋（《别录中品》）............ 53

芸薹（《唐本草》）............ 32

Z

枣（《本经上品》）............ 87

蚱蝉（《本经中品》）............ 151

芝（《本经上品》）............ 68

枳椇（《唐本草》）............ 120